pfeiffer

Zu diesem Buch

Magersucht (Anorexia nervosa) und Bulimie (Bulimia nervosa) zählen in der Psychiatrie zu den psychosomatischen Krankheitsbildern. Das Bemühen um Schlankheit und eine »gute Figur«, das für fast alle Frauen und Mädchen heute »obligatorisch« ist, schlägt für manche um in die Sucht, immer weniger zu essen und sich einem strikten Kalorien-Regime zu unterwerfen.
Betroffene Patientinnen, die ihre Krankheit heute – dank Therapie – überwunden haben, berichten hier über die Anfänge und den Verlauf der Eßstörung, die Ursachen und Hintergründe aus ihrer persönlichen Sicht. Sie beschreiben auch die Phase der Therapie und die Überwindung der Krankheit. Eltern von eßgestörten jungen Frauen schildern ihre Erfahrungen und Gefühle im Umgang mit der kranken Tochter. Die Autorin und Therapeutin, die viele eßgestörte Patientinnen begleitet und maßgeblich zu ihrer Gesundung beigetragen hat, gibt Informationen über die Krankheitsbilder und stellt das im Therapie-Centrum für Eßstörungen am Max-Planck-Institut für Psychiatrie in München entwickelte Therapiemodell der »Tagklinik« vor.

Monika Gerlinghoff, Dr. med., Psychotherapeutin, ist Ärztin für Nervenheilkunde und Kinder- und Jugendpsychiatrie am Max-Planck-Institut für Psychiatrie in München. Zahlreiche Veröffentlichungen zum Thema Eßstörungen.

Monika Gerlinghoff

Magersucht und Bulimie – Innenansichten

Heilungswege aus der Sicht Betroffener und einer Therapeutin

Mit einem Vorwort von
Herbert Backmund

J. Pfeiffer Verlag · München

Die Deutsche Bibliothek – CIP-Einheitsaufnahme

Gerlinghoff, Monika:
Magersucht und Bulimie – Innenansichten : Heilungswege aus der Sicht Betroffener und einer Therapeutin / Monika Gerlinghoff. – 2. Aufl. – München : Pfeiffer, 1998

(Reihe Leben lernen; 109)

96.08.00

ISBN 3-7904-0642-2

NE: GT

Reihe: Leben lernen 109

2. Auflage 1998

Lektorat: Christine Treml, München
Umschlaggestaltung: Michael Berwanger, München
Titelbild: Henri Matisse; »Blue Nude IV«, 1952

Gesamtherstellung: Verlag und Druckerei G. J. Manz AG, München/Dillingen
Printed in Germany
ISBN 3-7904-0642-2

Inhalt

Vorwort

Anorexia nervosa und Bulimia nervosa zählen in der Psychiatrie zu den psychosomatischen Krankheiten. Ihre Erscheinungsformen sind gut bekannt. Die historisch gesehen ältere Magersucht geht nicht selten in die als eigenständige Krankheit erst vor 25 Jahren definierte Bulimia nervosa über. In der wissenschaftlichen Literatur werden, je nach vorherrschenden Verhaltensweisen der Erkrankten, verschiedene Unterformen dieser Eßstörung gegeneinander abgegrenzt, um den weiter ungeklärten Problemen besser nachgehen zu können.

Trotz der großen Verbreitung der Eßstörungen in unserer Zeit gibt es viele offene Fragen, deren Beantwortung dringlich ist. Noch immer sind die Ursachen dieser rätselhaften Krankheiten nicht restlos aufgeklärt. Ohne Zweifel ist ihr Ursprung sehr komplex. Viele Faktoren mit mehr oder weniger Relevanz für ein betroffenes Individuum können benannt werden, wie gesellschaftspolitische Vorgaben, familiäre Situationen und nicht zuletzt die individuelle Lebensgeschichte. Über andere wirksame Einflüsse, zum Beispiel genetische, ist bisher wenig bekannt. Biologische Faktoren sind als Prädispositions- oder Risikogrößen vorstellbar. Besonders gravierend ist, daß bei der Magersucht nach wie vor mit einer erschreckend hohen Sterblichkeit von bis zu 15 Prozent gerechnet werden muß.

Die Entwicklung der Eßstörungen in der Gegenwart muß aufmerksam verfolgt werden. Noch in den 60er Jahren war die Magersucht die vorherrschende Form der Eßstörungen. Ungefähr 60 Prozent der betroffenen jungen Frauen entdeckten irgendwann einmal für sich den Ausweg, durch den Trick des Erbrechens – nach oft jahrelanger selbstauferlegter Entbehrung – Unmengen verschlungener Nahrung scheinbar ohne Nachteil wieder loszuwerden. Bulimisches Verhalten gibt es jedoch auch ohne vorangegangene Magersucht, und der Übergang zwischen gelegentlichem Erbrechen nach einer Völlerei und der Krankheit Bulimia nervosa ist fließend. Was jetzt in den 90er Jahren als neue, bedrohliche Entwicklung beobachtet wird, ist die Ausweitung der Bulimia nervosa in Alkohol- und Tablettenmißbrauch, Drogenabhängigkeit, Selbstverletzungen und Promiskuität. Diese »multi-impulsive«-Entwicklung geht häufig einher mit einer Kombination anderer psychischer Störungen wie Depression, Zwang und Panikattacken. Auch hier drängt sich der Gedanke auf, gesellschaftspolitische Gegebenheiten könnten für diese Entwicklung mitverantwortlich sein. Persönlicher Ehrgeiz und ein Klima von Frustration und Verweigerung im engeren und weiteren Umfeld ergeben anscheinend einen guten Boden für die Entwicklung einer Eßstörung.

Unabhängig von aller Diskussion um die Entstehung und Wandlung von Magersucht und Bulimie sowie der Gewichtung einzelner Einflußgrößen bleibt bei der Begegnung mit einer Vielzahl von Betroffenen der beklemmende Eindruck, daß diese Krankheiten das Leben junger Menschen erheblich einengen und verformen. Was die meisten lange Zeit als geheime Energiequelle, als Gradmesser für enorme Leistungsfähigkeit und bewundernswerte Selbstbeherrschung geschätzt oder als wunderbares Rezept zum folgenlosen Ausleben von Gier oder als grenzgängerische Selbsterfahrung gepriesen haben, erweist sich bei genauer Analyse als getriebenes Dasein voller Ängste und Lügen, Isolation und Bedrohung. Es kann keinen Zweifel geben, daß magersüchtige und bulimisch kranke Frauen durch ihr gestörtes Verhalten viele Jahre eines besonders wichtigen Lebensabschnittes überhaupt nicht oder nur sehr verzerrt wahrnehmen. Diese Seite der Eßstörungen ist in den diagnostischen Verzeichnissen der Fachliteratur nicht aufgelistet. Über die Innenansichten einer Krankheit können am eindrucksvollsten die Betroffenen selbst Auskunft geben, vorausgesetzt, sie bekommen dazu Gelegenheit und werden dazu ermuntert.

Monika Gerlinghoff hat ein Behandlungskonzept entwickelt, in dem schriftliche Aufzeichnungen ihrer Patientinnen ein wichtiger Bestandteil sind. Die eigene Krankengeschichte selbst zu schreiben, fördert das Besinnen auf die Anfänge, auf auslösende Momente oder Erlebnisse und führt häufig erstmals zum Nachdenken über das komplizierte Beziehungsgefüge innerhalb der Familie. Aus den Aufzeichnungen wird deutlich, daß es in Wirklichkeit nur vordergründig um ein abnormes Eßverhalten geht, daß sich dahinter in erster Linie Beziehungsprobleme verbergen, daß der Eßstörung eine dialogische Funktion zukommt, das heißt, daß das krankhafte Verhalten gegen jemanden gerichtet ist. Die Waage ist zwar ein Meßinstrument, das Erfolg oder Mißerfolg anzeigt und gute oder schlechte Stimmung vermittelt, aber sie ist auch ein Symbol für ein auf wenige Gramm Körpergewicht reduziertes, verarmtes Leben.

Die Behandlung darf sich nicht darauf beschränken, ein normales Gewicht zu erreichen oder die Anzahl der Freßanfälle pro Tag zu verringern. Es ist wichtig herauszufinden, welche Rolle die jeweilige Form einer Eßstörung für die Patientin spielt, welche Funktion sie in ihrem Leben übernommen hat. Nur dann können während des therapeutischen Prozesses alternative Verhaltensweisen aufgebaut werden. Es ist ein erklärtes Ziel der Therapie am Therapie-Centrum für Eßstörungen (TCE), in einem konzentrierten täglichen Programm mit den Betroffenen gemeinsam neue Lebensentwürfe und -strategien zu entwickeln. Das therapiebegleitende Schreiben dient der Anleitung zur Wahrnehmung der eigenen Problematik, aber auch der eigenen Wünsche und Bedürfnisse. Das Therapieziel, ein von den Zwängen der Eßstörung befreites Leben zu lernen, erscheint durchaus erreichbar, handelt es sich bei diesen Patientinnen doch überwiegend um intelligente, kraftvolle junge Frauen. Es gehören nämlich viel Überlegung, Willenskraft und Energie dazu, auch nur einige Jahre mit einer Eßstörung zu leben.

In diesem Buch kommen auch Angehörige zu Wort. Eltern haben meist eine ambivalente Einstellung der psychotherapeutischen Behandlung gegenüber. Es fällt ihnen – wie vielen Menschen – schwer zu akzeptieren, daß in ihrer Familie eine psychische Krankheit aufgetreten ist. Sie fürchten die Preisgabe von Familienangelegenheiten in der Therapie, wollen aber das Beste für ihr Kind erreichen. Die Berichte von Eltern vermitteln eindrucksvoll das Erleben von Eßstörungen aus einer anderen, nicht weniger bedrängenden, Perspektive und offenbaren ihre Ohnmacht und Verzweiflung. Sie zeigen aber auch die Notwendigkeit, Angehörige in die Therapie, so gut es geht, mit einzubeziehen. Ausgrenzungen sind keine Hilfe für die Bewältigung einer Eßstörung.

Monika Gerlinghoff hat zwei Jahrzehnte Erfahrung in der Behandlung eßgestörter Frauen und ist dabei vielen Eltern, Geschwistern, Freunden und Partnern begegnet. Sie hat ein Therapiekonzept entwickelt, das ganz auf die Wahrnehmung der Persönlichkeit einer Patientin, ihrer Probleme und Bedürfnisse ausgerichtet ist. Sie zeigt den Patientinnen Wege zur Bejahung ihrer individuellen Rolle und zur Übernahme von Verantwortung für sich selbst. Sie ist Anwältin ihrer Patientinnen, indem sie deren Rechte gegenüber einem besitzergreifenden oder mißbräuchlichen familiären Rollenverständnis vertritt, aber ebenso die erpresserische Macht einer eßgestörten Tochter oder Partnerin zurechtrückt.
Monika Gerlinghoff hat dieses Buch zusammen mit ihren Patientinnen Elena, Carmen, Astrid, Victoria, Marlene, Celina und Isabel sowie einigen Eltern geschrieben. So erfahren die Leser unmittelbar von Betroffenen, was es heißt, an Magersucht oder Bulimie krank zu sein, wie sie die Therapie im Therapie-Centrum für Eßstörungen (TCE) erlebt haben und wie sie heute, von der Krankheit befreit, leben.

Herbert Backmund

Krankheit und Kranksein

Magersucht und Bulimie aus therapeutischer Sicht

Magersucht

Ein junges Mädchen begibt sich eines Tages auf den Weg abzunehmen, um dem gängigen Schönheitsideal unserer Zeit zu entsprechen – unterstützt, begleitet und motiviert durch ein intensives Medienangebot in Rundfunk, Fernsehen und Frauenzeitschriften. Schlankheit ist Ausdruck von Jugend und Schönheit, ist unerläßlich für eine begehrenswerte Persönlichkeit und somit höchst erstrebenswert für viele Frauen, sicher auch Männer, aber in hohem Maß für selbstunsichere junge Mädchen, die auf der Suche nach ihrer Identität sind.

Das Abnehmen gelingt unterschiedlich gut. Entsprechend schwanken die Gefühle zwischen Freude und Stolz, Enttäuschung und Resignation. Einige erreichen ihr angestrebtes Wunschgewicht, sie freuen sich über ihre Figur und essen von nun an wachsam kontrolliert. Andere geben irgendwann frustriert auf, ohne ihr Ziel erreicht zu haben. Sie trösten sich damit, es irgendwann noch einmal mit einer anderen Diät zu versuchen. Bei wieder anderen bleibt der Kampf um das Abnehmen ein jahrelanges, gelegentlich auch lebenslanges Problem. Und dennoch werden sie nicht magersüchtig.

Eine kleine Gruppe bleibt übrig, die eines Tages die Grenze zur Krankheit, zum Magersüchtigsein überschreitet. Es sind vor allem junge Mädchen und Frauen im Alter zwischen 12 und 25 Jahren, seltener Jungen und Männer. Das Verhältnis ist etwa 20 zu 1. Die deutsche Bezeichnung Magersucht oder Pubertätsmagersucht ist zutreffender als Anorexia nervosa. Anorexia heißt Appetitlosigkeit, die meisten Magersüchtigen aber haben Hunger, auch wenn sie dies lange Zeit leugnen. Die Erkrankungsrate liegt mit steigender Tendenz bei 1 bis 4 Prozent, vornehmlich bei jungen Mädchen der Mittel- und Oberschicht in den westlichen Industrieländern. Bemerkenswert ist, daß sich die Magersucht nicht nur über alle sozialen Schichten ausweitet, sondern zunehmend auch in den östlichen Industrieländern auftritt. Dort, wo viele hungern müssen – in Entwicklungsländern –, zählt Magersucht nach wie vor zu den Seltenheiten.

Die Übergänge von der üblichen Schlankheitskur zur Magersucht sind fließend. Im Frühstadium gibt es kaum Anhaltspunkte, die deutlich machen, daß die Grenze zur Krankheit überschritten wurde. Ebensowenig spektakulär oder gar krankheitsverdächtig, wie die Motive abzunehmen, sind die Methoden, die zur Gewichtsabnahme eingesetzt werden. Es gibt viele Möglichkeiten abzunehmen. Einige reduzieren ihre Nahrungszufuhr insgesamt, andere meiden Kohlehydrate und Fette zugunsten von Eiweiß und Ballaststoffen. Andere halten sich strikt an Diätvorschriften, wie sie täglich geradezu bedrängend in Zeitschriften angepriesen werden. Begleitend zu der Kalorienreduktion führen nicht wenige ein kalorienverbrauchendes Körpertraining durch. Sportliche Aktivitäten wie Schwimmen, Radfahren, Joggen, Aerobic und Gymnastik können schließlich mehrere Stunden am Tag in Anspruch nehmen. Üblicherweise sitzende Tätigkeiten werden von einigen im Stehen ausgeübt, Ruhepausen vermieden und der nächtliche Schlaf auf ein Minimum reduziert. Wichtig ist, daß die Vortags»leistung« in bezug auf Abnehmen zumindest erreicht, wenn irgend möglich aber überschritten wird.

Viele Magersüchtige versuchen, ihre Hungergefühle durch Kaugummikauen und die Zufuhr kalorienloser Flüssigkeiten zu vertreiben. Sie trinken Unmengen Mineralwasser, heißen Tee oder Kaffee, selbstverständlich höchstens mit Süßstoff gesüßt. Andere versuchen, ihren Hunger durch einen verstärkten Umgang mit Nahrung zu bewältigen. Sie werden nicht müde, Angehörige zu bekochen und zu verführen, immer noch mehr zu essen, während sie selbst hungern.

Die Waage wird zur wichtigsten Kontrollinstanz. Sie sagt tagtäglich aus, ob eine angestrebte Hungerleistung erbracht wurde oder nicht. Längst ist die Grenze zur Krankheit überschritten, längst haben sich Ziele und Motive verändert und sind für einen Außenstehenden nicht mehr verständlich. Die jungen Menschen sind süchtig danach, immer weiter abzunehmen, wider alle Vernunft, Gesundheit und Ästhetik. Nicht alle erreichen ein bedrohliches Untergewicht. Das Körpergewicht kann von 15 bis 55 Prozent unter Idealgewicht absinken. Einige pendeln sich auf ein bestimmtes Gewicht ein und sind bemüht, dieses zu halten. Allen gemeinsam ist die Angst, wieder zuzunehmen. Die Devise heißt: Gewichtsabnahme ohne Ende. Sie hungern weiter, auch dann, wenn ihr Untergewicht bereits bedrohliche Ausmaße zeigt. Ihr Blick ist verstellt. Sie können sich nicht so wahrnehmen, wie sie von ihrer Umwelt gesehen werden. Weitere, eher allgemeine, für die Magersucht aber typische Phänomene sind, in Kombination mit übermäßigem Hungern, Leistungssteigerung, übertriebene sportliche Aktivitäten, Klagen über Appetitlosigkeit, Völlegefühl, Übelkeit sowie Schlaf- und Konzentrationsstörungen, depressive Verstimmungen, Gereiztheit und Abrutschen in die Isolation. Eines der Hauptsymptome bei der Diagnose Magersucht ist das Nichteinsetzen oder Ausbleiben der Menstruation. Wir sprechen von primärer oder sekundärer Amenorrhoe.

Diagnosekriterien für Anorexia nervosa, wie sie im internationalen Klassifikationsschema DSM-IV festgelegt sind:

A Weigerung, das Körpergewicht über einer für Alter und Größe minimalen Schwelle zu halten (Gewicht unter 85 Prozent des Idealgewichtes).

B Ausgeprägte Angst vor einer Gewichtszunahme oder davor, dick zu werden, obgleich Untergewicht besteht.

C Vorliegen von Körperschemastörungen; Selbstwertgefühl wird übermäßig durch subjektive Wahrnehmung der eigenen Figur und des eigenen Körpergewichts beeinflußt; Leugnung der Ernsthaftigkeit eines bestehenden Untergewichts.

D Amenorrhoe bei Frauen nach Eintreten der Menarche, d. h. Aussetzen von mindestens drei Menstruationszyklen.

Zwei spezifische Untertypen werden nach DSM-IV unterschieden:

1. Asketischer Magersuchttyp (»restriktiver Typ«). Hier liegen keine »Freßattacken« oder selbstinduziertes Erbrechen oder Laxantienmißbrauch, Diuretikaeinnahme vor.

2. Bulimischer Magersuchttyp (»purging Typ«). Hier liegen zusätzlich zu den Magersuchtssymptomen »Freßattacken« und selbstinduziertes Erbrechen, Mißbrauch von Laxantien oder Mißbrauch von Diuretika vor.

Mit den folgenden Aussagen von magersüchtigen Frauen wird anschaulich gemacht, was sich hinter den nüchternen Kriterien der Diagnose verbirgt:

»Als ich aus Amerika zurückkam, sah ich an dem Blick meines Vaters schon am Flughafen, daß ihm meine Figur nicht gefiel. Ich hatte etwa fünf Kilo zugenommen. Von diesem Zeitpunkt an aß ich keine Süßigkeiten mehr, nur noch Light-Produkte, vermied möglichst gemeinsame Mahlzeiten mit meiner Familie, trank möglichst viel Mineralwasser und Unmengen heißen Tee. Dazu schwamm ich täglich mindestens 50 Bahnen in schnellem Tempo. Ich nahm rapide ab, und der Zeiger auf der Waage begeisterte mich jeden Morgen aufs neue.«

»Bei meinem ersten Klassentreffen nach dem Abitur war ich geschockt. Alle hatten eine tolle Figur, nur ich nicht. Ich kam mir fett, unförmig und unattraktiv vor. Das sollte anders werden. Ich schwor mir, bei dem nächsten Klassentreffen die Dünnste zu sein. 40 Kilogramm war mein Ziel. Als ich sie erreicht hatte, wollte ich weiter abnehmen, immer weiter.«

»In unserer Familie ist Essen ein großes Thema, und solange ich denken kann, wurde ich mit dem Thema ›Figur‹ konfrontiert. Mein Vater verabscheut dicke Leute. Sie sind für ihn willenlos, faul und charakterschwach. Er spricht sehr abfällig über diese Menschen. Meine Mutter ist sehr schlank und beklagt sich trotzdem oft, daß sie zuviel gegessen habe. Zeit meines Lebens beneidete ich sie um ihre Figur. Kam ich mit meinen Figurproblemen zu ihr, ermunterte sie mich zu Diäten und mehr sportlicher Betätigung.«

»Ich fand mich scheußlich im Bikini und schwor mir, endlich Ernst zu machen mit dem Abnehmen. Gemeinsamen Mahlzeiten zu Hause versuchte ich immer häufiger zu entgehen. Außerdem vermied ich Einladungen, wenn ich wußte, daß es dort etwas zu essen gab. Ich aß nur noch Speisen, von denen ich die Kalorienmenge bestimmen konnte, und teilte mir meine erlaubte Tagesration genau ein. Es gab für mich nur noch erlaubte und verbotene Lebensmittel.«

»Irgendwann setzte sich in meinem Kopf die fixe Idee fest, daß ich abnehmen müßte, obwohl ich eigentlich keinerlei Probleme mit meiner Figur hatte. Im Gegenteil, ich bekam oft Komplimente für mein gutes Aussehen, aber ich bildete mir ein, daß es interessanter sei, zerbrechlich auszusehen anstatt nur dünn und schlank.«

»Als ich anfing zu hungern, wog ich 52 Kilogramm. Damals hatte ich mich in einer Boutique im Spiegel gesehen, als ich Jeans kaufte. Ich fand mich unheimlich fett, besonders meine Oberschenkel und meinen Hintern. Ich brauchte keinen Entschluß zu fassen, alles ging wie von selbst. Ich wog mich zwei- bis dreimal am Tag, ich konkurrierte mit meiner Freundin, die auch erfolgreich abnahm, aber ich gewann den Kampf und ließ bald alle weit hinter mir, ebenso meine Schwester und meine Mutter.«

»Die anderen sagten, ich sähe gut aus. Das machte mich stolz und spornte mich an, noch dünner zu werden und weiter abzunehmen. Ich war stolz auf meine herausstehenden Knochen und vor allem darauf, daß die Waage immer weniger anzeigte. Ich kochte für die Familie und freute mich, wenn es den anderen schmeckte, während ich mir jede Kalorie, die ich aß, ganz genau überlegte. Ich konkurrierte mit meiner Schwester und wurde wahnsinnig bei der Vorstellung, auch sie könnte anfangen zu hungern.«

»Ich war den ganzen Tag nur noch mit Essen und Nichtessen beschäftigt, sonst interessierte mich nichts mehr. Ich wog mich mindestens fünfmal am Tag und war glücklich, wenn ich abgenommen hatte. Allmählich begannen meine Kräfte zu schwinden, aber das wollte ich nicht wahrhaben.«

»Ich joggte, fuhr Fahrrad, hungerte und lernte für die Schule. Das war drei Jahre lang mein Leben. Ich wurde immer einsamer und zog mich immer mehr zurück, aber mein ganzes Glück bestand darin, morgens auf der Waage festzustellen, daß ich schon wieder abgenommen hatte. Ich triumphierte, ich war besser als alle anderen. Besser als jedes Fotomodell, besser als meine Freundinnen, besser als meine Mutter, die ihr Leben lang eine Diät nach der anderen machte.«

»In den Pausen konnte ich mich nie mit anderen unterhalten, weil ich mich gezwungen fühlte zu joggen. Ich hatte eine Strecke hinter der Schule, die ich möglichst dreißigmal schaffen mußte, bis es wieder läutete. Am Nachmittag fuhr ich mindestens zwei Stunden lang Fahrrad und joggte bis zum Umfallen. Wenn möglich, lief ich auch noch ins Schwimmbad und zog dort meine Bahnen. Wehe, es war voll und ich konnte nicht so zügig schwimmen, wie ich es wollte und wie es mein Trainingsprogramm inzwischen vorsah.«

»Oft konnte ich meine Hungergefühle nicht mehr aushalten. Ich lief in Lebensmittelabteilungen herum, schaute mir dort alles an und träumte davon, was ich einmal essen würde, wenn ich noch mehr abgenommen hätte. Ich kaufte für die Familie ein, kochte und backte und versuchte, alle anderen zu mästen.«

»Ich habe mit allen Mitteln versucht, die Sorgen meiner Eltern zu zerstreuen, vor allem, um dem nervigen Gerede, ich sollte endlich mehr essen, aus dem Weg zu gehen. Ich dachte fast den ganzen Tag nur an Essen, und je weniger ich aß, um so schlimmer wurde es. Außerdem mußte ich geradezu zwanghaft hinsehen, wenn andere aßen. Ich beneidete sie, gleichzeitig triumphierte ich über sie und kontrollierte sie. Niemand durfte weniger essen als ich.«

»Ich hatte das Gefühl, durch mein Hungern überhaupt erstmals wahrgenommen zu werden, das tat mir unendlich gut, und es sollte noch besser kommen, das schwor ich mir. Ich nahm immer weiter ab, bis ich nur noch 35 Kilogramm wog. Mein Vater flippte aus, meine Mutter wurde hysterisch. Schließlich flehten sie mich an, wieder zu essen. Sie versprachen mir Gott und die Welt, wenn ich nur wieder zunehmen würde. Das war genau das, was ich mir mein Leben lang erträumt hatte. Endlich hatte ich meine Geschwister hinter mir gelassen, mit denen ich konkurrierte, solange ich denken kann. Ich reduzierte meine Nahrungsaufnahme immer weiter und trieb viel Sport. Ich entwickelte geradezu einen Verfolgungswahn, irgend jemand könnte mir Sahne unter meine Magermilchprodukte gemixt haben. Die Liste der verbotenen Nahrungsmittel wurde immer länger.«

»In der Schule verursachten mir die hervorstehenden Knochen durch das lange Sitzen Schmerzen, und meine Konzentration ließ stetig nach. Ich wurde immer depressiver, war vollkommen isoliert und einsam. Wenn mich jemand aus meiner Familie auch nur ansprach, flippte ich aus und regte mich furchtbar auf. Allmählich ging es mir psychisch sehr schlecht, und der Wunsch wurde erstmals in mir wach, umzukehren und gesund zu werden. Vor allem dann, wenn ich nachts wach lag und Angst hatte zu sterben.«

Bulimie

Bei etwa der Hälfte der Magersüchtigen weitet sich die Magersucht nach einer Krankheitsdauer von mehreren Monaten oder Jahren zur Bulimie aus, das heißt, es kommt zum Kontrollverlust mit Heißhungerattacken, bei denen riesige Nahrungsmengen verschlungen werden.

Die Bulimia nervosa ist aber auch unabhängig von der Magersucht seit Anfang der 80er Jahre als eigenständige Erkrankung bekannt. Die Betroffenen sind häufig ideal- oder normgewichtig. Sie streben eine möglichst makellose und perfekte Figur an und haben extreme Angst vor einer Gewichtszunahme. Entsprechend folgen auf die Heißhungerattacken selbstherbeigeführtes Erbrechen, der Mißbrauch von Abführmitteln oder harntreibenden Medikamenten, eine Null-Diät oder extreme sportliche Aktivitäten.

Heißhungerattacken können auftreten nach Kränkungen, in Spannungssituationen, aus Einsamkeit, aus Langeweile, aus einem Gefühl der Leere, aus Gewohnheit, als Teil der Tagesstruktur. Die Einstellung der Betroffenen zu den Heißhungerattacken und den anschließenden Versuchen, alles wieder ungeschehen zu machen, ist unterschiedlich. Einige erleben das Erbrechen wenigstens zu Beginn als etwas Gekonntes, Zaubertrickartiges, womit sie ihr »schuldhaftes« Tun, nämlich das Fressen, schlagartig aus der Welt schaffen können, ohne die Folgen tragen zu müssen. Für manche ist es geradezu ein Geheimtip, den sie aber für sich behalten und keinesfalls weitergeben, um Konkurrenz zu vermeiden. Vor allem Magersüchtige freuen sich, nach der langen Kasteiung nun endlich einen Weg gefunden zu haben, wieder das essen zu dürfen, nach dem sie sich so lange gesehnt haben. Andere empfinden die Heißhungerattacken von Anfang an als etwas Verbotenes und Perverses. Einige Magersüchtige fühlen sich wegen ihres Kontrollverlustes minderwertig und beneiden die, die weiterhin in der Lage sind, ihre Triebe zu zügeln. Bemerkenswert ist die falsche Vorstellung von der vermeintlichen Wirksamkeit der Gewichtskontrollmethoden. Durch das Erbrechen gelingt es keineswegs, alle Kalorien aus dem Magen zu entfernen, ebensowenig wie durch die Einnahme großer Mengen von Abführmitteln. In den meisten Fällen handelt es sich bei einem Gewichtsrückgang um einen Flüssigkeitsverlust, der infolge von Wassereinlagerungen schnell wieder zu einer Zunahme des Körpergewichtes führt.

Die Häufigkeit von Heißhungerattacken nimmt in aller Regel im Verlauf der Krankheit zu. Die freien Intervalle verkürzen sich. Schließlich erbrechen einige mehrere Male am Tag, gelegentlich auch in der Nacht. Es gibt Betroffene, die ihre gesamte freie Zeit darauf verwenden, Nahrung zu beschaffen, sie zu verschlingen und wieder aus dem Körper zu entfernen und etwaige verräterische Spuren ihrer Völlerei zu verwischen. Menschen mit Bulimie sind ständig auf der heimlichen Suche nach etwas Eßbarem. Sie werden aber niemals satt.

Die bei einer Heißhungerattacke verschlungenen Nahrungsmengen werden im Laufe der Zeit immer größer. Während Magersüchtige anfänglich bereits von einem »Freßanfall« sprechen, wenn sie die Menge, die sie sich während ihres Hungerregimes erlauben, nur geringfügig überschritten haben, ist die Bezeichnung Freßanfall schließlich angebracht, wenn Sahnetorten, Berge von Süßigkeiten, große Mengen an Brot, Wurst, Käse, Nudeln und Süßspeisen verschlungen werden. Um leichter erbrechen zu können, werden die Nahrungsmengen mit literweise Tee, Kaffee, Säften oder alkoholischen Getränken durchtränkt.

Einige Betroffene erbrechen eines Tages spontan, weil ihnen nach zu vielem Essen übel geworden ist, andere versuchen es nach einer Völlerei erstmals willentlich. Die einen beherrschen es bald perfekt, und es gelingt ihnen zu erbrechen, wenn sie nur daran denken, andere schaffen es nur unter großen Qualen und Anstrengungen. Manche trinken Salzwasser oder versuchen es mit mechanischer Reizung des Rachens, wodurch sie sich nicht selten Verletzungen zufügen. Die, die nicht erbrechen können und Abführmittel einnehmen, steigern die Dosis in aller Regel rasant, so daß sie schließlich handvollweise Abführmittel »einwerfen«.

Die Heißhungerattacken laufen unterschiedlich ab. Eine zunächst normale Mahlzeit kann sich zu einem Freßanfall ausweiten, wenn ein bestimmtes Limit überschritten wurde. In einem solchen Fall wird dann noch mehr Nahrung zugeführt, damit sich das Erbrechen auch lohnt. Andere planen ihre Heißhungerattacken im voraus. Sie wissen genau, daß sie die zugeführte Nahrung wieder erbrechen werden. Einige halten ihre Heißhungerattacken immer zu

einer bestimmten Tageszeit ab. Wieder andere, die in einer Gemeinschaft leben, müssen sich mit ihren Freßanfällen nach den Zeiten richten, in denen sie glauben, ungestört zu sein. Bevorzugt sind der Abend und die Nacht. Manche Betroffene essen und erbrechen so lange, bis sie schließlich erschöpft einschlafen.
Viele verschlingen die Nahrung auch dann in Hektik, wenn keine Gefahr besteht, entdeckt zu werden. Sie benutzen weder Geschirr noch Besteck und schlucken große Brocken herunter, ohne sie zu kauen. Beliebt sind leicht zu schluckende kohlehydrat- und fettreiche Nahrungsmittel – alles, was in Diäten und Fastenkuren verpönt und verboten ist. Hat sich eine bestimmte Speisenfolge für das Erbrechen als besonders günstig erwiesen, wird diese häufig beibehalten. Manche essen zu Beginn einer Heißhungerattacke kalorienarme, erlaubte Nahrungsmittel wie Salat oder Gurken, damit es sich nicht ganz so katastrophal auswirkt, wenn diese im Körper zurückbleiben. Nur wenige essen in Muße und genießen ihre Heißhungerattacke. Sie lassen sich Zeit, decken liebevoll den Tisch, stellen ihre Lieblingsmusik an und lesen Romane und Zeitschriften, die sie sonst aufgrund ihres niedrigen Niveaus ablehnen.
Manche erbrechen während einer Heißhungerattacke mehrere Male, um dann erneut Nahrung aufnehmen zu können. Nicht wenige tragen für den Freßanfall und das anschließende Erbrechen eine eigens dafür bestimmte Kleidung. Sie betreiben im Anschluß an den Anfall eine minutiöse Spurenbeseitigung, baden oder duschen, putzen sich die Zähne, säubern das Bad und ziehen frische Kleidung an.
In aller Regel werden die Freßorgien heimlich durchgeführt, und es wird peinlich darauf geachtet, daß niemand davon erfährt. Manchen gelingt es, das Symptom über Jahre vor den Angehörigen zu verbergen. Sie leben in ständiger Angst, daß vor allem ihr Erbrechen entdeckt werden könnte. Einige erinnern sich mit Entsetzen an die Peinlichkeit, als ihr heimliches Verhalten von ihrer Mutter, ihrem Vater oder einem der Geschwister entdeckt wurde. Es gibt aber sehr wohl auch solche, die ihr Erbrechen bewußt nicht verheimlichen, sondern gezielt als Hilferuf einsetzen. Sie erbrechen innerhalb der Wohnung oder des Hauses so, daß es von den Angehörigen wahrgenommen werden muß. Ihr Ziel ist es, darauf aufmerksam zu machen, daß sie in Not sind und Hilfe brauchen. An-

dere wollen bewußt das Bild der perfekten, idealen Tochter zerstören, an dem die Eltern weiterhin festhalten, auch wenn die Töchter selbst der Überzeugung sind, diesem Bild nicht länger entsprechen zu können oder zu wollen.

Anfänglich beschaffen sich die meisten die für die Heißhungerattacken benötigten Nahrungsmittel zu Hause. In der Regel wählen sie solche, die ausreichend vorhanden sind, um nicht aufzufallen. Nur wenige greifen gezielt zu den Speisen, von denen sie wissen, daß andere Familienmitglieder sie auch gern essen würden. Reichen die Vorräte nicht aus oder wächst die Gefahr, sich aufgrund der immer größeren Mengen zu verraten, behelfen sich einige damit, nur noch Grundnahrungsmittel wie Nudeln, Reis, Kartoffeln oder Brot zu nehmen. Andere kaufen im Großmarkt Billigprodukte ein, andere Lebensmittel über dem Verfallsdatum. Reicht das Taschengeld nicht aus und sind sonstige Ersparnisse erschöpft, jobben einige, um ihre Heißhungerattacken zu finanzieren. Nicht wenige beginnen eines Tages zu stehlen, entweder Geld der Eltern oder Eßwaren in Geschäften. Das Organisieren von Nahrung kann zu einem wichtigen, für viele zur Hauptbeschäftigung im Tagesablauf werden. Nicht wenige erleben ihre Nahrungsbeschaffung als Leistung, auf die sie stolz sind.

Aber nicht nur Nahrungsmittel oder Geld werden entwendet, einige stehlen auch Kosmetika, Schallplatten, Kleidungsstücke oder was immer sie besitzen möchten. Sie begehen Diebstähle in Läden, Kaufhäusern, an ihrem Arbeitsplatz, aber auch in der Schule oder im Krankenhaus. Wie Hungern und Erbrechen kann Stehlen eine Funktion im gestörten Leben dieser jungen Menschen erfüllen. Sie begehen dieses Delikt, um sich selbst Mut und coolness zu beweisen, aus Rache für erlittene Kränkungen, in heimlicher Genugtuung für erduldetes Unrecht oder als Kontrast zur Wohlanständigkeit der Familie. Einige wenige erleben Stehlen als Ersatz für eine Freßattacke, und so ist es verständlich, daß auch Stehlen zum Bedürfnis werden kann, das immer häufiger befriedigt werden muß. Es wäre ein gefährlicher Irrtum, wenn man annähme, daß Stehlen zwangsläufig zur Bulimie gehöre, also ein Symptom darstellt, dem der Kranke ausgeliefert ist. »Bulimiker stehlen eben«, hat sich einmal eine Patientin gerechtfertigt. Davon kann natürlich keine Rede sein. Bulimie ist kein Freibrief für Diebstähle, übrigens auch

nicht in vertrauter Umgebung. Es besteht die Gefahr, daß das Leben, außer durch eine gesundheitliche Schädigung, auch noch durch Strafverfolgung und Verurteilung beeinträchtigt wird.
Die Diagnosekriterien für Bulimia nervosa nach dem Klassifikationsschema DSM-IV lauten:

A Wiederholte Episoden von »Freßattacken«, die charakterisiert sind durch
  1. Essen in relativ kurzer Zeit und
  2. das Gefühl, während der Episode die Kontrolle über das Essen zu verlieren.

B Wiederholt unangemessene Verhaltensweisen zur Gegensteuerung einer Gewichtszunahme, wie zum Beispiel Einnahme von Laxantien oder Diuretika, Fasten, exzessives Maß an Körperaktivität.

C Die »Freßattacken« und unangemessenen gegensteuernden Maßnahmen erfolgen mindestens zweimal pro Woche über drei Monate.

D Das Selbstwertgefühl ist übermäßig durch die subjektive Wahrnehmung der eigenen Figur und des Körpergewichts beeinflußt.

E Die Störung erfolgt nicht ausschließlich während einer Episode von Anorexia nervosa.

Zwei spezifische Untertypen von Bulimia nervosa werden unterschieden:

1. Bulimia nervosa mit Erbrechen oder Laxantien- bzw. Diuretikaeinnahme (»purging Typ«) und
2. Bulimia nervosa ausschließlich verbunden mit Fasten, Diät oder exzessiver körperlicher Bewegung, doch ohne Erbrechen oder Mißbrauch pharmakologischer Substanzen (»non-purging Typ«

Betroffene schildern ihre Krankheit so:

»Vor einem Freßanfall konnte ich stundenlang überlegen und planen, was ich wann und in welcher Reihenfolge essen wollte. Die Mengen, die ich bei solch einem Freßanfall zu mir nahm, waren riesig. Ich kaufte Nudeln, Fleisch, Gemüse, Brot, Butter, Käse,

Wurst, Kuchen und Obst, ausreichend für eine ganze Gesellschaft. Dazu kamen dann noch die Getränke. Ich trank große Mengen Cola und Milch zum Essen. Zeitweilig entwickelte ich eine regelrechte Sucht nach diesen Getränken, die ich gleich aus der Flasche in mich hineinkippte. Ich benötigte mindestens vier Liter Flüssigkeit und wurde halb verrückt, wenn ich nicht genug davon hatte.«

»Eine Freundin brachte mich auf die Idee, zu erbrechen. Zuerst war ich angeekelt und dachte, das kannst du sowieso nicht. Aber da ich nicht wieder zunehmen wollte, begann ich es regelrecht zu üben. Ich weiß noch, wie ich mich abquälte. Irgendwann klappte es dann besser, und die Nahrungsmengen wurden größer. Ich achtete nicht mehr auf den Geschmack, sondern nur noch darauf, mir meinen Bauch bis zur Schmerzgrenze vollzuschlagen, um die Erleichterung durch das Erbrechen zu spüren. Manchmal fraß ich schon beim Frühstück. Ich ging dann gar nicht mehr aus dem Haus, sondern verbrachte den Tag mit Fressen. Manchmal blieb ich drei Tage zu Hause und tat nichts anderes mehr als fressen und kotzen.«

»In Leerlaufzeiten konnte ich nichts anderes tun als essen, immer wieder Süßigkeiten. Ich konnte an keiner Bäckerei vorbeigehen, ohne mir etwas zu kaufen. Schließlich fing ich an zu stehlen, weil mein Geld nicht mehr ausreichte. Süßigkeiten haben mir alles ersetzt, Freunde und jede Freude. Sie waren jahrelang mein einziger Lebensinhalt in allen Lebenslagen.«

»Mein Leben bestand nur noch aus Nahrungssuche. Ich war in meinen Augen kein Mensch mehr. Ich fühlte ständig eine innere Spannung, nicht Hunger, nur abgeblockte Gier, die mich vor mir selbst erschrecken ließ.«

»Das Erbrechen empfand ich zunächst als eklig und schmerzhaft, doch die Gier nach Essen und die Aussicht, dennoch abzunehmen, zählten mehr. Anfangs erbrach ich die normalen Eßmengen, die ich zu mir genommen hatte; doch mit der Zeit wurde meine Gier nach Essen immer größer, so daß ich riesige Mengen in mich hineinstopfte und diese erbrach, um gleich anschließend wieder zu fressen und zu erbrechen. Und dann kam der Alkohol dazu. Ich hatte das Gefühl, im Vollrausch endlich den Ärger über die mir immer noch zu dick erscheinende Figur zu vergessen. Ich betrank mich schließlich drei- bis viermal in der Woche bis zum Umfallen.«

»Auf einmal bekam ich einen riesigen Heißhunger und aß plötzlich mehr als eine normale Portion. Danach haßte ich mich und hatte eine wahnsinnige Wut. Aus Trotz verschlang ich noch drei Tafeln Schokolade, und die kamen mir plötzlich hoch, einfach so. Ich lief aufs Klo, beugte mich darüber, und alles kam wieder heraus. Mir war nicht übel, gar nichts. Das Völlegefühl war weg, und ich fühlte mich pudelwohl, rein und leer. So fing es an. Ich wußte jetzt, ich konnte essen, was ich wollte, und würde nie mehr dick sein, denn ich brauchte ja nur aufs Klo zu gehen. Das Erbrechen war für mich ein Kinderspiel und machte mir nichts aus. Ich hungerte den ganzen Tag über, und am Abend fraß ich alles, was mir in die Finger kam, meist heimlich in meinem Zimmer, wenn schon alle schliefen. Ich besaß Unmengen süßes Zeug. Süßigkeiten quollen aus allen Ecken, und ich hatte eine fast hämische Freude, dabei an meine Mutter zu denken, die uns als Kinder immer verboten hatte, Süßigkeiten zu essen. Ich gab mein ganzes Geld für Süßigkeiten aus, und als das nicht mehr reichte, fing ich an zu stehlen. Auch dabei hatte ich ein Lustgefühl meinen so hochanständigen Eltern gegenüber, für die Stehlen abgrundtief verwerflich war. Ich stahl mit Genuß, und ich fraß mit Genuß.«

»Das spontane Erbrechen funktionierte bei mir längst, es ging alles wie geschmiert. Ich aß und erbrach vollautomatisiert. Der Gedanke, daß es auch möglich gewesen wäre, alles behalten zu wollen, kam mir partout nicht mehr. Genausowenig aber konnte ich auf Brötchen, Butter, Wurst, Käse, Spaghetti, Eis und Schokoladenriegel verzichten.«

»Schließlich hielt ich es nicht mehr aus. Ich hungerte von Montag bis Freitag total, trank nur Mineralwasser, auch das nur in kleinen Mengen. Am Wochenende stopfte ich alles in mich hinein, was mir in die Finger kam. Von Samstagabend bis Sonntagmorgen fraß ich ausschließlich, so daß ich schließlich so vollgefressen war, daß ich mich kaum noch bewegen konnte und furchtbare Schmerzen hatte. Ich ging keinen Schritt aus dem Haus, denn so durfte mich niemand sehen. Wenn ich montags zur Schule mußte, versteckte ich meinen vollen Bauch unter riesigen Pullis. In den ersten zwei Tagen der Woche war ich unausstehlich, erst wenn sich die Merkmale meiner Völlerei zurückgebildet hatten, war ich wieder einigermaßen ansprechbar.«

»Als ich einmal Abführmittel genommen hatte, war ich sicher, den perfekten Weg zu meiner Traumfigur entdeckt zu haben. Gleich am nächsten Tag besorgte ich mir große Mengen und steigerte die Dosis von Tag zu Tag. Jeder Krümel, den ich zu mir genommen hatte, mußte wieder raus, so schnell wie möglich.«
»Nach vielen Jahren, in denen ich täglich meine Freßanfälle hatte, fühlte ich mich ausgebrannt, leer und einsam. Meine Selbstachtung hatte ich schon lange verloren, aber ich war zu stolz, jemandem endlich die Wahrheit zu sagen. Ich spielte weiter Theater, obwohl ich mich im Grunde schon lange aufgegeben hatte. Ich beneidete jeden Menschen, jeden, der leben durfte, der einen Freund hatte, der normal mit Nahrung umging, gleichgültig, ob er dünn oder ganz fett war. Mein Studium hatte ich schon lange aufgegeben, ich war zu einer geistigen Arbeit nicht mehr in der Lage. Freunde hatte ich längst nicht mehr. Ich habe mich, meinen Körper, meine Gesundheit und mein Lebensglück systematisch mit dieser Krankheit zerstört. Ich hatte in allem versagt und nie richtig gelebt.«

Ursachen der Eßstörung

Es muß viel geschehen, damit ein Mädchen, das Schlankheitskuren macht und um seine Figur besorgt ist, magersüchtig oder bulimisch wird. Ausschlaggebend sind soziokulturelle, individuelle und familiendynamische, aber auch biologische und genetische Faktoren. Vor allem junge Mädchen und Frauen erliegen den seit mehr als 30 Jahren durch die Massenmedien propagierten Verheißungen einer schlanken »Idealfigur«, und ihr Streben danach wird immer unrealistischer und zerstörerischer.
Die Wurzeln von Magersucht und Bulimie reichen häufig bis in die frühe Kindheit, sogar zuweilen bis in die Familiendynamik einer großelterlichen Herkunftsfamilie zurück. Bei einigen Erkrankten kommen einschneidende Lebensereignisse hinzu, die als Auslöser wirkten, wie der Verlust einer wichtigen Bezugsperson oder das Ende eines Lebensabschnittes mit der Veränderung vertrauter Bedingungen.
Die später an einer Eßstörung Erkrankten hungern nach Anerkennung, die sie mit Liebe verwechseln. Sie spielen in ihren Familien

oft schon lange vor Ausbruch der Krankheit eine wichtige Rolle. Einige sind die Vertraute der Mutter, andere die des Vaters, oder sie sind beides. Nicht wenige sehen ihre Aufgabe darin, in der Ehe der Eltern zu vermitteln. Sie fühlen sich oft, im Gegensatz zu ihren Geschwistern, verantwortlich für das Glück und die Zufriedenheit der Familie und deren Harmonie. Einige sind davon überzeugt, der Lebensinhalt ihrer Eltern zu sein. Sie glauben, verpflichtet zu sein, das zu erreichen, was den Eltern selbst nicht gelungen ist. Einige sind der Überzeugung, ihre Eltern nur zufriedenstellen zu können, wenn sie einmal etwas Besonderes, Großartiges werden. Allen gemeinsam ist ein starkes Gefühl der Dankbarkeit für alles, was die Eltern für sie getan haben, und der Druck ist groß, sich dankbar zu erweisen.

Angesichts der vielfältigen Verpflichtungen dem Vater, der Mutter und der Familie gegenüber bleibt diesen jungen Menschen häufig wenig Raum für eine individuelle altersentsprechende Entwicklung und Entfaltung ihrer eigenen Persönlichkeit. Ihr Selbstwertgefühl ist niedrig, was sie vielfältig zu kompensieren versuchen und hinter einer sicheren, gelegentlich sogar arroganten Fassade zu verbergen wissen. Aus Angst vor den Unsicherheiten des Lebens klammern sie sich zwanghaft an alle sogenannten Sicherheiten wie Leistung, Ordnung und Pflichterfüllung. Sie passen sich den Normen und Meinungen ihrer Umgebung an und sind ständig auf der Lauer, um aufzuspüren, was andere von ihnen erwarten. Sie hassen und verachten sich, wenn sie hinter ihren hohen Erwartungen zurückbleiben. Nur wenige versuchen, durch besonders störendes Verhalten aufzufallen, um sich so Aufmerksamkeit und Zuwendung zu verschaffen. Fast alle träumen von einer besseren Zukunft und verpassen darüber die Gegenwart.

Eßgestörte kommen keineswegs aus »broken-home«-Situationen. Es herrscht in ihren Familien keine geistige oder materielle Armut, ganz im Gegenteil. Es sind häufig solide, intakte Familien, sozusagen bester Mittelstand. Für Materielles ist ebenso gesorgt wie für gute Erziehung, Bildung und Kultur. Bei aller individuellen Vielfalt drängen sich erstaunlich übereinstimmende Eindrücke auf. Eindrücke von einem in diesen Familien vorherrschenden Wertesystem, in dem Emotionen genormt, Spontaneität verkümmert, Individualität nicht erwünscht ist, Pflichterfüllung, Funktionieren und Leistung über alles geschätzt werden. Seelische Bedürfnisse, Sehnsüchte, Enttäuschungen, Demütigungen und Kränkungen gelangen nicht an die Oberfläche. Gefühle zu haben oder sie zu zeigen, gilt als Schwäche. Zur Verständigung bedarf es keiner Worte. Jeder glaubt zu wissen, was der andere fühlt und was für ihn gut ist. Harmonie und Einssein haben hohe Bedeutung. Es ist fast unmöglich, sich abzugrenzen, vor allem für einen jungen Menschen, der selbstunsicher und existentiell abhängig ist von der Anerkennung und Zuwendung seiner Eltern. In dieser Atmosphäre gewinnen Eßstörungen ihren Sinn. Hier erfüllen sie eine Vielzahl von Funktionen.

Das Wertesystem des Mittelstandes hat einen wesentlichen Einfluß auf diese Familien. Materielles spielt eine große Rolle, und Geld und Besitz haben einen hohen Stellenwert. Viele Väter haben sich hochgearbeitet, sie rackern sich nicht zuletzt deshalb von morgens bis abends ab, weil sie ihrer Familie das bieten wollen, was einer Mittelstandsfamilie an Wohlstand gebührt. Geld ist der sichtbare Gradmesser ihrer Leistung, der etwa in Form eines Hauses der Umwelt präsentiert werden kann. Materieller Wohlstand ermöglicht aber auch eine anspruchsvolle Ausbildung der Kinder und die Förderung ihrer kreativen und sportlichen Aktivitäten. Unsicherheiten und Nichtwissen werden nicht zugegeben. Meinungsänderung wird nicht als Erkenntnisfortschritt gewertet, sondern ist Indiz für Charakterlosigkeit oder Wankelmut. Negative Gefühle darf es nicht geben, aber auch positive Emotionen sollten sich im Rahmen halten. Für Überschwang ist kein Platz. Solchen Prinzipien entsprechend werden in diesen Familien Konflikte gelöst. Man ist geradezu stolz darauf, daß es keine Auseinandersetzungen gibt. Auseinandersetzungen machen Angst, denn sie können Trennung bedeuten und damit Zerstörung der Einheit. Es wird alles getan, um Harmonie aufrechtzuerhalten. Man klammert sich daran, eine glückliche und intakte Familie zu sein.

Familien, in denen Konflikte nicht ausgetragen werden, in denen Emotionen und Schwächen keinen Platz haben, brauchen eine andere Ausdrucksform, um sich zu artikulieren. Es liegt nahe, daß Krankheiten eine große Rolle spielen müssen. An der Spitze der Erkrankungen stehen psychosomatische Störungen, insbesondere des Magen-Darm-Traktes, Migräne und Suchterkrankungen. Die

Orientierung nach außen, nach tragenden Wertvorstellungen der Gesellschaft wird zur Außensteuerung, hinter der die Emotionen des Individuums zurückzustehen haben und bei den Kindern Gefahr laufen, zu verkümmern. Wenn die Erziehung sich nur nach Wertvorstellungen richtet wie Leistung, Ordnung, Bildung und Anerkennung und wenn Zuwendung und Liebe manipulativ und dosiert eingesetzt werden, um aus einem Kind einen tüchtigen und wohlgeratenen Menschen zu machen, dann wird Erziehung pathogen. Diese Familien haben einen unglaublich hochmütigen Anspruch auf alles, was richtig und gut ist – auf geistiges Niveau, Bildung, Ordnung und Moral, auf gute Manieren und Standesgemäßheit.

»Meine Großeltern haben meine Familie jahrelang beherrscht. Alles mußte so laufen, wie sie es wollten. Meine Eltern hatten eigentlich gar nichts zu sagen. Meine Großeltern betrachteten ihr Leben als das einzig richtige, und so hatte es weitergeführt zu werden von Generation zu Generation. Ihr Leben bestand immer nur aus Arbeit, Leistungerbringen und Korrektsein. Gefühle, Schwächen oder Fehler gab es nicht und durfte es nicht geben, und auf gar keinen Fall durften sie gezeigt werden. Es galt als primitiv, mit etwas nicht zurechtzukommen oder Angst vor etwas zu haben. Nach außen mußte alles beschönigt werden, und die Familie mußte ›superharmonisch‹ dastehen. Streitereien gab es niemals.«

»Mein Großvater war extrem autoritär und egoistisch. Nach ihm hatte sich alles zu richten, denn schließlich war er das Oberhaupt der Familie. Meine Großmutter kann bis heute nicht zugeben, daß es auch schwere Zeiten in ihrer Ehe gab. Nach ihrer Meinung war alles perfekt. Es gab nie Krach, niemals eine Krise, alles war nur positiv. Wie wenig das alles stimmt, haben sie nicht wahrgenommen.«

»Ich versuchte, meine Eltern vor der echten Realität des Lebens zu schützen und sie in ihrer Idealwelt zu belassen. Ich hatte Angst, es würde sie zerstören, wenn sie die Wahrheit über die Welt da draußen erführen. Sie vor dieser Wahrheit zu schützen, war ich ängstlich bedacht. So wurde ich zur Beschützerin meiner Eltern. Sie durften auf keinen Fall aus ihrem Dornröschenschlaf geweckt werden oder jedenfalls nicht von mir, ihrer einzigen Stütze.«

»Meine Mutter lebte eine Mutterideologie, die etwa so lautete:

Alle Mütter dieser Welt sind glücklich, schwanger zu sein und Babys zu bekommen. Mütter lieben ihre Kinder und sind für sie da und geben liebend gerne alles für sie auf. In ihrer Darstellung war alles wunderbar und von einem Hochgefühl getragen. Mit dieser Mutterideologie ist sie mir zu Leibe gerückt, und ich habe ihr mit der entsprechenden Kinderideologie geantwortet. Kinder lieben ihre Eltern grenzenlos, sind ihnen zutiefst dankbar für alles. Heute mißtraue ich liebevollen Gesten. Ich weiß, wie wenig verläßlich sie Gefühle widerspiegeln und wie leicht sie mißbraucht werden können. Mein Leben ist voller Rituale. Mit ihnen erfülle ich Idealvorstellungen und ersetze die überhaupt nicht oder jedenfalls nicht so vorhandenen Gefühle, die ich vorgaukle.«

»Meine Mutter ist mit vielen Dogmen großgeworden. Sie hat sich nie gegen diese gewehrt, sondern sich völlig in deren Dienst gestellt. Dogmen, die auf Idealen aufbauen. Beides gab sie uns ungefiltert weiter. Für mich waren meine Eltern Halbgötter. Ich bemühte mich, all ihren Idealvorstellungen gerecht zu werden, und hatte dabei viel Erfolg. Ich eiferte meiner Mutter nach und idealisierte sie hemmungslos. Ich war ihr Ebenbild und wurde als solches anerkannt. Meinem Vater gefiel ich als die Wiedergeburt meiner Mutter.«

»Meine Mutter hat uns Kinder als Objekte betrachtet und nicht als Subjekte oder als eigenständige Menschen, die sich einmal von ihr trennen könnten. Sie hat uns als taugliche Objekte gebraucht, um uns in ihr Selbst- und Weltbild einzuspannen. In dieser Funktion waren wir willkommen. Alles andere aber irritierte sie. Mit uns spielte sie ihr Spiel ›heile Welt‹ und ›glückliche Familie‹.«

»Die Rollenverteilung in meiner Familie war ganz klar. Der Vater geht zur Arbeit, verdient das Geld für die Familie, die Mutter bleibt zu Hause bei den Kindern. Mein Vater wurde erzkonservativ erzogen. Für ihn war es wahrscheinlich völlig unmöglich, andere Wertvorstellungen zu entwickeln als die Generation vor ihm. Auch meine Mutter war so erzogen worden, daß es das Ziel einer Frau ist, zu heiraten und Kinder zu bekommen. Sie heiratete, ohne daß sie vorher Zeit hatte, ein eigenes Leben zu leben. Sie steckte ihre ganze Kraft und Energie in die Haushaltsführung und Erziehung, aber ich glaube, sie fühlte sich selbst dabei leer und ausgehöhlt. Sie litt sehr darunter, nicht studiert zu haben, und fühlte sich minderwertig und zweitrangig. Ein Akademiker war für sie ein kleiner Gott. Auch für mich war mein Vater Vorbild und Idealmensch; schon durch sein Wissen und seine Allgemeinbildung stand er für mich über meiner Mutter.«

»Meine Mutter ist wahnsinnig ehrgeizig. Sie läßt keinen Fehler an sich zu. Sie muß alles perfekt und am besten können. Darum kämpft sie – und wenn sie tot und entkräftet umfallen würde. Ich habe das Gefühl, daß sie von ihren Töchtern diesen Perfektionismus auch erwartet. Wir wurden immer mit anderen verglichen, die natürlich grundsätzlich besser waren als wir.«

»Meine Mutter war eine superperfekte Hausfrau und Mutter. Das Essen war immer pünktlich auf dem Tisch, die Wohnung immer blitzblank, die Kinder sauber und ordentlich. Der Tagesablauf war genau festgelegt. Sie war immer völlig korrekt, gönnte sich keine freie Minute. Um Wärme und Herzlichkeit zu verbreiten, war sie zu überarbeitet und überfordert.«

»Meine Mutter ist eine starke und mutige Frau, aber ich möchte niemals so werden wie sie. Alles Spontane fehlt ihr. Sie verhält sich immer so, wie es sich gehört und wie man es von ihr erwartet, in ganz festen und rigiden Bahnen. Sie hat niemals mit uns gespielt oder gelacht.«

»Meine Mutter fand meine Wahrnehmungen und meine Gefühle, vor allem meine Bedürfnisse, immer komisch. Also fand ich sie schließlich auch komisch. Meine Mutter sagte, die Welt sei schön, jung sein sei schön, also mußte es an mir liegen, wenn ich das alles nicht schön fand. Außerdem konnte ich meine Gefühle nicht begründen, und dann zählten sie für meine Mutter ohnehin nicht.«

»Meine Mutter hätte uns am liebsten zu kleinen Stars gemacht. Sie managte alles und hatte alles im Griff, den Haushalt, die Familie und die Kinder, jede Situation. Sie wußte immer, wie es zu laufen hat, und hatte für alles eine Antwort parat. Später, als sie unser Leben nicht mehr total beherrschen konnte, wurde sie depressiv.«

»Ich nahm die Rolle an, die meine Mutter mir überstülpte. Ich fügte mich in das Bild, das sie sich von mir machte, und wurde immer mehr zu ihrer Verbündeten, mit der sie über alles reden konnte. Sie lud alles bei mir ab, auch ihre Eheprobleme, und erschütterte so mein Vater- und Männerbild enorm. Irgendwann habe ich meinen Vater nur noch verachtet.«

»Meine Mutter war in meiner Kindheit für mich die zentrale Person. Ich war total von ihr abhängig und unfähig, meinen eigenen Weg zu gehen. Ich verdiente mir ihre Liebe, indem ich mich für sie als Vertrauensperson bei der Bewältigung ihrer Probleme unentbehrlich machte.«

»Meine Mutter verachtete schwache Menschen. Ich versuchte darum, ihr durch Stärke zu imponieren. Ich gab mich frei und unabhängig, stark und ohne Probleme und glaubte schließlich, es auch wirklich zu sein.«

»Mein Vater ist vom Wesen her ein starker und harter Mensch. An seinen Idealvorstellungen und Meinungen kann keiner rütteln. Er selbst zeigt keine Schwächen, und andere dürfen auch keine Schwächen haben. Einem Menschen kann es nur schlechtgehen, wenn es physisch nachweisbar ist. Ich war in den Augen meines Vaters die ideale Tochter, sein ganzer Stolz, und er war für mich der ideale Vater. Zeitweilig war er richtig in mich verliebt. Ich glaube heute, daß mein Vater sich immer gewünscht hat, daß seine Töchter einmal ganz anders werden als meine Mutter.«

»Bei meinem Vater waren vor allem gute schulische Leistungen bis zur Höchstleistung im Sport und Hervortreten in Gruppen Gleichaltriger gefragt, wie die Hauptrolle im Theaterstück zu spielen oder die Wahl zur Klassensprecherin. Hatte ich etwas Großartiges vollbracht, konnte meine Mutter mich hundertmal dafür loben, erst wenn mein Vater mir dafür Lob und Anerkennung zollte, bedeutete das etwas.«

»Mein wichtigstes Ziel war es, den Vorstellungen meiner Eltern zu entsprechen. Dieses Ziel, irgend jemandem zu entsprechen, übertrug ich später auch auf andere Menschen, vor allem Autoritätspersonen. Noch immer ist es für mich eine der unangenehmsten Spannungen, zu wissen, daß ich nicht nach den Vorstellungen irgendeiner Person handele. Eigene Vorstellungen von meinem Leben hatte ich nie.«

Am Ende dieses Kapitels möchte ich noch auf den sexuellen Mißbrauch eingehen, weil nicht wenige meiner Patientinnen ein solches Trauma mit all seinen verheerenden Folgen erlitten haben.

Sexueller Mißbrauch verletzt die Würde des Kindes, sein Recht auf Unversehrtheit und wirkt sich verheerend auf seine weitere

Entwicklung aus. Sexueller Mißbrauch zählt zu den Kindesmißhandlungen, ist Macht- und Gewaltausübung, Verrat und Vertrauensmißbrauch.
Sexueller Mißbrauch in der Kindheit hat schwerwiegende Folgen. Magersucht und Bulimie gehören dazu. Nicht alle sexuell mißbrauchten Kinder reagieren in ihrem späteren Leben mit einer Eßstörung, und nicht alle Magersüchtigen oder bulimisch Kranken wurden in ihrer Kindheit sexuell mißbraucht. Von meinen Patientinnen sind es nicht wenige.
»Noch heute wird mir schwarz vor Augen, wenn mich jemand streichelt. Mein Vater ließ mich erst in Ruhe, als ich nur noch Haut und Knochen war und mir die Schamhaare ausgerissen hatte.«
»Ich weiß nicht, was mein Stiefvater alles mit mir gemacht hat. Damals habe ich angefangen, meine Gefühle zu töten. Geblieben sind mir nur Schuld, Scham und Ekelgefühle vor Männern und meinem eigenen Körper.«
»Mein Großvater war der einzige, dem ich in meiner Kindheit vertraut habe, und er war es, der mich jahrelang mißbraucht hat.«
»Mein Bruder drohte, mich umzubringen, wenn ich meinen Eltern davon etwas erzählen würde, was er nachts mit mir tat.«
Täter- und Opferpersönlichkeiten lassen sich nicht definieren, auch nicht die typische Familie, in der sexueller Mißbrauch ausgeübt wird, aber es gibt Familien, in denen das Risiko für sexuelle Ausbeutung besonders groß ist. Es sind Familien, die sich von der Umwelt isolieren, in deren Innenraum keine Grenzen unter den einzelnen Familienmitgliedern zugelassen werden, Intimes geleugnet und Individualität verpönt ist.
»In meiner Familie gab es nichts Intimes, nichts Eigenes, nicht einmal die Badezimmertür durften wir abschließen.«
Es sind Familien, in denen die Ehen häufig unglücklich sind, ein strenges moralisches Klima herrscht und Sexualität tabuisiert ist.
»In meiner Familie war Sexualität absolut kein Thema. Meine Mutter wirkte auf mich wie ein geschlechtsloses Wesen. Sie verachtete alles Weibliche. Für sie war Sexualität etwas Schmutziges, Ekelhaftes und Animalisches.«
Ausbeutende Väter fühlen sich von ihren Frauen häufig vernachlässigt, zurückgewiesen und gedemütigt und glauben, so ein Recht

auf ihre Töchter zu haben, die sie als ihren Besitz betrachten. Es gibt Mütter, die nichts von dem wissen, was geschieht, aber es gibt auch Mütter, die den sexuellen Mißbrauch ihrer Töchter stillschweigend tolerieren aus Angst vor ihrem Partner, oft auch aus Angst, ihn zu verlieren. Die Töchter dürfen nicht länger Kinder sein, sie werden zum Partnerersatz für ihre Väter und fühlen sich für deren Glück und Zufriedenheit verantwortlich.

»Als ich wußte, daß in der Ehe meiner Eltern nichts mehr läuft, fühlte ich mich von meinem Vater potentiell bedroht. Ich hatte das Gefühl, jetzt bin ich an der Reihe, weil ich meinem Vater etwas schuldig bin, was meine Mutter ihm verweigert und worauf er ein Recht hat.«

Von sexuellem Mißbrauch bedrohte Mädchen sind meistens Kinder, die alles tun, um den Erwartungen ihrer Eltern zu entsprechen, die das Wohl ihrer Bezugsperson über das eigene Wohl stellen und der Überzeugung sind, viel geben und leisten zu müssen, um geliebt zu werden.

Die Folgen des sexuellen Mißbrauchs sind immer gravierend. Es gibt zwar keine psychischen Störungen, weder im Kindes- noch im Jugend- und Erwachsenenalter, die eindeutig auf sexuellen Mißbrauch hinweisen, aber wir sollten bei psychischen Störungen auch immer an eine derartige Möglichkeit denken. Tatsache ist, daß psychisch kranke Menschen häufiger von sexuellem Mißbrauch in ihrer Kindheit betroffen sind als Gesunde. Im Jugend- und Erwachsenenalter können unter anderem Magersucht, Bulimie, Drogen-, Alkohol- und Medikamentenmißbrauch, depressive Verstimmung und Angstzustände Folgen sexuellen Mißbrauchs in der Kindheit sein. Besonders die spätere sexuelle Entwicklung der Opfer ist gestört. Diese Störungen können sich in ängstlichem Vermeiden von Sexualität oder aber zwanghaftem, aggressivem sexuellen Verhalten bis hin zu Promiskuität und Prostitution auswirken. Erschreckend viele Opfer fügen sich selbst Schaden zu, wenn sie nicht auch wieder zu Tätern werden. Sie hungern sich bis an den Rand des Todes, ruinieren sich durch Alkohol- oder Drogenmißbrauch, fügen sich selbst Verletzungen zu oder setzen sich Situationen aus, in denen sie gekränkt oder gedemütigt werden wie damals als Kinder. Hier einige erschütternde Aussagen meiner Patientinnen:

»Ich habe mit Männern geschlafen, obwohl es mich vor Ekel geschüttelt hat. Ich habe mich immer wieder mißbrauchen und demütigen lassen, es war fast wie ein Zwang.«

»Ich setze mich widerlichen und ekelhaften Situationen aus und hoffe nur, daß alles schnell vorüber ist. Ich bete, daß der Morgen den Alptraum beendet und ich alles vergessen kann wie einen schlechten Traum, bis zum nächsten Mal.«

»Ich habe mich schon oft mit Glasscherben verletzt und tiefe Scharten in meine Arme gerissen. Ich habe mir die Beine aufgeschnitten, obwohl mir schon schwarz vor Augen war und mir der kalte Schweiß ausbrach. Ich mußte weitermachen, noch einmal und noch einmal.«

»Wenn ich mich verletzt habe, kann ich mich spüren. Die Schmerzen gehören mir. Die Zuwendung, die ich dadurch von Menschen bekomme, gehört mir. Die zurückbleibenden Narben erinnern mich daran, daß ich mich gespürt habe, daß ich ein Mensch mit eigenen Gefühlen bin.«

Die Verantwortung für den sexuellen Mißbrauch trägt allein der Erwachsene und nicht das Kind. Dennoch ist es keine Seltenheit, daß sich die Opfer schuldig fühlen. Sie glauben, schuldig zu sein, weil ihr Körper an dem verwerflichen Geschehen beteiligt war. Viele ziehen den schrecklichen Schluß, in ihrer Kindheit mißbraucht und gedemütigt worden zu sein, weil sie verachtens- und hassenswert sind, und sie fahren fort, sich zu zerstören in dem verhängnisvollen Glauben, es nicht besser verdient zu haben. Intensive therapeutische Arbeit ist notwendig, um den Opfern und den Bezugspersonen zu helfen.

Die Funktion der Eßstörungen

Es ist meiner Ansicht nach nicht entscheidend, ob ein junger Mensch zuviel oder zuwenig ißt. Es gilt vielmehr, die individuelle Botschaft zu entschlüsseln, die sich hinter seiner Eßstörung verbirgt. Wer Betroffenen zuhört, der gewinnt überraschende und unerwartete Einblicke in das Krankheitsgeschehen und -erleben und neue Erkenntnisse über das Wesen der Eßstörungen. Üblicherweise assoziieren wir Krankheit mit Schmerz und Leid, mit etwas Negativem, von dem ein Kranker möglichst schnell befreit werden möchte. Anders ist das Erleben der Eßgestörten. Sie fühlen sich nicht krank. Vor allem Magersüchtige empfinden ihre Eßstörung gefährlich lange als Macht und Stärke, als etwas Besonderes, Elitäres, als Stein der Weisen, der alle ihre Probleme löst und den sie sich täglich neu verdienen müssen.

»Ich wollte mit meiner Magersucht zur Elite gehören und verband damit, etwas Außergewöhnliches, Extravagantes, Einmaliges zu sein.«

»Hungern können beweist Stärke und Willen. Hungern macht stark und mächtig, gleichzeitig aber auch schwach. So konnte ich durch Hungern Stärke beweisen und auf gesellschaftliche Weise Schwäche ausdrücken, die ich niemals zugeben durfte.«

»Hungern gab mir Halt und Sicherheit, Hungern half mir, meine Angst vor dem Leben zu bewältigen.«

»Die Magersucht gab mir Dinge, die ich im realen Leben vergeblich gesucht hatte. Selbst als ich mich schon nicht mehr schön fand und sogar normales Sitzen durch hervorstehende Knochen Schmerzen verursachte, wollte ich abnehmen.«

»Das, was mir Halt und Stärke gab, war die Magersucht. Sie wurde zu meinem einzigen Lebensinhalt. Dünnsein gab mir Sicherheit und war etwas Kontrollierbares und etwas Erreichbares in meinem sonst so chaotischen Leben.«

Magersucht und Bulimie ersetzen den Betroffenen scheinbar den fehlenden Lebenssinn und -inhalt. Die Eßstörungen gewähren ihnen jederzeit Zuflucht nach Kränkungen, bei Spannungen und drohenden Auseinandersetzungen und schützen sie vor Entscheidungen und nicht zuletzt vor dem Erwachsenwerden. Nur so ist es zu verstehen, daß eßgestörte junge Menschen sich lange Zeit vehement dagegen wehren, die Zauberformel ihrer Krankheit durch eine Behandlung herzugeben. Nur Therapeuten, die diese Gewinnseite der Krankheit berücksichtigen und glaubhaft vermitteln, daß sie die Botschaft verstehen, die sich dahinter verbirgt, haben eine Chance, einen Zugang zu den Erkrankten zu finden. Nach unserer Überzeugung bedarf es großer Kraft und Selbstüberwindung, um ein magersüchtiges oder bulimisches Leben führen zu können. Die fehlinvestierte Energie umzulenken in Selbstwertgefühl und ein von der Eßstörung befreites, eigenständiges Leben ist grundsätzliches Ziel unserer Behandlungsstrategie.

An einer Eßstörung krank sein: Berichte von Patientinnen

Elena, Carmen, Astrid, Victoria, Marlene, Celina und Isabel schildern im folgenden ihre Krankengeschichten und deren Hintergründe. Sie beschreiben ihr eingeengtes Leben, das von Essen und Nicht-Essen beherrscht war, von einer Krankheit, die für sie gefährlich lange Macht und Stärke, Lebenssinn und -inhalt bedeutete.

Elena

Ich heiße Elena, bin 23 Jahre alt und studiere seit 3 Jahren für das Lehramt an Sonderschulen. Als ich 18 Jahre alt war, wurde ich magersüchtig; eineinhalb Jahre später begann ich die Therapie am Max-Planck-Institut für Psychiatrie. Nachdem mein viermonatiger Tagklinikaufenthalt nun mehr als 4 Jahre zurückliegt, habe ich vor kurzem die Selbsthilfephase, die am Ende der Therapie steht, abgeschlossen.
Anfangs war die Magersucht für mich wie ein Spiel, das allerdings sehr schnell ernst wurde. Ich stellte mir meine eigenen Spielregeln auf, gegen die ich nicht mehr verstoßen durfte. Mein Eßverhalten änderte ich sehr abrupt von heute auf morgen. Ich aß nur noch Magerquark und Knäckebrot, nachdem ich festgestellt hatte, daß die Waage dadurch wirklich weniger Gewicht anzeigte. Jeden Morgen empfand ich eine riesige Befriedigung, wenn ich meinen »Erfolg« überprüfte. Es war schon eine bewußte Entscheidung, abzunehmen und auch so dünn zu werden, daß die anderen es merken würden. Trotzdem war ich mir damals sicher, damit jederzeit wieder aufhören zu können. Dies war allerdings ein Trugschluß, was ich auch bald spürte! Meine Spielregeln wurden immer härter und rigider; ich begann nun auch das Ballett, das bisher ein schönes Hobby für mich war, zu mißbrauchen. Ich tanzte nicht mehr nur aus Spaß wie früher, sondern wollte mich bewußt quälen, bis ich völlig erschöpft war. Wenn ich an diese Zeit zurückdenke, wie hart und gemein ich zu mir selbst war und vor al-

lem zu meinem Körper, wird mir heute ganz übel. Nach der Schule fuhr ich sofort in die Ballettschule und trainierte dort bis zum Umfallen. Obwohl ich längst nicht mehr nur Befriedigung bei diesen mir selbst auferlegten Qualen empfand, fühlte ich mich anfangs nach außen – das heißt anderen Menschen gegenüber – sehr stark. Ich hatte etwas in mir selbst gefunden, was mir ganz alleine gehörte. Gerade in der Schule fühlte ich mich den anderen überlegen, wenn diese wieder jammerten, wieviel sie immer essen würden. Ich war stolz auf meine Kontrolle. Da ich mich sonst so oft klein und unfähig fühlte, wurde die Magersucht bald das, was mich ausmachte und worüber ich mich definierte. Sie befreite mich auch davor, mich mit den anderen auseinandersetzen zu müssen.

Natürlich begann sich mein Körper merklich zu verändern, und ich empfand es als Genugtuung, darauf angesprochen zu werden, wie dünn, zerbrechlich und krank ich wirkte. Selbstverständlich fand ich dadurch keine neuen Freunde, da die Mauer um mich herum immer höher wurde, doch ich spürte diese quälende Einsamkeit nicht mehr so sehr, da ich viel zu sehr in meinen Suchtgedanken kreiste. Meine Magersucht war mein bester und zugleich schrecklichster Freund! Die Kehrseite der Medaille waren enorme Versagensgefühle, Selbstzweifel und -haß. Ich stieg irgendwann fast jede Stunde auf die Waage, um meinen Erfolg oder Mißerfolg zu überprüfen. Meine Angst, die Kontrolle zu verlieren, war riesig, und natürlich hatte ich immer häufiger Gelüste auf etwas Gutes oder auch einfach Hunger. Meine Stimmung schwankte zwischen himmelhoch jauchzend und zu Tode betrübt, je nachdem, ob ich zu- oder abgenommen hatte, worüber stets die Ziffer auf der Waage entschied. Ich fühlte mich wie in einen Käfig eingesperrt, den ich selbst fest zugeschlossen hatte, und spürte, daß ich allein schon lange nicht mehr in der Lage war, ihn zu öffnen.

Ursachen meiner Magersucht

Wenn ich an die Geschichte meiner Magersucht denke, fallen mir einige entscheidende Ursachen beziehungsweise Auslöser ein. Obwohl ich erst mit 18 Jahren krank geworden bin, gehört eine lange Vorgeschichte dazu. Ohne diese ist der Schritt in die Sucht nicht

nachvollziehbar. Trotz vieler unangenehmer Dinge, die mich bei der Erinnerung an diese Zeit immer wieder beschäftigen, habe ich heute ein gutes Gefühl, da ich merke, wieviel ich inzwischen verändert habe und daß ich nun meinen eigenen Weg gehe.
Zunächst möchte ich meine Familiensituation beschreiben, die mich natürlich geprägt hat, solange ich zu Hause gewohnt habe. Ich war von klein an ein sehr angepaßtes und »pflegeleichtes« Kind, immer darum bemüht, daß es keinen Streit gibt. Einerseits versuchte ich, selbst keinen Anlaß zu Konflikten zu geben, andererseits glaube ich, daß ich schon sehr früh die Rolle übernommen habe, zwischen meinen Eltern zu vermitteln.
Selten nur habe ich gespürt, daß sich meine Eltern lieben. Die Realität war eher geprägt von ständigen Auseinandersetzungen. Ich erinnere mich noch heute gut an diese stets gegenwärtige Angst, meine Eltern könnten sich trennen. Letztendlich trat diese Situation nie ein, doch diese Befürchtung, unsere Familie könne jeden Moment auseinanderbrechen, wurde ich nie los. Deshalb versuchte ich, all meine Kraft einzusetzen, um zwischen meinen Eltern zu vermitteln, beziehungsweise auch zwischen meiner Schwester und ihnen, die im Gegensatz zu mir immer offen ihre Meinung sagte, ohne Rücksicht darauf, ob sie damit anecken würde. Da sie nie um Harmonie bemüht war, empfand ich sie oft als Störenfried. Ich selbst konnte Konflikte immer nur ganz schwer aushalten und wollte mich stets wieder schnell versöhnen.
Die Beziehung zu meiner Mutter war immer eher distanziert. Ich wünschte mir so sehr mehr Nähe zu ihr; ich wünschte mir, daß sie mich einmal in den Arm genommen und mir gezeigt hätte, daß sie mich mag. Lange versuchte ich, darum zu kämpfen, doch es machte mich oft sehr traurig, daß es mir nicht gelang. Erst heute meine ich verstanden und akzeptiert zu haben, daß sie mir diese Nähe einfach nicht geben kann und unsere Bedürfnisse und Wünsche in vielerlei Hinsicht sehr verschieden sind. Doch der entscheidende Unterschied zu heute ist, daß ich nicht mehr so abhängig von ihr bin, wie ich es noch zu Hause war.
Dieses Gefühl, ich müsse um die Zuneigung anderer kämpfen, da ich sonst nicht akzeptiert würde, hatte ich früher bei allen Menschen, die mir wichtig waren. Die Konsequenz war, daß ich immer versuchte, so zu sein, daß mich möglichst jeder akzeptierte bezie-

hungsweise mochte: angepaßt, lieb und nett. Daß ich mich selbst dabei völlig aufgegeben habe und schließlich gar nicht mehr wußte, wer ich eigentlich war oder was ich mir wünschte, habe ich damals nicht gespürt.

Zu meinem Vater hatte ich eine sehr enge Beziehung. Ich glaube, er hat sehr früh wahrgenommen, daß er gut mit mir reden und diskutieren kann, was in seinem Leben einen sehr hohen Stellenwert einnimmt. Da ich die realistische Angst hatte, mein Vater könne unsere Familie verlassen, hatte ich ganz stark das Gefühl, darum kämpfen zu müssen, daß er bei uns bleibt. Es tat mir auch oft leid, daß er mit meiner Mutter nicht so reden konnte, wie er es sich wünschte. Deshalb versuchte ich, ihm diesen Gesprächspartner zu ersetzen. Wir sprachen sehr viel miteinander, wobei er immer sehr dominant war, mir von seinen Wünschen, Problemen und Ängsten erzählte und ich zuhörte. Manchmal fühlte ich mich deutlich überfordert und hatte das Gefühl, nicht der richtige Gesprächspartner zu sein, sondern eigentlich die Rolle meiner Mutter einzunehmen, doch ich wagte nie, ihm das zu sagen – aus Angst, er hätte dann überhaupt niemanden mehr, mit dem er reden könnte. Oft ging ich nach solchen Gesprächen in mein Zimmer und weinte, weil mein Vater meist sehr niedergeschlagen und pessimistisch war. Das machte mir große Angst, da ich nicht wußte, wie ich ihm helfen konnte. Aussagen wie: sein Leben sei vollkommen gescheitert, ließen in mir oft eine eigene Lebensangst aufkommen. In diesen Momenten, in denen ich meinen Vater so »schwach« erlebte, wünschte ich mir oft, er wäre statt dessen autoritär und stark. Jemand, der mich stützen kann, nicht jemand, den ich meinem Gefühl nach stützen mußte. Natürlich hatte diese Rolle nicht nur Negatives für mich, sonst wäre es mir später auch nicht so schwergefallen, sie aufzugeben. Ich fühlte mich gebraucht und wichtig. Zeitweise glaubte ich früher ernsthaft, daß ohne mich meine ganze Familie auseinanderbrechen würde – das bedeutete Last und Herausforderung für mich gleichzeitig.

Die Erfahrungen, die ich damals innerhalb meiner Familie gemacht habe, spiegelten sich natürlich auch in anderen Beziehungen wider. Besonders prägend war das Gefühl, mich wahnsinnig anstrengen und um andere kämpfen zu müssen, da ich sonst nicht interessant sei und nicht gemocht würde. Ich sehnte mich zwar einerseits nach engen Beziehungen, doch hatte ich viel zu große Angst, den Ansprüchen der anderen nicht »genügen« zu können, so daß ich mich immer wieder zurückzog. Heute bin ich der Überzeugung, daß meine eigenen Ansprüche an Beziehungen viel zu hoch beziehungsweise unrealistisch waren, da ich eben immer von jedem gemocht und akzeptiert werden wollte und den Wunsch hatte, daß eine Beziehung immer ganz nah, vertraut und entspannt sein müsse. Diese Idealvorstellungen konnte ich natürlich nie erreichen, weshalb ich mich mehr und mehr zurückzog. Ich empfand Beziehungen als ungemein anstrengend; es baute sich eine richtige Angst vor anderen Menschen in mir auf. Eine Angst vor Ablehnung, vor Kritik, vor Nichtakzeptiertwerden. Am stärksten empfand ich dieses Gefühl gegenüber Gleichaltrigen. Mit Erwachsenen konnte ich wesentlich besser umgehen, denn da entfiel für mich der Kampf, ernst genommen zu werden.

Nicht rein zufällig hatte ich dann mit 18 Jahren auch eine Beziehung zu einem Mann, der mehr als doppelt so alt war wie ich. Ich fühlte mich sehr geborgen und aufgehoben bei Marco und genoß es, umsorgt zu werden. Gleichzeitig war ich nicht mehr so auf Beziehungen zu anderen angewiesen, da ich ja ihn hatte. Sehr schnell wurde ich extrem abhängig von ihm, was dazu führte, daß ich so gut wie alles für ihn getan und meine eigenen Bedürfnisse und Wünsche völlig zurückgestellt beziehungsweise gar nicht mehr wahrgenommen habe – nach dem Motto: einem Menschen, den ich liebe, muß ich alles von mir geben. Irgendwann fühlte ich mich allerdings nicht mehr nur aufgehoben, sondern empfand oft ein beklemmendes Ausgeliefertsein. Gerade im sexuellen Bereich war dies besonders schlimm. Ich konnte nichts genießen, da ich immer nur darum bemüht war, es Marco »recht« zu machen. Außerdem spürte ich, daß ich mich doch nach Kontakten zu anderen sehnte und es mir mit dieser Fixiertheit auf einen Menschen nicht gutging. Nach einem halben Jahr beendete ich dann diese Beziehung.

In dieser Zeit begann sich das Verhältnis zu meinen Eltern zu ändern. Für meine Mutter war es schrecklich, daß ihre Tochter mit einem Mann zusammen war, der um so vieles älter war. Sie zeigte mir sehr deutlich ihre Ablehnung, während ich mir wünschte, sie würde zu mir stehen. Es tat mir wahnsinnig weh, zu spüren, wie radikal sie mich verstößt, wenn ich mich einmal nicht anpasse.

Obwohl ich dadurch stark in Konflikt mit mir selbst geriet, konnte ich mich dieses Mal nicht selbst verleugnen. Das hätte bedeutet, daß ich der Harmonie wegen diese Beziehung hätte aufgeben müssen. Ich wünschte mir jedoch einmal etwas für mich alleine, das mir niemand wegnehmen konnte. Zum erstenmal empfand ich, daß ich einen entscheidenden Schritt tat, den ich für »richtig« hielt, obwohl meine Eltern sehr dagegen waren. Es war für mich ein Punkt, an dem ich deutlich spürte, wieviel ich mir selbst immer wieder nahm, wenn ich mich stets anpaßte und mich nach den Ansprüchen anderer verhielt. Anfangs fand ich das alles wahnsinnig spannend. Ich fühlte mich so frei – zumindest meinen Eltern gegenüber. Daß ich mich in meiner Beziehung allerdings schon wieder in die nächste Abhängigkeit gestürzt hatte, war mir damals nicht klar. Zunächst entwickelte ich daraus Kräfte, die ich nie in mir geahnt hätte. Ich fuhr nachts heimlich mit dem Auto meiner Eltern zu Marco und setzte dadurch einiges aufs Spiel, was mir damals jedoch egal war. Natürlich fand ich die Auseinandersetzungen mit meinen Eltern, die von nun an fast täglich stattfanden, sehr unangenehm, und sie machten mir auch oft große Angst, doch ich hatte ja meinen Rückhalt in der Beziehung zu Marco. Diese Enttäuschung, daß meine Eltern es nicht akzeptierten, wenn ich meine eigenen Wege ging, tat mir sehr, sehr weh. Ich glaube, in dieser Zeit ist viel kaputtgegangen zwischen uns, denn natürlich habe ich mir gewünscht, sie würden mich so mögen, wie ich bin.
Mit meinem Vater war es ganz seltsam: Einerseits gab er mir immer wieder das Gefühl, als gestünde er mir meine Freiheit zu, andererseits stimmte er dann, wenn wir zusammen diskutierten, auch wieder der Meinung meiner Mutter zu, so daß ich nicht so recht wußte, woran ich war.
Ebenfalls aus diesem Wunsch heraus, etwas für mich alleine zu haben, entstand in dieser Zeit meine Begeisterung oder vielmehr Leidenschaft für den Tanz, genauer gesagt, für das Ballett. Seit ich mit 6 Jahren mit dem Ballett begonnen hatte, habe ich es geliebt, zu tanzen und mich im Tanz auszudrücken. Doch aus dieser anfänglichen Begeisterung wurde mit der Zeit eine immer größere Faszination. Ich hatte das Gefühl, eine kleine Welt gefunden zu haben, in der ich mich geborgen und aufgehoben fühlen konnte. Hinzu kam, daß ich eine sehr enge Beziehung zu meiner Ballettlehrerin

aufgebaut hatte, die in mir ein großes Talent sah und mich dementsprechend förderte. Von ihr fühlte ich mich verstanden; ich spürte, daß sie mich mochte, und zwar nicht nur, weil ich etwas leistete, sondern als die Person, die ich war. Ich glaube, ich fand in ihr viele Eigenschaften, die ich bei meiner Mutter vermißte. Und gerade weil ich mich damals von meiner Mutter so abgelehnt fühlte, da sie meine Begeisterung für das Ballett in keiner Weise nachvollziehen konnte, suchte ich in meiner Ballettlehrerin eine Art »Ersatzmutter«. Natürlich spürte meine Mutter dies auch, und ich spürte ihre Eifersucht, was ich damals durchaus bezweckt hatte. Als ich den Wunsch aussprach, eine tänzerische Berufsausbildung zu machen, brach für meine Eltern die Welt völlig zusammen. Sie wünschten sich so sehr einen »normalen« Beruf für mich und nicht einen Job mit so vielen Unsicherheiten, bei dem man sich auch noch körperlich kaputtmacht. Erst heute kann ich irgendwie auch verstehen, daß sie aus ihrer Sorge heraus so reagierten und einfach Angst um mich hatten. Doch damals fühlte ich mich vollkommen unverstanden und abgelehnt.

Da Marco nicht nur mein Freund, sondern auch mein Ballettlehrer war, bestand meine Welt irgendwann nur noch aus dem Ballett. Ich war sehr, sehr ehrgeizig und selten mit meinen Leistungen zufrieden. Es gab mir ein befriedigendes Gefühl, meinem Körper Höchstleistungen abzuverlangen, ich strebte völlige Perfektion an und fühlte mich erst »gut«, wenn ich bis an die Grenzen meiner körperlichen Leistungsfähigkeit gegangen war. Gleichzeitig begann ich jedoch wahrzunehmen, daß ich immer einsamer wurde und wie sehr ich im Grunde unter den Auseinandersetzungen mit meinen Eltern litt.

Dies war die Zeit, als ich krank wurde. Vom Ballett her liegt es nicht fern, magersüchtig zu werden, da der Idealkörper ein schon fast ausgemergelter ist. So rutschte ich langsam aber sicher in diese Sucht hinein, wobei mir anfangs absolut nicht bewußt war, was ich da mit mir mache. Ich wollte eben »nur« ein bißchen abnehmen, obwohl ich objektiv gesehen eine völlig »normale« Figur hatte.

Sinn meiner Magersucht

Die Sucht bedeutete für mich damals existentiellen Halt in einer Zeit, in der ich das Gefühl hatte, daß mir alles entgleitet. Sie war Ersatz für Dinge beziehungsweise Gefühle, die mir Angst machten – die Magersucht als mein Freund und somit Ersatz von Beziehungen. Ich fand plötzlich Halt und Befriedigung in mir selbst, während ich mich vorher von anderen abhängig gefühlt hatte. Natürlich war es ein trügerischer Halt, der zunehmend brüchiger wurde, aber eine Zeitlang hatte ich das Gefühl, etwas für mich ganz alleine zu haben, das mir niemand wegnehmen konnte. Die Magersucht wurde mein zentraler Lebensinhalt, über den ich meine Persönlichkeit definierte. Ich wollte, daß andere auf mich aufmerksam wurden. Mein dünner Körper war meine Sprache; ich wollte sagen: »Ich habe Angst – es geht mir schlecht – ich brauche Hilfe – ich will gemocht werden«, doch ich konnte es nur durch meinen ausgemergelten Körper ausdrücken.

In der Sucht konnte ich meine Aggressionen ausleben, die sich in mir angestaut hatten, da ich aus Angst vor Ablehnung es nie wagte, sie anderen gegenüber zu zeigen. Diese Aggressionen richtete ich in meiner Selbstzerstörung durch Hungern und extreme körperliche Leistungen gegen mich beziehungsweise meinen Körper.

Auch in meiner Familie wollte ich durch meine Krankheit auf mich aufmerksam machen und habe dadurch einiges verändert.

Ich kämpfte um die Aufmerksamkeit meiner Mutter, was mir auch in gewisser Weise gelang. Ich wollte mit meiner Magersucht die Zuneigung meiner Mutter »erkaufen«. Ich hielt die ewigen Auseinandersetzungen zwischen uns einfach nicht mehr aus und wünschte mir wieder »Harmonie«. Das gelang mir in gewisser Weise, da meine Mutter natürlich mitbekam, wie ich mich mehr und mehr körperlich zugrunde richtete. Sie reagierte so, wie ich es mir gewünscht hatte, indem sie sehr besorgt war und mir ihre Angst spürbar machte. Es klingt zwar brutal, aber ich genoß dies durchaus. Im Grunde habe ich sie regelrecht erpreßt und hatte so eine gewaltige Macht, obwohl ich immer zerbrechlicher wurde.

Da ich so eingenommen war von der Magersucht, beendete ich auch bald die Beziehung zu meinem Ballettlehrer. Weil mir mein Körper inzwischen völlig gleichgültig geworden war und ich ihn

nur noch quälte, konnte ich mich auch auf Sexualität nicht mehr einlassen. Ich wollte nicht mehr berührt werden und fühlte mich kein bißchen weiblich. Mein Körper war hart, kantig und ausgezehrt, ich empfand ihn als völlig isoliert von mir, neutral.
Ich zog mich immer mehr zurück und fühlte mich zwar sehr einsam in meinem Käfig der Sucht, wußte aber auch nicht, wie ich daraus hätte ausbrechen können. Dazu hatte ich damals mit Sicherheit auch deshalb keine Kraft, weil ich nicht an mich selbst glaubte, mich nur unfähig und klein fühlte, in einer Umwelt, die mir Angst machte.

Carmen

Ich heiße Carmen, bin 22 Jahre alt und studiere Englisch/Latein für das Lehramt. Nach einem Blinddarmdurchbruch wurde ich mit 15 Jahren magersüchtig und kam mit 17 Jahren nach einem Suizidversuch zur Therapie ins TCE. Seit der Selbsthilfephase und einem Praktikum am TCE engagiere ich mich auch in meiner Freizeit für Eßgestörte.
Heute kann ich sagen, daß ich die Magersucht überwunden und andere Lebensinhalte gefunden habe, die mir Halt geben.

Ursachen meiner Magersucht

Keiner dachte an den Beginn einer langwierigen und lebensbedrohenden Krankheit, als ich mit einem Blinddarmdurchbruch ins Krankenhaus kam und dort operiert wurde. In dieser Zeit nahm ich circa 10 Kilo ab, was mir nicht ganz unrecht war, da ich mich stets zu dick gefühlt hatte. Ich gewöhnte mich an minimale Portionen und setzte dieses Eßverhalten zu Hause fort, ohne daß meine Eltern den Ernst der Sache erkannten. Endlich hatte ich es geschafft, so weit abzunehmen, daß mir viele Freunde sagten, daß ich eine »goldige Figur« hätte. Aber das genügte mir nicht! Ich war so stolz auf meine Disziplin, daß ich mir ständig ein noch niedrigeres Gewicht zum Ziel nahm. Das Wichtigste für mich war

dabei, daß ich etwas konnte, mit dem ich allen, besonders meiner Familie, überlegen war.
Meine Mutter wollte immer abnehmen, schaffte es aber nicht – ebensowenig wie meine Freundinnen. Ich aber konnte bei reichhaltigem Essen, war es auch noch so gut, bei Tisch sitzen und keinen Bissen essen. Ich konnte mich beherrschen und hatte mich »im Griff«. Ich war stärker als alle anderen! Dabei genoß ich es, die anderen essen zu sehen, ihnen fehlte meine Beherrschung, sie brauchten so etwas Primitives wie Essen.
Neben der stetigen und immer radikaleren Reduktion der Kalorienzufuhr begann ich mit einem harten sportlichen Trainingsprogramm, um zusätzlich Kalorien zu verbrauchen. Dabei intensivierte ich meine bereits praktizierten Sportarten wie Joggen, Radfahren, Aerobic, Ballett, Schwimmen und Tennis bis hin zum Leistungssport, wobei ich eine sogenannte Minusbilanz zu erreichen suchte; das heißt der Kalorienverbrauch durch Bewegung mußte die Kalorienzufuhr per Nahrung übersteigen. Dabei reduzierte ich drastisch meinen Schlaf, benutzte weder Fahrstühle noch Rolltreppen und übte sitzende Tätigkeiten im Stehen aus. Morgens stand ich immer früh auf und trank höchstens einen Schluck Tee; ansonsten verbrachte ich die Zeit bis zur Schule mit Gymnastik. Dann radelte ich zur Schule. Meist hatte ich noch Zeit und fuhr bis zur letzten Minute Extratouren. In der Schule hatte ich dann eine Ruhepause, solange es nicht Freistunden gab, in denen ich wie eine Besessene durch die Gegend radelte oder Spaziergänge machte. Dort wiederum versuchte ich im Laufen zu lernen. In den Schulpausen konnte ich nicht ruhig stehen, sondern mußte stets auf und ab rennen. Nach der Schule fuhr ich sofort, ohne mich mit Mitschülern abzugeben, nach Hause. Manchmal fuhr ich dabei Umwege, aber nur, wenn ich genug Zeit hatte. Zu Hause verzog ich mich gleich in mein Zimmer und zog meine Joggingsachen an. Manchmal heulte ich dabei, weil ich im Grunde todunglücklich war und Angst vor der Kälte und der Riesenanstrengung hatte, die mir bevorstand. Zum Mittagessen aß ich höchstens ein paar Bissen und schließlich gar nichts mehr. Nach dem Joggen – anfangs waren es 45 Minuten am Tag, später zwei Stunden – lernte ich wie eine Verrückte für die Schule, nach einem genauen Zeitplan. Auf die Minute genau sprang ich auf, um wieder zum Joggen zu gehen.

Danach machte ich Gymnastik, oft weinend. Manchmal gönnte ich es mir sogar, mit einem Heizkissen auf dem Schoß zu lernen, da ich ständig fror. Das war aber eine Ausnahme, denn das Heizkissen minderte meine Qualen. Zur Jazzgymnastik radelte ich wieder in hohem Tempo und bewegte mich dort wie eine Wahnsinnige. Wenn die Lehrerin zu spät anfing oder zu früh aufhörte, ging ich auf die Toilette, um dort herumzuhüpfen, ohne daß es jemand sah. Danach radelte ich wieder heim und lernte. Ab und zu aß ich heimlich eine Kleinigkeit; meine Eltern sollten es nicht sehen, da ich ihnen den Triumph nicht gönnen wollte, daß ich doch manchmal Hunger hatte. An den Tagen, an denen ich keine Jazzgymnastik hatte, mußte ich mehr radfahren als an den anderen Tagen. Die Strecke wurde länger, die Zeit kürzer. Ich raste wie eine Verrückte durch die Welt, Platz für etwas anderes als für meine Sucht gab es nicht.

Meine einzige Freude war Schlafen. Ich freute mich den ganzen Tag darauf, denn dann durfte ich endlich entspannen. Untertags durfte ich auf keinen Fall einschlafen, und wenn ich müde war, trieb ich mich zum Joggen an, um wieder fit zu werden. Der Tagesablauf war stets derselbe, auch wenn ich überhaupt keine Lust und Kraft mehr zum Sport hatte. Ich spornte und schrie mich an, durchzuhalten und noch schneller zu laufen, obwohl mir häufig zum Umfallen elend war. Die Zeit, die ich nicht zum Joggen, Radfahren oder für Gymnastik benötigte, nutzte ich zum Lernen. Ich lernte weiter, auch wenn ich alles schon konnte und zum hundertstenmal in mich hineinpaukte. Wenn Besuch kam oder meine Eltern mich störten, flippte ich aus. Ich fing an zu weinen und flehte alle an, mich bloß in Ruhe zu lassen – meine kostbare Zeit raste mir davon, und weil ich keine freie Minute vorgesehen hatte, wußte ich nicht, wie ich die verlorene Zeit wieder einholen sollte.

Neben Lernen und Sport kreisten meine Gedanken ständig ums Essen. Für mich zählte nur noch die Waage, auf die ich bis zu zehnmal am Tag stieg, um jede kleinste Gewichtsveränderung zu kontrollieren. Gemeinsame Mahlzeiten mit der Familie wurden weitgehend umgangen, und wenn wir zusammen aßen, ließ ich die Nahrungsmittel in meine Hosentaschen verschwinden, um sie später unbemerkt wegzuwerfen. Außerdem benutzte ich stets bei Tisch eine Küchenwaage, mit der ich die Nahrungsmengen abwog,

um damit die Kalorienzahlen eines jeden Tages genau errechnen zu können. Diese Kontrollmaßnahmen wurden immer zwanghafter, und ich ließ lieber die höhere Kalorienzahl gelten, um eine Sicherheitsreserve für meine Minusbilanz zu haben. Mein ganzes Eßverhalten war zwanghaft, und sämtliche Nahrungsmittel, die kalorienreich sind, waren für mich tabu.
Kontakt zu Freunden brach ich ab, da dafür nicht genügend Zeit blieb; ich lebte nur noch in meiner Magersuchtswelt, die mir genug Halt zu geben schien.
Der Auslöser für meine Erkrankung war, wie bereits erwähnt, die komplizierte Blinddarmoperation mit 15 Jahren, durch die ich 10 Kilo oder mehr abgenommen hatte. Danach bemerkte ich, daß ich durch Kranksein die Aufmerksamkeit und Sorge meiner ganzen Familie auf mich ziehen konnte. Aber die Ursachen meiner Krankheit lagen viel tiefer und konnten erst in der Therapie herausgearbeitet werden.

Sinn meiner Magersucht

Eine große Rolle spielte für mich die Tatsache, daß ich mit meiner Figurveränderung in der Pubertät nicht klarkam. Ich wollte schon als Kind lieber ein Junge sein, da bei uns in der Familie Männer als etwas »Besseres« angesehen wurden, so daß ich meine weibliche Figur vollständig ablehnte. Darüber hinaus wurde ich auch von dem modernen Frauenbild unserer Zeit – jung, dynamisch, überschlank, emanzipiert und erfolgreich – beeinflußt, denn auch ich wollte im Leben viel erreichen und nicht nur, wie meine Mutter, für die Familie dasein und von einem Ehemann abhängig sein. Ich wollte etwas Eigenes haben, was mich frei und unabhängig machte, und das gab mir die Magersucht.
Außerdem war unsere Familie mit ihren patriarchalischen Werten ein guter Nährboden für eine Wohlstandskrankheit wie die Magersucht. Nach außen waren wir eine intakte, glückliche Familie. Mein Vater war der Ernährer und die absolut dominierende Person in unserer Familie. Es wurde so gut wie alles auf ihn ausgerichtet, er war das Familienoberhaupt. Er war äußerst autoritär, und alle mußten Rücksicht auf ihn nehmen, da er soviel arbeitete.

Seine Meinung wurde respektiert und ohne Widerspruch hingenommen.
Meine Mutter dagegen war eine herzensgute und fürsorgliche Frau. Sie kümmerte sich um den Haushalt und die Familie. Sie war stets für andere da und dachte als letztes an sich selbst. Sie stellte sich auf meinen Vater ein, äußerte früher kaum Kritik oder ihre eigene Meinung. Meine Mutter opferte sich quasi für die Familie, um es allen so recht wie möglich zu machen. Eine solche Frauenrolle lehnte ich aber völlig ab, denn ich fand es nicht erstrebenswert, so wie meine Mutter zu werden. Sie strahlte Unzufriedenheit mit ihrer Rolle aus und sagte das auch häufig.
Weiterhin beeinflußte das Verhältnis zu meinem Vater meine Symptome. Er vergötterte meinen Bruder, aber ich war »bloß« ein Mädchen und schon von daher weniger wert. Ich mußte stets um seine Anerkennung kämpfen, und das gelang mir vor allem im Leistungsbereich. Mit meiner Krankheit jedoch war auch ich plötzlich für ihn wichtig, denn er machte sich große Sorgen um mich. Endlich stand ich mit meinem Bruder auf einer Stufe.
Eine weitere Ursache stellte das Verhältnis zu meiner Mutter dar, die die fehlende Kommunikation zwischen meinem Vater und mir ausgleichen wollte.
Wir waren fast wie Freundinnen, und ich wurde ihre Ratgeberin in Ehe- und Familienproblemen, womit ich jedoch auf Dauer überfordert war.
Unsere Bindung war so eng, daß ich meine Mutter nicht leiden sehen konnte, stets ihre Partei ergriff und meinen Vater vollkommen ablehnte. Ich hatte immer das Gefühl, für sie das Leben führen zu müssen, das sie nie hatte leben können.
Magersucht bedeutete für mich Halt, Sicherheit, Stärke und Erfolg. Sie war ein Zeichen von Disziplin und Willenskraft, Eigenschaften, um die mich viele beneideten. Vor allem in meiner Familie konnte ich mit meinem Verhalten große Macht ausüben: alles drehte sich nur noch um mich, und dadurch hatte ich »Narrenfreiheit«.
Selbst mein sonst so autoritärer Vater interessierte sich plötzlich für mich und wurde weich, denn dies war eine Sache, die rational nicht zu beheben war. Außerdem konnte ich mich durch meine Magersucht jeglicher Verantwortung und dem Erwachsenwerden

entziehen. Ich hatte große Angst, die Aufgaben einer erwachsenen Frau nicht erfüllen zu können.
Darüber hinaus genoß ich es, als ehemaliges »Vorzeigekind« auf eine stumme, aber sehr deutliche Art gegen unsere pseudo-intakte Familie zu revoltieren.
Ich hatte eine Sprache, die viel mehr sagte als Worte. Und die mir auch noch meine innere Leere und meine Selbstzweifel nahm. Durch die Magersucht bekam ich einen Wert von außen, aus mir selbst heraus war ich nichts. Die Krankheit half mir also, Angst und Schuldgefühle zu überwinden, Selbstachtung sowie das Gefühl des Geliebtwerdens zu erlangen. Sie gab mir etwas, was mir sonst unerreichbar zu sein schien.
Außerdem war meine Krankheit stets eine passende Entschuldigung für eventuelle Niederlagen, die ich sonst nicht ertragen hätte. Denn aufgrund meiner körperlichen Verfassung gab es stets eine Ausrede für nicht ganz so tolle Zensuren oder sportliche Leistungen. Wenn ich dann aber trotzdem schulische oder sportliche Erfolge hatte, so waren sie zehnmal mehr wert als ohne Magersucht, da es eine besondere Leistung war, trotz Labilität so gut zu sein wie andere im gesunden Zustand.

Astrid

Ich bin Astrid, 24 Jahre alt und Studentin in München. Mittlerweile lebe ich seit 4 Jahren hier; geboren bin ich in Freiburg. Nach München bin ich durch die Therapie gekommen – ich hatte damals schon seit 4 Jahren Magersucht und kam auch nach einem stationären Psychiatrieaufenthalt in Freiburg nicht aus der Sucht heraus. Meine Eltern sind beide Lehrer, und ich habe noch zwei Geschwister.

Ursachen meiner Magersucht

Zu Beginn der Magersucht waren meine Symptome extremes Hungern und exzessiver Sport, verbunden mit Isolierung von früheren Freunden und viel Lernen. Es war ein absolut asketisches Lebens; gegessen habe ich nichts beziehungsweise nur Diätprodukte, Salat und Obst. Oft habe ich für meine Familie gekocht oder für Freunde und dabei natürlich selber nichts gegessen. Als Symptom empfinde ich auch, daß ich in der Zeit auf allen Ebenen sehr perfektionistisch dachte, sei es in bezug auf Kleidung oder hinsichtlich einer möglichst lockeren Art des Umgangs mit anderen auf Partys oder ähnlichem. Ich hatte das Gefühl, mir damit ein vollkommen erwachsenes Leben quasi »konstruieren« zu können; dieses zielfixierte Denken hin zu einer selbstbewußt-erwachsenen Person war für mich symptomatisch. Ich konnte mich nicht auf einen Weg zum Erwachsenwerden einlassen, der seine eigene Dynamik hat und auch zum Ziel führen kann. Mich beherrschte ein innerer Druck, möglichst bald erwachsen sein zu müssen. Die Strukturierung des Essens erschien mir als erste erwachsene Lebensweise, als ein »das Leben im Griff haben«, wenn ich mein Essen und meine Figur beherrschen kann.

Nach einem ersten stationären Psychiatrieaufenthalt in Freiburg war ich im Grunde nur noch verwirrter und haltloser. Zunächst ging es mir besser, weil ich mein asketisches Leben als krank erkannt hatte und Ansätze dagegen probiert hatte. Bald nach der Entlassung rutschte ich aber wieder in die Sucht ab. Meine Symptome blieben gleich beziehungsweise verstärkten sich. Ich wollte nicht mehr hungern, hatte aber gleichzeitig wahnsinnige Angst zu essen. Ich konnte auch nicht mehr essen, kannte keine Mengenmaße und Eßrhythmen. Zu der Zeit fing ich an, normale Lebensmittel in einer Art Freßanfall durchzukauen und vor dem Schlucken wieder auszuspucken; oder aus Joghurt nur die Fruchtstücke herauszuessen, aus Schokoladenriegeln die Füllung etc. Dazu kam, daß ich meinen Eltern Geld wegnahm, um mir davon Diätlebensmittel zu kaufen, von denen ich mich nach wie vor hauptsächlich ernährte. Sport, Alleinsein und Lernen blieben weiterhin meine Hauptbeschäftigungen.

Wie alles anfing? Harmlos und unauffällig, so daß sich anfangs niemand Gedanken machte. Eine Diätphase überschwemmte unsere Jahrgangsstufe, so daß alle Mädchen, die den Ton unter uns angaben, diverse Diätversuche starteten. Ich war im Grunde gar nicht so aufs Abnehmen versessen, aber ich wollte mitmachen und fand diese Diäten chic und sehr erwachsen. Also zog ich mit, wenn wir in den Pausen beim kleinen Laden um die Ecke einkaufen gingen. Statt Pauseneis wurden Cola light und Obst gekauft, der normale Joghurt durch Lightprodukte ersetzt. Und in den Pausen drehten sich die Gespäche darum, wo die jeweilige Freundin und man selber seine Problemzonen habe, als da wären: Brust, Bauch, Po, Oberschenkel, Orangenhaut und Schwangerschaftsstreifen. Bis zu dem Zeitpunkt hatte ich nie so genau über meine Figur nachgedacht, und mir kam es so vor, als ob mit dieser Betrachtung das Stadium »Frau« erreicht sei. Meinen Körper unter den Kriterien eines Idealmodells zu messen und zu beobachten, fand ich spannend – und sehr angenehm neutral. Wenn ich ihn nämlich bewußt spürte und seine mir fremden Rundungen fühlte, dann hatte ich Angst. Daß ich meine Tage bekommen hatte, war unheimlich, daß meine Brust sich unter dem Pullover abzeichnete, nicht weniger.

Innerlich war ich so zerrissen; einerseits war das alles spannend, andererseits kam es mir immer wieder unheimlich vor. Ich wußte nicht recht, wohin mit dem Tumult in mir. Vor allem, weil ich immer als ruhig und ausgeglichen galt, entsprach mein Innenleben nicht mehr dem Bild, das alle von mir hatten. Astrid hatte keine Probleme, so schien es. Ich hatte aber doch welche! Vor allem hatte ich den heftigen Wunsch nach einem Freund und wußte nicht so recht, wie ich denn einen Jungen kennenlernen sollte. Schließlich fand ich mich immer schon langweilig und schüchtern, mein Spitzname »Astrid ängstlich« kam nicht von ungefähr. Und dann beschäftigte mich, was denn mal beruflich aus mir werden sollte. Wir hatten in der Schule ein Berufspraktikum gehabt, und viele aus meiner Klasse verließen die Schule, um eine Ausbildung zu beginnen. Meine beste Freundin ging ein Jahr nach Amerika, was ich mich nie getraut hätte. Gleichzeitig löste sich die Begeisterung für Pferde, mein damaliges Hobby, plötzlich auf. Die Freundinnen aus dem Reitverein wurden mir damit immer fremder. Ich gehörte nirgendwo mehr richtig dazu. In mir begann eine Konkurrenz mit anderen Mädchen, die scheinbar alles hatten, was mir fehlte: Selbstbewußtsein, einen Freund, Vorstellungen über später, tolle Kleidung oder schicke Hobbys: summa summarum eine Persönlichkeit und einen Platz im Leben in meinen Augen. Allmählich strukturierte ich mein Leben immer mehr durch Essensrhythmen, teilte den Tag in Essenszeiten, Einkaufszeiten und Sportzeiten ein.

So war der Tag ausgefüllt, und ich spürte keine Leere, die mich gerade beim Zusammensein mit anderen überfiel. Mein Tag hatte Prioritäten bekommen, einen Sinn. Freunde, die mir ein Leben vorlebten, das ich eigentlich viel lieber gehabt hätte, hatten keinen Platz darin.
Meine Familie reagierte nicht, als ich mich zunehmend absonderte. Bei uns galt, daß jeder die Freiheit hat, zu tun, was er möchte, solange er nicht die anderen stört. Und Wegbleiben stört nicht so sehr. Darüber hinaus ist jeder in meiner Familie sehr mit sich beschäftigt, so daß es im Grunde kein festes Familienleben gab. Wenn, dann traf man sich beim Essen. Dagegen revoltierte ich; ich sah nicht ein, daß Familie sich auf gemeinsame Mahlzeiten beschränken sollte. Ich hätte mir Familie gewünscht mit Gesprächen, Interesse an mir, eine Mutter, die mir zeigt, wie man Kajalstift benutzt, der ich von meinen ersten Gedanken an Jungen hätte erzählen können, die ein Interesse daran ausstrahlt, wie ich mich zur Frau entwickele. Einen Vater, der sich mit mir unterhält und mir zuhört, anstatt mir seine Thesen über das Leben vorzutragen. Sehr lange war ich stolz auf meine Familie gewesen, weil sie mir so unkonventionell vorkam; jeder konnte seinen Interessen nachgehen, ohne daß man damit den Vorstellungen der Eltern entsprechen mußte. Meine Eltern verboten wenig, dachte ich damals. Als ich dann circa 14 oder 15 Jahre alt wurde, fiel mir auf, daß sie selten für etwas waren, mit mir mitlebten und Interesse zeigten. Außerdem merkte ich, daß sie doch auf ihre unkonventionelle Art sehr konservativ waren: sie waren alternativ-konservativ. Damit meine ich, daß meine Eltern plötzlich Dinge verboten oder lächerlich machten, die mir wichtig wurden: Kleidung und Partys galten nichts in ihren Augen, und die Teilnahme daran wurde mir schwer gemacht. Ihre alternativen Wertvorstellungen waren ähnlich dominant wie bei anderen Eltern eine konservative Haltung. Für meine Eltern schien es selbstverständlich, daß ich keine Probleme bereitete. Erst durch mein rapides Abnehmen wurde deutlich, wie breit der Graben zwischen uns geworden war.
Ich kam stationär für ein halbes Jahr in die Psychiatrie in Freiburg, hatte Bettruhe und erhielt Sondenernährung. Mir war zuerst nicht bewußt, daß ich krank war; es wurde mir erst im Laufe der Therapie dort klar. In meinen Augen hatte meine magersüchtige Le-

bensweise den einen umfassenden Sinn: einen Lebensstil zu haben. Ich fand sie vergleichbar mit der aller anderen, die vor allem für Partys zu leben schienen oder die meiste Zeit im Reitstall verbrachten.

Sinn meiner Magersucht

Rückblickend ist mir klar, daß der eigentliche Sinn viel tiefer lag. Meine Lebensweise brachte mich um die Verlegenheit, mit anderen Jugendlichen umgehen zu müssen – ich konnte dem Gefühl der Unterlegenheit, das mich damals beherrschte, ausweichen. Ich war sehr ehrgeizig und hatte einen Bereich gefunden, in dem ich mir Erfolgserlebnisse verfügbar machte. Ich sehnte mich nach einem Freund, nach Zugehörigkeit und konnte diese Wünsche betäuben, indem ich nur noch an Kalorien dachte. Ich hatte eine Meinung, die ich gegen die allmächtige Meinung meines Vaters stellen konnte – auch wenn sich diese eigene Meinung lediglich auf meine Ernährung bezog. Und manchmal erhielt ich etwas Zuwendung durch die Magersucht. Ich spürte deutlich, daß es gerade meinen Vater traf, daß ich krank wurde. Er war eigentlich sehr stolz auf mich, glaube ich. Ich wollte meinen Vater nicht aus Boshaftigkeit verletzen. Aber nur so konnte ich sehen, daß er Angst um mich hatte, daß ich ihm wichtig war. Sonst zeigte er das nicht. Mir tat es weh, zu sehen, wie wichtig ihm die Schüler waren, wieviel Energie er dort einsetzte und wie vergleichbar wenig für mich übrigblieb. Zu Hause war er schweigsam, müde und abgespannt. Da ich ihn zeitweise auch im Unterricht hatte, war der Unterschied besonders hart. Dazu fand ich es scheußlich, von ihm benotet zu werden wie alle anderen Schüler auch; das hatte etwas Erniedrigendes für mich als Tochter. Ich wollte so gerne wissen, daß er an mich als Person denkt, nicht nur an mich im Kontext von Sportlichkeit oder Deutschnoten, den beiden Bereichen, die ihn besonders an mir interessierten.

Ziemlich schnell nach der stationären Psychiatrie rutschte ich trotz weiterer ambulanter Therapie wieder in die Magersucht und meine alten Muster ab, dazu kamen bulimische Anfälle. In dieser ambulanten Therapie lernte ich vor allem, daß man sich durch exzessives Nachdenken und Analysieren bestens um Änderungen und Verantwortung herumlavieren kann. Das Denken war für mich ein Ersatz für verändernde Handlungen geworden. Davor hatte ich Angst. Ich glaubte wirklich, daß ich meine Magersucht im Kopf lösen könne.

Solange ich in Freiburg lebte, sah ich so recht keine Ursachen für meine Magersucht, außer vielleicht meiner Schüchternheit. Ich kreiste in meiner Kindheit und analysierte meine Eltern, um irgendwelche greifbaren Dinge zu finden, die schuld daran waren, daß ich krank geworden war. Ich dachte, wenn ich dieses rätselhafte »Warum« gedanklich gelöst hätte, würde ich gesund sein. Sehr viel weitergekommen bin ich damit nicht.

Während des »Machens« in der Therapie im TCE bin ich mit mir konfrontiert worden und habe anhand der ganzen Schwierigkeiten in den drei Jahren herausbekommen, was für mich die Flucht in die Magersucht wichtig machte.

Vor allem hatte ich in der Zeit eine grundsätzliche Angst vor »dem Leben«, ich fühlte mich dem nicht gewachsen. Ich hatte das Gefühl, irgendwann fertig und groß sein zu müssen, und wußte nicht, wie ich das anstellen sollte. Die Idee, daß man mit »einfach anfangen und Neues ausprobieren« auch wachsen könnte, kam mir nicht.

Mir fehlten Freunde, in denen ich nicht zugleich auch Konkurrenten gesehen hätte, einfach Menschen, bei denen ich mich angenommen fühlte. Meistens hatte ich nur eine einzelne enge Freundin, mit der ich ein Bündnis gegen andere bildete und mich gegen weitere Beziehungen einmauerte.

Ich hatte wenig Selbstvertrauen: das war für mich das größte Versagen. Anstatt mit mir so umzugehen, wie ich war, auch mit wenig Selbstbewußtsein, bemühte ich mich, möglichst darüber hinwegzutäuschen. Ich war mir oft selber peinlich, wenn ich mich klein fühlte oder aus Unsicherheit unerträglich arrogant war.

Meine Familie hat mir wenig Zuversicht mitgegeben. Bevor ich magersüchtig wurde, hat meine Mutter mit Therapien begonnen, weil es ihr anhaltend nicht gutging. Abwechselnd waren sie oder mein Vater krank. Ich kann mich an keinen Urlaub erinnern, in dem es nicht einem von beiden schlechtging. Mein Vater wirkt nach außen hin gelassen und locker, er gibt sich stark und zuversichtlich. Dahinter steckt sehr viel Ehrgeiz; er macht seinen Beruf mit 150prozentigem persönlichen Einsatz und geht auch alle anderen Dinge, die er tut, ähnlich an. Kochen, schreiben, Sport: alles macht er mit einem perfektionistischen Anspruch. Auf mich strahlt er eine hohe verdeckte Anspannung aus und das Gefühl, daß er ständig gegen irgend etwas ankämpft. Lange wollte ich gerne die starke Partnerin meines Vaters sein und fühlte mich meiner Mutter unendlich überlegen.

Die Funktion meiner Magersucht war, mir Stärke zu geben. Bevor ich krank wurde, hatte meine Mutter psychisch sehr abgebaut, nachdem sie eine schwierige Operation gehabt hatte. Das Bild dieser Zeit hat sich eingeprägt, als meine Mutter völlig apathisch war; ihre gesamte Ausstrahlung, Körper, Stimme, Gefühle wirkten auf mich wie taub, sie reagierte gar nicht auf mich. Lange noch nach der Entlassung hielt diese Grundstimmung bei ihr an. Ich bekam Angst davor, einmal ebenso schwach zu sein, Angst vor dieser Taubheit.

Die Sucht dämpfte meine Ängste, daß ich nie einen Freund finden würde, der mich annehmen könnte. Ich sehnte mich sehr lange immer wieder nach einem Freund, verliebte mich und fühlte mich erbärmlich, weil diese Verliebtheiten nicht erwidert wurden.

Dann näherte sich das Abitur, meine Eltern sagten mir wiederholt, daß sie es gut fänden, ich würde schnell auf eigenen Füßen stehen und ausziehen. Für mich waren das beängstigende Perspektiven; ich wollte alle diese Entscheidungen noch nicht fällen, die nach dem Schulabschluß auf mich zukämen. Die Sucht war auch der Versuch zu sagen, daß ich mich überfordert fühlte von dem Anspruch, nach der Schule schleunigst »groß« zu sein.

Dann war die Sucht der allesumfassende Trumpf gegenüber meinen Komplexen. Ich schützte mich mit meiner Figur gegen andere und wurde bewundert, empfand mich selber als attraktiv. Ich wurde in diesem einen Bereich den Ansprüchen gerecht, die ich an mich stellte. Das gab mir Kraft.

Darüber hinaus stellte die Krankheit viele Ansprüche an mich: ich hatte wenig Zeit, konstruktiv über meine Unzufriedenheit nachzudenken. Entweder war Sport angesagt oder Einkaufen oder Lernen oder Wiegen oder wieder Sport, Lernen, Wiegen. Ich war unruhig und nervös, wenn ich diesen Ansprüchen des Tages nicht genügen konnte, weil jemand vielleicht unvorhergesehen anrief und etwas mit mir unternehmen wollte.

Victoria

Ich heiße Victoria und bin 26 Jahre alt.
Seit meiner Kindheit war ich phasenweise immer wieder eßgestört. Ich hatte Magersucht, Bulimie ohne Erbrechen, war von Alkohol abhängig und habe mich bei großem Selbsthaß sehr zwanghaft verhalten. In meiner schrecklichen Einsamkeit wurde ich depressiv und versuchte, mich umzubringen.
Das alles liegt nun 4 Jahre hinter mir. Damals habe ich angefangen, gegen die Süchte zu kämpfen, und mit meiner Therapie begonnen.

Ursachen meiner Magersucht

Die Magersucht war mein Freund, vielleicht der einzige Freund, den ich zugelassen habe. Schon im Vorschulalter hatte ich begonnen, Essen zu verstecken, weil ich nicht essen wollte. Ich hatte viele Tricks, daß meine Eltern nicht merkten, daß ich nichts aß. Als sie das erste Mal eines meiner Essensverstecke entdeckten, spürte ich bald, daß Essen ein gutes Druckmittel war. Meine Eltern schienen machtlos und ich sehr stark, wenn es um die Essensfrage ging. Während der Schulzeit empfahlen mir mehrere Ärzte, ich solle zu einem Kuraufenthalt an die See, denn ich sei viel zu dünn. Das war meinen Eltern peinlich, und es geschah nichts. Was hätten denn sonst die Leute gedacht, wenn Vicki auf ärztlichen Rat verschickt worden wäre – so was macht keinen guten Eindruck, also blieb ich bei meinen Eltern, und es änderte sich rein gar nichts. Mit 15 Jahren wurde ich von der gemischten Schule genommen und auf ein reines Mädcheninternat geschickt. Damit sollte mein Interesse an Jungs und an meiner eigenen Sexualität »aufgehoben« werden. Nur war mein Interesse längst erwacht. Vor Liebeskummer und sicher auch deshalb, weil ich nun ganz auf mich gestellt war, begann ich, immer weniger bis fast nichts mehr zu essen. Ich versuchte, meinen Körper mädchenhaft zu halten, wie meine Mutter es gerne sah. Dennoch hörte ich bei Treffen mit meinen Eltern immer wieder, ich hätte eine schreckliche Figur, sei viel zu dick und zöge mich total ordinär an. Dabei war ich sicher eines der bravsten Mädchen. Ich trug nur hochgeschlossene Blusen, lange Hosen, mindestens knielange Röcke und versuchte, meinen Körper so ge-

schickt zu umhüllen, daß man weder Busen noch Po wirklich erahnen konnte. Mit 16 Jahren begann ich dann, heimlich Alkohol zu trinken. Ich trank nachts und auch vor den Heimfahrtwochenenden. Ich trank so lange, bis es »klick« machte, bis ich wußte, ich habe die Kraft, meine Familie, meine Sehnsucht und Einsamkeit auszuhalten. Durch den Tag kam ich mit meinem Hungern. Das Wechselspiel von Hungern und Alkohol habe ich fast 2 Jahre betrieben. Dabei war ich furchtbar einsam. Aber niemand hat etwas gemerkt. Ich war schrecklich allein mit meinen Süchten, der Pubertät, dem sich verändernden Körper, den Sehnsüchten nach alldem, was damit verbunden ist. Durch diese vielen Unsicherheiten war ich wie gelähmt. Ich bin in eine unglaubliche Passivität verfallen. Weder Sport noch Konzerte, Spaziergänge oder irgendeine Aktivität konnten mich begeistern. Heute würde ich sagen, daß ich einige Jahre meines Lebens in einem leeren Raum gewohnt habe, einfach nur dagesessen und gewartet habe, daß die Zeit vergeht. Und in dieser Zeit gab es nur eines für mich: Hungern – den Schmerz im Magen aushalten, die Krämpfe unterdrücken und das Magenknurren besiegen. Dann war alles in Ordnung.
Nach der Schule habe ich, ebenso wie mein großer Bruder, begonnen, Betriebswirtschaft zu studieren. Da versank ich in noch größere Einsamkeit, fand kaum Anschluß bei den anderen Studenten. Wenn, dann führten wir nur problemorientierte Gespräche. Manchmal passierte es, daß ich tagelang mit niemandem sprach, mich gar nicht aus meiner Wohnung traute, weil ich Angst vor anderen Menschen hatte. Meine Leistungen waren sehr gut. Ich bekam von den Professoren Aufforderungen, doch bitte ihr Seminar zu besuchen, weil ich nur Arbeit kannte und diese auch weit überdurchschnittlich ablieferte. Ich machte ja nichts anderes mehr als arbeiten und hungern. Die Semesterferien waren das Schlimmste. Fast immer suchte ich mir einen Job, um auch so meine Zeit sinnvoll zu verbringen und zu arbeiten. Die Arbeitskollegen hielt ich aus, denn es war ja jedesmal nur ein begrenzter Zeitraum. Aber wenn ich keinen Job hatte – und es durfte nicht irgendein Job sein, sondern mußte schon immer etwas ganz Besonderes, Beneidenswertes sein –, war ich einsam. Einen Sommer verbrachte ich ausschließlich in meiner Wohnung. Ich wurde immer »seltsamer«. Meist lag ich im Bett und verbot mir zu schlafen oder etwas zu es-

sen oder zu trinken. Wenn ich einen besonders schlimmen Haß auf mich hatte, verbot ich mir, zur Toilette zu gehen, oder befahl mir, den Kopf gegen die Wand zu schlagen, so lange, bis der Schmerz meine Einsamkeit übertönte. Ich habe so einfach nicht weitermachen können und habe versucht, mich mit einer Überdosis Tabletten umzubringen. Nach zwei Einzeltherapien begann ich meine Therapie dann im TCE.

Sinn meiner Magersucht

Die Sucht war gleichzeitig mein bester Freund und mein ärgster Feind. Ich hatte mich so ohne jede Unterstützung von meiner Familie oder der Umwelt gefühlt. Alle wollten etwas von mir, aber niemand hat mir gesagt, wie ich all diese Ansprüche erfüllen soll. Anforderungen, die direkt und indirekt ausgesprochen wurden – Verhaltensweisen, die ich übernehmen sollte, die aber nicht meinem Empfinden entsprachen. Am Anfang hatte ich noch eine eigene Wahrnehmung. Aber mit der Zeit wurde immer wichtiger, was alle anderen von mir erwarteten, denn nur wer das erfüllt, der wird gemocht, geliebt. Also habe ich versucht, so zu sein, wie die anderen mich haben wollten. Dabei habe ich mich selber übergangen und mich mit meinen Bedürfnissen völlig in den Hintergrund gestellt, verleugnet. Es ist schwer auszuhalten, sich rund um die Uhr auf die Bedürfnisse anderer einzustellen und dabei die eigenen zu unterdrücken. Dazu braucht man viel Kraft. Kraft dafür habe ich aus meinem Hungern gezogen. Damit konnte ich diesen Selbsthaß gegen mich und diesen Schmerz um mich selber einfach abtöten. Dieser Hungerschmerz ist größer als alles andere. Wenn man den besiegt, kann einem auch kein anderer Schmerz mehr etwas anhaben, dann ist man einfach unbesiegbar. Das habe ich jedenfalls immer geglaubt. Im Grunde habe ich mich betäubt und bin vor der Realität und der Konfrontation mit anderen Menschen geflohen. Aber auf solche Gedanken bin ich zu diesem Zeitpunkt nie gekommen.
Auch hat mich die Sucht zu etwas ganz Besonderem gemacht. Von mir selber habe ich immer nur geglaubt, ich sei der letzte Dreck. Aber mit der Sucht hob ich mich aus der gewöhnlichen Masse heraus, machte mich selber zu etwas Außergewöhnlichem. Manchmal

habe ich richtig mit Verachtung auf die geschaut, die essen wollten. Ich fand sie kindisch und unbeherrscht. Im Gegensatz zu ihnen fand ich mich erhaben und stolz. Ich blickte arrogant und selbstherrlich auf die armen Geschöpfe, die feste Mahlzeiten brauchten. Und tief in mir drinnen hätte ich wohl alles gegeben, um ein »normales« Leben wie sie zu haben.
Die Ursachen meiner Magersucht liegen mit Sicherheit zum größten Teil in meiner Familie. Ich bin in einer Wohlstandsfamilie großgeworden. Finanziell hatten wir nie Sorgen, wir lebten eher im Überfluß, den meine Eltern, vor allen Dingen mein Vater, auch demonstrierten. Meine Eltern leben völlig nach gesellschaftlichen Normen (»Man macht dies so, weil sich das so gehört!«). Individualität und Spontaneität waren wie eine Bedrohung für diese von außen vorgezeichnete Welt. Die Eintrittskarte in diese Welt war der berufliche Erfolg meines Vaters und seine damit verbundene soziale Stellung in der Kleinstadt, in der wir lebten. Meine Mutter war für die Kindererziehung da. Heute glaube ich, es muß sie irrsinnig gelangweilt haben, mit meinem Bruder und mir die Tage zu verbringen. Sie ist eine sehr intelligente Frau, die ihre Hoffnungen auf Bildung und berufliche Anerkennung voll und ganz an uns weitergegeben hat. Das Abitur meines Bruders schien mehr das ihre zu sein. Sie weiß heute, nach fast 12 Jahren, noch genau seine Noten und welche Fächer er belegt hatte. Sie lebte ihre Unterforderung mit unseren Leistungen voll aus. Ich versuchte dagegen zu rebellieren, indem ich in der Schule schlechter wurde. Es machte mir Spaß, sie damit zu schocken, daß ich im sprachlichen Fächerzweig blaue Briefe bekam. Mir war es egal, da ich wußte, mit etwas Aufwand hatte ich die Noten schon wieder im Griff. Manchmal habe ich mir sogar gewünscht, durch das Abitur zu fallen, einfach nur, damit mir etwas gehört und meine Mutter mir das nicht auch noch wegnimmt.
Für meinen Vater mußte ich immer äußerlich vorzeigbar sein. Das bedeutete eine tadellose, beneidenswerte Figur, Kleidung, die teuer aussieht, aber ja nicht fraulich wirkt. Manchmal kam ich mir wie eine Trophäe vor, die bei gewissen gesellschaftlichen Anlässen vorgeführt wurde, stumm bei Essen dabeisitzen durfte und manchmal ins Konzert mitgenommen wurde.

Bei alldem ging es nie wirklich um mich. So wie meine Eltern sich von außen fremdsteuern lassen, so haben sie mich in das gleiche Fahrwasser gebracht. Ich hatte immer das Gefühl, austauschbar und als Mensch völlig unwichtig zu sein.
Weiblichkeit war bei mir zu Hause ein tabuisiertes Thema. Meine Mutter beschimpfte mich ab der Pubertät mit schlimmen Worten, denn sie unterstellte mir, daß ich mit jedem Mann ins Bett ginge. Dabei wußte ich gar nicht, wovon sie sprach. Ich war so unglaublich naiv und wäre nie auf den Gedanken gekommen, daß ein Mann mich anfassen könnte. Aufgeklärt war ich sowieso nicht. Als ich meine Periode bekam, sagte meine Mutter, ich müsse mich jetzt gut waschen. Das war alles zum Thema Aufklärung.
Ich hatte einen unglaublichen Ekel vor mir und meinem Körper. Heute verstehe ich besser, warum.
Meine Großeltern lebten mit uns im selben Haus. Es gehörte sich einfach, die Großeltern bei sich wohnen zu haben, wie mein Vater immer sagte. Mein Großvater war ein widerlicher Mann, der meine Großmutter sehr offenkundig betrog, anschrie und schlecht behandelte. Wir bekamen diese Demütigungen alle mit. Außerdem kommandierte er meine Mutter und machte sich immer und immer wieder über meinen Vater lustig. Ich hatte Angst vor ihm. Nach langer Therapiezeit habe ich begonnen, mich wieder an ihn zu erinnern. Seine Art zu gehen, seine Art sich zu räuspern, seine Art zu schreien, seine Art, ein Glas zu halten. Manchmal erinnere ich mich auch an seinen ekelhaften Geruch und an seine kleinen speckigen Finger. Er war ein Schwein. Ich habe mich vor ihm versteckt, aber er hat mich doch zu fassen bekommen. Die Angst war schrecklich, von ihm berührt zu werden und zu wissen, ich kann mich nicht schützen. Manchmal fühle ich heute noch den Stoff seiner Hose und sehe meinen Blick, der auf seine Schuhe gerichtet ist, damit ich ihn nicht anschauen muß. Er hat das schlimmste Gefühl in mir verursacht: Ekel vor mir selbst – und vor Männern und das Bewußtsein, daß ich völlig schutzlos, ein Opfer bin.
Niemand wußte um meinen Mißbrauch, meine Nöte, meine unbeschreiblichen Ängste. Auch dabei war meine Magersucht mein einziger Freund und meine Möglichkeit, mit meinem Kummer fertig zu werden.

Freunde hatte ich keine. Ich wußte nicht, wie man Freundschaften aufbaut und pflegt. Ich versuchte immer nur, allen anderen alles recht zu machen. Für jeden neuen Gesprächspartner hatte ich ein »neues« Gesicht. Ich konnte mich auf jeden perfekt einstellen, war aber nie ich selbst. Bei all den Gesichtern ging ich völlig unter. Da ich mich immer neu einstellte, jedem mehr oder minder nach dem Mund redete und keine Konflikte aufkommen ließ, hatte ich auch keine Beziehung zu anderen. Ich war mit meiner netten Fassade und meinem höflichen Lächeln, meinen guten Umgangsformen, meiner Selbstverachtung und dem Bewußtsein, mich verloren zu haben, total allein und ohne eine wirkliche Beziehung zu anderen Menschen. Weder mit Freude noch mit Schmerz, mir war niemand und nichts nah. Ich hatte zwischen mich und die Welt meine Magersucht als Schutzpuffer gestellt. Ich ließ nichts durch.

Marlene

Mein Name ist Marlene. Nach 2½ Jahren Therapie habe ich mit 23 Jahren die ambulante Phase des Therapie-Modells für Eßstörungen am TCE in München abgeschlossen und nehme seitdem an der Selbsthilfegruppe teil.
Aufgewachsen bin ich in Köln als einziges Kind meiner Eltern. Nach dem Abitur zog ich nach München, um Touristik zu studieren. Ein Jahr später meldete ich mich für die Tagklinik an. Diagnose: Bulimie.

Ursachen meiner Bulimie

Mit 16 Jahren begann meine Eßstörung. Ich hatte Heißhungerattacken und stärkere Gewichtsschwankungen. Die ersten Anzeichen gehen jedoch auf das 13. Lebensjahr zurück: Ständig fühlte ich mich zu dick und wollte abnehmen. Ich fand meine Figur schrecklich und war aufgrund dessen sehr unsicher, obwohl ich ganz normal schlank war. Verschiedene Menschen, darunter meine Mutter und eine Freundin, mahnten mich wiederholt, ich sei zu dick und könnte 2 Kilo weniger vertragen. Diäten begleiteten meinen Alltag. Mal nahm ich 12 Kilo zu, dann hungerte ich sie wieder

herunter. Mit 19 Jahren fing ich an zu erbrechen. Ich hatte die Idee eines Abends, nach einem winzigen Streit mit einem Freund. Nicht imstande, dies auszuhalten, konnte ich einer Tüte Pralinen nicht widerstehen und futterte sie ganz schnell in mich hinein. Anschließend begab ich mich zur Toilette, um mich zu übergeben. Denn ich wollte keinesfalls zunehmen. Angeregt wurde ich zu diesem Verhalten durch eine Cousine, bei der ich merkte, daß sie nach großen Essen häufig länger auf der Toilette verschwand. Sie verhielt sich jedoch nur kurze Zeit bulimisch und hörte damit wieder auf.
Es dauerte nicht lange, da ekelte ich mich vor mir. Ich wollte mit dem Erbrechen aufhören, versprach mir bei jeder neuen Heißhungerattacke, daß es jetzt das letzte Mal sei. Ungefähr alle 10 Tage waren die Impulse zu fressen so stark, daß ich bis zu 3 Tage lang völlig unkontrolliert alles Essen in mich hineinstopfte und ein- bis dreimal am Tag erbrach. Nach 3 Tagen hatte ich keinen Brechreiz mehr und mußte den vollgefressenen Bauch und die Schmerzen aushalten. Die Angst, zuzunehmen und wieder dick zu werden, war so gigantisch, daß ich mich dann wieder zusammenreißen konnte. Ich führte einen permanenten scheußlichen Kampf mit mir. Nach einem Freßanfall fühlte ich mich als Versager und machte mich selbst fertig. Als Konsequenz wurde ich immer strenger im Diäthalten. Ich durfte nicht mehr als 1000 Kalorien am Tag zu mir nehmen. Am liebsten wollte ich natürlich noch darunter bleiben und als Belohnung gönnte ich mir hin und wieder 1700-Kalorien-Tage. Ich ernährte mich von Diätprodukten, Lightgetränken, Gemüse und Obst. Ich nahm 20 Kilo ab und war schon viel zu dünn. Aber aufgrund der riesigen Angst, wieder zuzunehmen, versuchte ich, stets weiter an Gewicht zu verlieren. Ich dachte mir, wenn ich immer ein bißchen unter meinem angestrebten Gewicht bleiben würde, könnte mir gar nichts passieren. Diese Rechnung ging nicht auf. Ein knappes Jahr darauf erreichte ich einen Punkt, an dem ich die Heißhungerattacken, das Erbrechen und die Panik vor einer Gewichtszunahme nicht mehr aushalten konnte, weil es das einzige war, was für mich zählte. Im Alter von 20 Jahren entschloß ich mich, motiviert durch meinen Freund, zu einer Therapie am TCE.

Einen Auslöser für meine Krankheit stellte der Tod meiner Mutter dar. Ich hatte nicht gewußt, daß sie todkrank war. Unglücklicherweise waren die Monate, bevor sie starb, von heftigen Auseinandersetzungen zwischen uns beiden geprägt. Meine Mutter war, bedingt durch ihre Krankheit, natürlich körperlich und seelisch sehr angegriffen, was ich im Alltag nicht ahnte. Darüber hinaus zeigte sie nie, wenn es ihr schlechtging, weil sie nicht jammern wollte. Vom heutigen Standpunkt aus betrachtet, war die damalige Situation sehr angespannt und gereizt. Hingegen war ich als 16jährige mit Freund, Freunden und mit mir beschäftigt. Meine Eltern waren »einfach« selbstverständlich für mich, und natürlich wollte ich ganz anders sein als sie. Bei den Streitereien ging es um übliche Dinge wie das Verrichten von Haushaltsarbeiten. Ich versuchte beharrlich, mich ihren Anweisungen zu widersetzen, und wollte schließlich auch ernst genommen werden. Aus heutiger Perspektive betrachtet, war ich damals sicherlich verwöhnt, was ich zu dieser Zeit überhaupt nicht fand. Ich kannte es nicht anders und hielt meinen Standpunkt für gerechtfertigt. Aufgrund dieser Streitphase machte ich mir nach dem Tod meiner Mutter die größten Vorwürfe. Im nachhinein konnte ich mir schließlich den Grund für die vielen gemeinsamen Familienunternehmungen mit Teilnahmepflicht und die häufigen gestellten Fotos, auf denen immer gelächelt werden mußte, erklären. Mir ging es in dieser Zeit schlecht, weil ich dachte, daß ich an der überreizten Stimmung schuld sei.
Nachdem meine Mutter gestorben war, zog ich mich zu Hause in mein Zimmer zurück und verbrachte futternd und fernsehend die Nachmittage. Ich konnte nicht um sie trauern, spürte neben meinen Schuldgefühlen und meiner Unzulänglichkeit nichts außer Leere. Das machte mir noch mehr Schuldgefühle. Mein Vater und ich redeten nie über den Tod meiner Mutter. Er schwieg, weil ihm vermutlich die richtigen Worte fehlten. Ich wollte vor meinen Mitmenschen verstecken, daß ich nicht trauerte. Ich war überzeugt, daß sie mich deswegen böse und schlecht gefunden hätten. Es sollte mich möglichst niemand ansprechen, denn dann mußte ich Trauer heucheln und fühlte mich durch das Lügen nur noch schlechter. Alles sollte so weitergehen wie bisher. Aber somit war mir die Möglichkeit, je mit einem Menschen darüber zu sprechen, ebenso verbaut. Die einzige Veränderung äußerte sich in einer

starken Gewichtszunahme. In den nächsten fünf Jahren geriet ich schließlich immer tiefer in die Krankheit, in den Selbsthaß und die Lebensunfähigkeit hinein.

Eine weitere Ursache war die dominante Erziehung meines Vaters. Als Kind und Jugendliche konnte ich mich nie gegen ihn durchsetzen und fühlte mich oft ungerecht behandelt und willkürlich bestraft. Nie traute ich mich, mich seinen Verboten zu widersetzen. Ich war ein sehr lebhaftes und vorwitziges Kind. Sicherlich habe ich oft den Bogen überspannt. Mein Vater setzte dem häufig recht radikal ein Ende. Ich dachte daher, daß ich schlecht und böse sei, so wie ich war. Daher versuchte ich, mich mehr und mehr anzupassen und Fehler zu vermeiden. Für Fehler wurde ich ausgeschimpft. Ich hatte das Gefühl, dumm zu sein. Aufgrund dessen machte ich mich wegen jedes Fehlers selbst fertig. Ich haßte mich, wenn ich einen Fehler gemacht hatte, und fühlte mich wertlos und verachtenswert.

Im Kindergarten und in der Schule gewann ich nur schwer Freunde. Oft hatte ich das Gefühl, daß mich die Kinder blöd fanden und mich ablehnten. Andererseits besaß ich jedoch immer ein paar Freunde oder zumindest einen besten Freund oder eine beste Freundin. Aber in einer Gruppe von Kindern oder Jugendlichen hatte ich Probleme. Ich kam mit den Regeln, die unter Gleichaltrigen gelten, nicht zurecht. Es bereitete mir anfangs große Schwierigkeiten, mich »richtig« zu verhalten, denn ich verstand nicht, was ich falsch machte. Obwohl ich es schaffte, mich den anderen anzupassen, blieb das Gefühl, von anderen Menschen nicht gemocht zu werden.

All diese Entwicklungen trugen zu einer immer größeren Selbstunsicherheit bei. Je älter ich wurde, desto mehr nahm dieses Gefühl zu, auch das der Wertlosigkeit, desto schlimmer wurden auch die Angst und mein Mangel an Durchsetzungsvermögen. Daraus resultierte eine wachsende Passivität in meinem Verhalten. Vor Neuem hatte ich schreckliche Angst. Ich probierte nichts aus; fragte wegen jedem Kinkerlitzchen meinen Vater um Rat, nur um nichts falsch zu machen. Ich erkannte nicht, daß Fehler da sind, um aus ihnen zu lernen. Neben meiner Ausbildung war für nichts mehr Platz, weil ich zu große Angst hatte, die Prüfungen nicht zu schaffen.

Sinn meiner Bulimie

In der Bulimie konnte ich mittels Freßanfällen meine Einsamkeit und die Traurigkeit darüber wegessen. Solange sich meine Gedanken ums Essen drehten, blieb keine Zeit für all meine Sorgen, Ängste und Selbstzweifel. Essen stellte für mich außerdem einen Trost für eigenes Versagen, für meine Wertlosigkeit und Unzulänglichkeit dar. Zusätzlich boten mir später das Hungern und die Kontrolle über die Nahrung, die ich zu mir nahm, einen Halt. Der Erfolg, zumindest nicht zugenommen oder sogar abgenommen zu haben, gab mir ein Pseudo-Selbstvertrauen. Ich dachte mir, daß die »gute Figur« das »einzig wirklich Wertvolle« sei. Das Zählen von Kalorien ratterte immer wieder und wieder durch meine Gedanken. Zigmal rechnete ich durch, was ich schon an Kalorien verbraucht hatte und wieviel ich noch zu mir nehmen durfte, um ja nicht zuzunehmen. Auf diese Weise hatte ich keine Zeit mehr, über Alltagsprobleme nachzudenken, Gefühle wahrzunehmen und auszuhalten. Wenn ich Angst hatte, meinen Alltag nicht bewältigen zu können, oder wenn etwas schiefgelaufen war, tötete ich mit Fressen und Erbrechen meine Gefühle ab. Diese beiden Dinge beschäftigten mich dann so, daß alles andere an Bedeutung verlor. Gleichzeitig bestrafte ich mich damit für eben diesen Kontrollverlust beim Essen und für meine Unfähigkeit. Des weiteren benutzte ich Freßanfälle als Entspannung. Hatte ich beispielsweise eine Prüfung zu bestehen, setzte ich mich in der Vorbereitungszeit extrem unter Druck. Nach der Prüfung konnte ich dann gar nichts mit mir anfangen. Es war mir nicht möglich, mich zu entspannen, indem ich zum Beispiel mit Freunden etwas unternahm. Die einzige Möglichkeit stellte eine Heißhungerattacke dar. Auch das häufige Fernsehen und die sich dahinter verbergende Passivität waren Symptome meiner Krankheit. Erst als der Leidensdruck für mich unerträglich wurde, begann ich mit der Therapie.

Celina

Ich heiße Celina, bin 26 Jahre alt und habe einen 4 Jahre älteren Bruder. Ich bin in Hamburg bei meinen Eltern aufgewachsen, habe dort das Gymnasium besucht und 89 mein Abitur gemacht. Seit Oktober 90 wohne und studiere ich in München und habe im Juli 94 mein Studium der Wirtschaftslehre abgeschlossen.

Ursachen meiner Eßstörung

Ich habe vor dreizehn Jahren, zusammen mit meiner Mutter, meine erste Diät gemacht. Es war im Sommerurlaub mit meinen Eltern und meinem Bruder. Danach habe ich mein Eßverhalten völlig verändert. Alle Lebensmittel teilte ich in erlaubte und verbotene (natürlich entsprechend der Kalorienzahl) ein. Ich erlaubte mir nur noch extrem kalorienarme Lebensmittel und aß sehr unregelmäßig. Entweder habe ich den ganzen Tag fast nichts gegessen, oder ich mußte ständig etwas zwischendurch essen. Im Laufe der Zeit entwickelte ich immer mehr Techniken. Ich aß sehr langsam, häufig mit Stäbchen oder Eierlöffelchen, zerpflückte mein Brot, verdünnte alles mit Wasser, füllte meinen Magen mit Salat, Gurken und Äpfeln und nahm Unmengen von Abführmitteln. Ich täuschte meine Eltern, legte Essensreste auf den Teller und sagte, ich hätte schon gegessen, ging zu den bei uns üblichen Essenszeiten am Wochenende reiten. Während der Schulzeit erzählte ich, daß ich Nachmittagsunterricht hätte, um dem Mittagessen aus dem Weg zu gehen. Ich aß immer weniger. Nach anfänglichen Glücksgefühlen wurde ich depressiv und isolierte mich. Als ich 16 Jahre alt war, verlor ich die Kontrolle über mein Eßverhalten. Ich stopfte alles in mich hinein, dann wurde mir schlecht, und ich erbrach. Das Erbrechen nach dem Essen erschien mir anfangs als eine gute Lösung. Bald aber wurde es zu einer entsetzlichen Sucht. Als ich noch zu Hause wohnte, verzehrte ich hastig sämtliche Lebensmittel aus dem Kühlschrank, aß Unmengen von Brot, Müsli, Nudeln, Käse, vor allem Lebensmitttel, die ich mir jahrelang verboten hatte. Danach trank ich literweise Mineralwasser, um alles wieder loszuwerden. Wenn ich mir schon zuviel genommen hatte, aß ich manchmal nur Mehl mit Milch, um keinen Ärger mit meiner Mutter zu provozieren. Später, als ich ausgezogen war, machte ich aus einem Freßanfall eine Zeremonie.
Noch vor vier Jahren war ich davon überzeugt, aus einer absolut idealen, perfekten Familie, also einer richtigen »Bilderbuchfami-

lie«, zu stammen. Meine Eltern boten uns alles – so glaubte ich –, was sich ein Kind nur wünschen konnte. Wir hatten ein schönes Haus mit Garten, Pferde, einen Hund, ein Klavier und machten viele Reisen. Auch die Ehe meiner Eltern beurteilte ich als die absolute »Superehe«. Darüber hinaus hatte ich noch einen »ganz tollen« älteren Bruder. Die Tatsache, daß ich krank wurde, paßte nicht in das äußerlich perfekte Bild meiner Familie.

Meine Eltern lebten nach einer klaren Rollenverteilung. Mein Vater war der fleißige, stets für mindestens zwei Personen arbeitende, harte Geschäftsmann, der, wie er sagte, sich nur für unser Wohlergehen so abarbeitete. Meine Mutter war sehr abhängig von ihm und hatte nichts Eigenes. Sie half ihm beim Aufbau der Firma und war für unsere Erziehung zuständig. Meine Mutter war oft unglücklich und deprimiert. Meinen Vater erlebte ich anders als meine Mutter. Er war lebenslustiger, sehr charmant und nahm nicht alles so ernst. Wenn er aber spät abends völlig überarbeitet nach Hause kam, herrschte große Anspannung, und niemand durfte ihn auch noch mit Alltagsproblemen belasten. Ich hatte oft das Gefühl, nichts sagen zu dürfen, und wenn ich es wagte zu widersprechen, war mein Vater so hart und dominant, daß ich es nicht wieder versuchte. Ich stand immer unter dem großen Einfluß meines Vaters. Ich habe immer seine Bestätigung und Anerkennung gesucht. Erklärte mein Vater etwas für falsch, war es auch für mich nicht mehr richtig. Da mein Vater mir damals nur Anerkennung schenkte, wenn ich überdurchschnittliche Leistungen vollbrachte, gab ich mich nie mit durchschnittlichen, normalen Leistungen zufrieden. Bei meinem Bruder lief alles anders, als es sich meine Eltern gewünscht hatten. Er war rebellisch, führte nichts zu Ende und verließ frühzeitig die Schule. Meine Mutter, die sehr an meinen Bruder gebunden war und sich stets eine harmonische Atmosphäre wünschte, machte dies sehr oft traurig und unglücklich. Ich hatte das Gefühl, daß meine Mutter meinen Bruder mehr liebte als mich – und mein Vater, der auf meiner Seite stand, war nur selten zu Hause. Meine Eltern lebten relativ abgekapselt und hatten wenig Kontakt zur Außenwelt. Für meinen Vater waren nur Geschäftsbeziehungen wirklich wichtig. In diese steckte er sein ganzes Engagement und forderte auch meine Mutter auf, Kontakte zu Frauen von Geschäftspartnern zu halten.

Nachdem mein Bruder ausgezogen war (ich war damals 16 Jahre alt), wurde die Beziehung zwischen meiner Mutter und mir anders. Sie sorgte sich sehr um mich, sagte mir, wie ich mich verhalten sollte, und ich dachte, daß sie die einzige sei, die mich versteht. Es war immer furchtbar, wenn ich etwas falsch gemacht hatte und meine Mutter ihr beleidigtes, eiskaltes Gesicht zeigte. Es gab bei uns wenig Nähe und echte Herzlichkeit. Meine Eltern tauschten auch untereinander keine Zärtlichkeiten aus. Die Kommunikation hat sich hauptsächlich auf die Probleme und Erfolge meines Vaters in der Firma beschränkt. Wenn ich mich heute frage, ob ich jemals mit meinem Vater ein richtig gutes Gespräch geführt habe, was nicht meinen Werdegang, die Firma oder die Überwindung meiner Eßstörung anbetraf, so lautet die traurige Antwort, daß mein Vater erst nach vielen Jahren, vor allem durch die Gespräche mit Frau Gerlinghoff, offen für wirklich wichtige Gespräche geworden ist.
Meine Beziehung zu meinem Bruder war vor der Therapie völlig anders als heute. Er war für mich ein großes Idol. Für ihn mußte ein Mensch schön, intelligent (Intelligenz = Geschwätzigkeit) und hyperaktiv sein, sonst war dieser Mensch nichts wert. Er hat mir immer eingeredet, daß er intelligent, begabt, witzig und schön sei. Ich hingegen war die Dumme, die nur aufgrund ihrer Streberei so gute Leistungen brachte. Außerdem war für ihn meine Schweigsamkeit ein eindeutiges Zeichen für Einfältigkeit, und mit meinem dicken, runden Gesicht entsprach ich absolut nicht seinen Vorstellungen von Ästhetik und Schönheit. Da seine Maßstäbe auch die meinen wurden, fühlte ich mich als ein »Nichts«. Die Zeit, die ich mit meinem Bruder verbrachte, war meistens schrecklich. Er verspürte eine Art Lust darin, mich oder andere, die schwächer waren, das Fürchten zu lehren. Wenn er Erfolg hatte, lachte er hinterhältig in sich hinein. Etwa seit meinem dritten Lebensjahr begann mein Bruder, mich grenzüberschreitend zu berühren. Ich schämte mich sehr für diese Vorfälle und fühlte mich schmutzig und wertlos. Später habe ich mich dann lange Zeit vor dem männlichen Geschlecht geekelt. Ich wollte es nicht sehen und erst recht nicht damit in Berührung kommen. Ich hätte aber niemals meinem Vater davon erzählen können. Ich hätte niemandem davon berichten können, weil ich mich auch selber für schuldig hielt, da ich mit-

machte und anfangs auch gute Gefühle dabei hatte. Nur durch die Magersucht konnte ich mich positiv wahrnehmen und akzeptieren. Die Magersucht half mir, an der Seite meines Bruders zu überleben. Da mein Bruder durch seine sehr schwierige Art die ganze Aufmerksamkeit und Energie meiner Eltern beanspruchte, wollte ich durch das andere Extrem die Liebe meiner Eltern gewinnen. Ich war sehr lieb, angepaßt, pflichtbewußt, leistungsorientiert und habe versucht, die Liebe und Aufmerksamkeit meiner Eltern durch schulische und sportliche Leistungen zu gewinnen. Ich hatte einen sehr schmalen, vorgegebenen Weg und nichts »Eigenes«. Meine Eltern haben mir alle Entscheidungen abgenommen. Nach dem Abitur war klar, daß ich Betriebswirtschaftslehre studiere, da mein Vater sich einen Nachfolger für die Firma wünschte und mein Bruder nicht in Frage kam. Ich habe mich nie ehrlich nach meinen Neigungen und Wünschen gefragt, sondern habe automatisch das für richtig gehalten, was mit den Vorstellungen meines Vaters konform ging. Ich konnte nicht anders, weil ich gar nicht wußte, was meine Wünsche waren, und schon gar nicht, wer ich eigentlich bin. Außerdem hatte ich Angst vor Fehlentscheidungen oder davor, die Gunst meines Vaters zu verlieren, denn ich fühlte mich existentiell sehr abhängig von ihm. Als ich mir damals Gedanken über meine Zukunft machte, war mir aber eines klar: ich wollte nicht wie meine Mutter sein, die wie ein Schatten an der Seite meines Vaters lebt. In meinen Träumen wollte ich eine eigenständige, erwachsene junge Frau werden, aber in der Realität blieb ich immer das schutzbedürftige, abhängige, kleine Mädchen.
Ich war 21 Jahre alt und extrem eßgestört, als ich Lukas kennenlernte. Ich frage mich heute, wie unsere Beziehung über so viele Jahre hinweg dieses ständige Wechselbad zwischen Liebe und fast Haß, Glück und Leid überstehen konnte.
Nach meinen Horrorerfahrungen mit Männern, welche mit meinem Bruder, als ich ein kleines Mädchen war, anfingen und mit den Verletzungen durch meinem ersten Freund, André, endeten, hatte ich die Liebe als große Bedrohung erlebt. Ich war der festen Überzeugung, daß es in der Natur eines Mannes liegt, verletzend und erniedrigend zu sein. Dennoch blieb die starke Sehnsucht nach einem Mann, der mir »grenzenlose« Liebe schenkt.

Lukas war der Mann, den ich mir immer gewünscht hatte. Er besaß die Eigenschaften (sensibel, einfühlsam, intelligent, beschützend, attraktiv), nach welchen ich mich damals so sehr sehnte. Wie ein Kind habe ich bei ihm nach Liebe und Fürsorge geschrien. Meine Forderungen waren extrem besitzergreifend. Ich verlangte von ihm: »Kümmere dich um mich! Verletze mich nicht! Verlasse mich nicht! Beweise mir, daß du alles für mich aufgeben würdest!« Ich habe nach immer mehr verlangt und bin doch nie »satt« geworden. Ohne es selber zu merken, gab es dann auch Momente, in denen ich die Nähe von Lukas nicht ertragen konnte und kalt wie ein Eisblock zu ihm war. Lukas auf der anderen Seite hatte das Gefühl, unersetzlich für mich zu sein. Er spürte, daß ich ihn brauchte, und er hatte sicherlich auch ein gutes Gefühl, wenn er mich beschützen konnte.

Meine Eßstörung, meine krankhafte Eifersucht und mein hysterisches Verhalten haben unsere Beziehung fast kaputtgemacht. Wenn wir zum Beispiel in ein Restaurant gingen und ich nichts Kalorienarmes gefunden habe, war der Abend gelaufen. Noch schlimmer waren die Situationen, in denen ich nach dem Essen nur noch eines im Sinn hatte, nämlich möglichst schnell die Toilette aufzusuchen. Ich ließ Lukas manchmal bis zu 20 Minuten alleine am Tisch sitzen, während ich versuchte, das Essen loszuwerden und mich wieder frisch zu machen. Lukas war oft sehr sauer. Die Spannung war entsetzlich, aber das habe ich in Kauf genommen. Am Schluß habe ich dafür gesorgt, daß wir nur noch in Restaurants gingen, in denen ich die Speisekarte und sanitären Gegebenheiten kannte. Lange Zeit erzählte ich ihm nichts von der Eßstörung, und durch das ständige Vertuschen und Lügen verachtete ich mich selbst.

Aus Angst, ihn zu verlieren, wollte ich ihn kontrollieren. Oft hatte ich das Gefühl, vor Eifersucht und Angst durchzudrehen. Das ging soweit, daß wir uns gegenseitig verboten, mit anderen Freunden auszugehen. Ich war sehr mächtig in dieser Hinsicht. Wenn wir gemeinsam auf Partys gingen, endete der Abend immer in einem wahnsinnigen Streit. Ich konnte es nicht ertragen, wenn er sich mit einer anderen Frau unterhielt. Jede nette, interessante Frau war für mich eine gefährliche Rivalin. Wenn ich mich stark bedroht fühlte, bin ich hysterisch und unberechenbar geworden.

Wie eine Verrückte habe ich seine Autotür zerkratzt, seine Sachen aus dem dritten Stock auf die Straße geworfen, Gegenstände nach ihm geworfen. Ich hatte keine Kontrolle mehr über das, was ich tat.
In meiner Beziehung mit Lukas habe ich lange Zeit auch während der Therapie nichts verändert. Es ging uns nur gut, wenn wir uns ganz alleine hatten. Wir verbrachten eine wunderschöne Zeit, solange ich mich nicht von einer »Rivalin« bedroht fühlte und mein Eßverhalten unter Kontrolle hatte.
Ohne es zu merken, formte ich unsere Beziehung nach dem Muster meiner Eltern. Wir lebten abgekapselt von unseren Freunden, wir hatten nur uns. Unsere Beziehung führte in eine Sackgasse. Wir merkten, daß wir uns ändern mußten, denn obwohl wir uns liebten, waren wir unzufrieden und unglücklich.
Neben dieser schwierigen Zeit gab es auch eine sehr schöne Entwicklung. Vor unserer Beziehung war für mich alles, was mit Sexualität zu tun hatte, eine schmutzige, eklige Angelegenheit. Ich konnte nicht einmal das männliche Geschlecht ansehen, ohne Schuldgefühle zu bekommem.
Nach einer langen Entwicklung im Rahmen meiner Therapie und durch die Feinfühligkeit und Natürlichkeit von Lukas begann ich, wieder schöne Gefühle zu empfinden. Am schönsten waren die Momente, in denen es keine Gedanken, nur Gefühle gab. Die Gedanken, die mich früher gequält und blockiert haben, sind zwar nicht vollkommen ausgelöscht, aber sie sind nur noch selten da, und ich kann mit ihnen besser umgehen.

Sinn meiner Eßstörung

Als ich damals anfing abzunehmen, habe ich mich zum erstenmal gut mit mir gefühlt. Ich hatte das Gefühl, etwas zu können, was kein anderer mir nachmachen konnte. Meine extreme Selbstdisziplin, mein Hungergefühl, meine schulischen und sportlichen Leistungen waren etwas Besonderes an mir, das war mein Eigenes, das war »ich«. Durch das Hungern und den extremen Sport, den ich trieb, konnte ich mich endlich spüren. Wenn ich morgens aufstand und auf die Waage stieg, kam der große Moment, der über einen guten oder schlechten Tag entschied. Zeigte sie ein geringeres Gewicht als am Vortag, hatte ich Glücksgefühle, war voller Energie und Freude. Ich fühlte mich mit mir gut und brauchte niemanden. Außerdem gab mir der Erfolg immense Energie, um meinen harten Tagesplan durchzuhalten. Endlich hatte ich etwas gefunden, wodurch ich mich meinem Bruder und allen anderen Menschen gleichwertig fühlte. Als dann die Magersucht in ein unkontrolliertes Fressen mit Erbrechen umschlug – was mir anfangs wie eine elegante Lösung vorkam –, wurde dies sehr rasch zu einer, in meinen Augen, noch schlimmeren Sucht. Durch die Bulimie konnte ich in einer Art »Trancezustand« mit meinem Alltag fertig werden, ohne Frustrationen und Ängste aushalten zu müssen. Sie war ein Mittel, um angestaute Gefühle, wie Wut und Aggression, loszuwerden. Sie war aber auch ein Ersatz für nicht ausgelebte Bedürfnisse und Sehnsüchte. Wenn ich zum Beispiel am Abend von der Uni in meine Wohnung kam, empfand ich meistens den ganzen Tag als negativ und langweilig. Häufig freute ich mich schon den ganzen Tag darauf, mir etwas Gutes zu kochen und es in aller Ruhe zu genießen. Die Zeremonie dauerte oft viele Stunden, danach fiel ich erschöpft und leer in mein Bett. Durch diese Rituale mußte ich Gefühle wie Einsamkeit, Leere, Trauer, aber auch Angst und Frustration nicht aushalten. Oft habe ich mir vorgenommen, damit aufzuhören, das Ergebnis war aber, daß ich wieder völlig anorektisch wurde. Ich fühlte mich zwar dann immer viel besser, doch es dauerte nicht lange, bis eine Heißhungerattacke wieder in die Bulimie führte. Jahrelang lebte ich in diesem Teufelskreis. Ich hatte das Gefühl, nur noch für die Sucht zu existieren. Das ging so weit, daß ich viele Einladungen von Freunden aus der Uni ausschlug, weil der Drang nach Essen und Erbrechen stärker war. Später habe ich zusätzlich mit Alkohol und Aspirin alle Gefühle abgetötet und mich am nächsten Tag in einem fürchterlichen Zustand durch die Vorlesungen gequält. Am Ende merkte ich, daß das Hungern, Fressen/Erbrechen und Trinken mir nicht das geben konnte, was ich eigentlich so sehr suchte. Mir erschien alles sinnlos, ich sah aber gleichzeitig keine Alternative und keinen Weg aus der Sucht, weil ich es schon so oft versucht hatte. Ich wollte so nicht weiterleben und beschloß, eine Therapie zu machen.

Isabel

Mein Name ist Isabel. Ich bin 24 Jahre alt, das älteste von vier Geschwistern. Mein Bruder ist 23 Jahre alt, die Zwillinge, beides Mädchen, sind 16. Aufgewachsen bin ich in Bremen; dort habe ich auch begonnen, Wirtschaftswissenschaft zu studieren. Heute, nach vielen Veränderungen, lebe ich in München und studiere Architektur.

Ursachen meiner Bulimie

Als ich mit 14 Jahren bulimisch wurde, glaubte ich, das Ei des Kolumbus gefunden zu haben – eine Möglichkeit, bei Familienfeiern endlos viel zu essen, ohne zuzunehmen. Fast schleichend steigerten sich die Essensmengen und die Häufigkeit des Erbrechens. Erst waren nur große Festessen der Anlaß, später aß und übergab ich mich, wann immer ich mich unzufrieden, einsam, gelangweilt oder unter Druck fühlte. Die Essensmengen variierten. Manchmal übergab ich mich schon nach einer Mohrrübe, ein anderes Mal aß ich sämtliche Nahrungsmittel durcheinander. Übergeben konnte ich mich heimlich. Da ich eine normal schlanke Figur behielt, fiel niemandem etwas auf. Als mich mein erster Freund verließ, ich war gerade 17, nahm ich in 3 Monaten 12 Kilo ab. Ich wollte seine Aufmerksamkeit auf mich ziehen und glaubte, sie über eine magere Figur zu bekommen. Es gelang mir nicht. Essen oder Nicht-Essen wurde für mich zur Obsession. Ich beschäftigte mich ständig mit Essen und meiner Figur. Ich kochte und backte wie eine Wilde, las mit Vorliebe Rezepte. An Schaufenstern von Bäckereien ging ich nicht vorbei, ohne etwas zu kaufen oder zumindest lange ins Fenster zu starren. Jeden Tag nahm ich mir erneut vor, nichts zu essen, die Kalorien zu zählen. Je mehr ich mir das vornahm, desto stärker war das Verlangen zu fressen.
Durch meine Magerkeit bemerkte meine Familie, daß ich wohl nicht gesund war. Meine Eltern sorgten sich sehr um mich, waren aber hilflos. Eines Tages brach ich zusammen und erzählte ihnen, was mit mir los war. Nach unzähligen Besuchen bei einem Homöopathen mit starkem Hang zu esoterischen Heilmethoden und einem fehlgeschlagenen Versuch mit einer Einzeltherapie schaffte ich es, über 2 Jahre nicht mehr bulimisch zu sein, aber nur, weil

ich statt dessen fast nichts aß. Mit 19 wurde ich wieder bulimisch, meine Freßattacken steigerten sich. Ich aß alles, was irgendwie eßbar war. Bevor ich mit 22 Jahren die Therapie im TCE begann, habe ich bis zu zehnmal pro Tag gegessen und erbrochen, mein Leben drehte sich nur noch um die Bulimie.

Die Ursachen für meine Krankheit waren vielfältig. Die Hauptgründe lagen in meiner Familie, meiner Einsamkeit und der Sehnsucht nach Aufmerksamkeit und Liebe.

Meine Familie bestand niemals nur aus meinen Eltern und uns vier Kindern. Schon immer spielten die Großfamilie und die Familienanbindung eine enorme Rolle. Sowohl mütterlicher- wie väterlicherseits waren die Großeltern, Onkel und Tanten, Cousinen und Cousins omnipräsent. Das hatte große Vorteile. Wir verbrachten alle Ferien zusammen, waren immer genug Kinder zum Spielen. Hinzu kam, daß uns eine meiner Großmütter immer maßlos verwöhnte, es gab Geschenke und Süßigkeiten, soviel wir wollten. Aber es stand auch viel Druck dahinter. So trat meine ganze Familie jeden Samstag bei den Großeltern zum Mittagessen an. Die Stimmung war gezwungen fröhlich, alle spielten glückliche Familie. Es gab Unmengen zu essen und zu trinken. Keiner ging gern hin, aber es war ein ungeschriebenes Gesetz, das zu befolgen war. Das Risiko, mich gegen diesen Ritus zu stellen, bin ich nie eingegangen, Irgendwann begann ich, mich nach den üppigen Freßgelagen zu übergeben. Danach konnte ich weiter essen und weiter durchhalten.

Die Bedeutung und der Zusammenhalt der Familien standen über allem. Dabei waren folgende Devisen immens wichtig: 1. Es gibt keinerlei Probleme innerhalb der Familie. Wir sind alle schön, glücklich, erfolgreich und zufrieden. Eventuell doch vorhandene Schwierigkeiten wurden weggeschwiegen, mit »rosa Himbeersauce« überzogen, damit niemand sie bemerken konnte. 2. Man muß sich in den richtigen gesellschaftlichen Kreisen bewegen können und dort entsprechend anerkannt sein. »Sage mir, mit wem du umgehst, und ich sage dir, wie bedeutend du bist.« Gutes Aussehen und Schlankheit gehörten dazu, genau wie Geld und Prestige. 3. Beliebtheit wurde bei Mädchen und jungen Frauen an der Zahl der »richtigen« Verehrer gemessen. Daß Freundschaften und Beziehungen zu Frauen etwas bedeuten, wurde mir nie vermittelt.

Diese aufgesetzte Welt erscheint mir heute so fremd, so seltsam, fast grotesk.
Nie habe ich mich als eigenständiges Individuum akzeptiert gefühlt, weder mit 6 noch mit 16 Jahren. Ich war immer nur Teil der Familie, eines der Kinder. Familienkonformes Verhalten war Trumpf. Über mich sollte in meiner Familie keiner so reden, wie über einige andere geredet wurde. Was andere über mich sagten und dachten, war wichtiger als mein eigenes Empfinden. Meine Gedankenwelt und mein Benehmen waren geprägt davon, wie mich jemand von außen sehen könnte. An die Regeln der Großfamilie hielt ich mich, denn sie versprachen Glück und Geborgenheit. Dennoch – einsam war ich oft, glücklich nur selten. Und ich war nicht die einzige, die eines Tages einen, zunächst kranken, Ausweg gesucht hat. Alle meine Cousinen haben Magersucht und Bulimie, Eßstörungen lassen sich bis zu meinen Großmüttern zurückverfolgen. Manchmal macht mich das sehr traurig. Ich scheine die erste zu sein, die wirklich versucht, aus dieser Scheinwelt auszubrechen. Die anderen arrangieren sich und zahlen mit der Krankheit.
Als ich 8 Jahre alt war, wurden meine Schwestern geboren. Nach ihrer Geburt begann ich, in der Schule schlechte Noten zu schreiben, war frech und immer schlecht gelaunt; ich mochte die Zwillinge nicht, war auch nie stolz auf sie. Sie hatten mir meine Mutter weggenommen. Daran änderte sich, von meinem Gefühl her, über Jahre nichts. Trotzdem fixierte ich mich weiter auf meine Mutter. Meine damalige Beziehung zu ihr läßt sich am besten in folgender Szene beschreiben: Ich hatte das Bedürfnis, ihr etwas zu erzählen: »Mami, hast du mal kurz Zeit für mich?« – »Ja, ja.« Sie lief durchs Haus, ich hinterher und erzählte. Sie ging immer weiter, erledigte hier etwas, holte da etwas. Vom Schlafzimmer ins Bad, durch Küche und Wohnzimmer. Ich redete und redete, erzählte immer mehr, hatte das Gefühl, sie hörte mich kaum. In der Waschküche angekommen, blieb sie endlich stehen, guckte fragend. Ich erklärte ihr alles noch einmal. Ihre Antwort blieb aus, sie erzählte etwas von »... blaue Wäsche waschen«. Einen Tag später fragte sie genau nach dem, was ich ihr bereits erklärt hatte, erinnerte sich an gar nichts mehr.
Streß war und ist der Alltag meiner Mutter. Ihr Terminplan überstieg regelmäßig die vierundzwanzig Stunden eines Tages. Sie hat

sicher versucht, alles für uns zu tun; sie sagt noch heute, daß wir der einzige Sinn ihres Lebens waren. Doch Zeit zum Zuhören hatte sie nie. Ich habe ihr viel erzählt, aber die Dinge, die mich wirklich beschäftigten und ängstigten, hat sie niemals verstanden.
Um dennoch ihre Aufmerksamkeit zu bekommen, wurde ich mit 12 Jahren zur Vorzeigetochter. Ich half im Haushalt, hatte sehr gute Noten und war brav. Ich wurde gelobt, bekam Geld, doch es war nie das, was ich suchte. Die Liebe und Beziehung, die ich wollte, konnte ich nie spüren. Ein »Ich hab dich doch lieb« meiner Mutter fühlte sich an wie »schönes Wetter heute«. Damals habe ich nicht verstanden, daß meine Mutter selbst nicht fähig war, mir das Gefühl von bedingungsloser Liebe zu geben, daß sie meine Sorgen tatsächlich nicht verstehen konnte. Sie war zu sehr damit beschäftigt, ihre eigene Fassade aufrechtzuerhalten.
Mein Vater war in meiner frühen Kindheit für mich der ewig Abwesende. War er mal da, so hinterließ dies wenig positive Erinnerungen. Ich sehe ihn wegen schlechter Noten mit meinem Bruder schimpfen, mit meiner Mutter über Geld streiten. Gespielt oder herumgetobt hat er nie mit uns, höchst selten vorgelesen.
Er war der strafende Vater, während meine Mutter immer nachgab. Geschlagen hat er uns nie, aber seine Art, nicht mehr mit uns zu reden, war für mich die schlimmste Strafe. Ich konnte sein langes Gesicht, voller Enttäuschung und Ablehnung, nicht ertragen. Und später tat er dann so, als wäre nie etwas passiert. Andererseits war er es, der mich zurückgeholt hat, wenn ich türenknallend vom Eßtisch weggerannt bin, sich auch immer wieder um mich bemüht hat.

Sinn meiner Bulimie

Mit Beginn der Krankheit beziehungsweise kurz vorher begann ich um seine Aufmerksamkeit zu kämpfen. Ich versuchte genau so zu sein, wie ich glaubte, daß er mich gerne hätte. In den Antiphasen war ich wieder völlig auf Mutters Seite. Am liebsten hätte ich wohl beide ganz eng an mich gebunden.
Lange Zeit war die Beziehung meiner Eltern zueinander sehr schlecht. Ich wußte es nie, habe es nur gespürt. Daß mein Vater immer Freundinnen hatte, meine Mutter betrog, durften wir Kin-

der nicht erfahren. Ständige Angst, daß mein Vater geht, ich mich zwischen meinen Eltern entscheiden müsse, begleitete mich. Doch ich habe sogar meine Alpträume darüber verdrängt. Die Spannungen wurden vor uns versteckt, wurden nach außen unter Make-up und einem gequälten Grinsen verborgen, wenn wir mal wieder als heile Familie irgendwo angetrabt sind.

Ab etwa meinem 16./17. Lebensjahr hatte ich zu meinem Vater ein sehr enges Verhältnis. Ich konnte ihm, in seinem großen roten Besuchersessel sitzend, vieles erzählen, gerade wenn es mir schlechtging. Damit war es dann gut aufgehoben, oft wußte er »Lösungen« für mich. Meine Krankheit war ein häufiges Thema. Zunehmen, abnehmen, was und wie oft ich essen sollte – wie oft haben wir darüber geredet. Ich habe durch dieses Problem sehr viel Aufmerksamkeit von ihm bekommen. Stolz war ich auch, ein »Papi-Kind« zu sein.

Meiner Mutter gegenüber fühlte ich mich deshalb überlegen. Ich empfand mich als die Nachdenklichere, Intellektuellere – hohe Werte bei meinem Vater. Oft habe ich auch versucht, zwischen den beiden zu vermitteln, war die Verständnisvolle für beide Seiten.

Die enge Beziehung zu meinem Vater hatte auch viele negative Seiten. Durch seine Pseudooffenheit hat er mich oft verletzt. Dinge, die ich ihm im Vertrauen erzählt hatte, erzählte er beim Abendessen weiter. Auch seine anzüglichen Bemerkungen gegenüber Frauen habe ich als kränkend empfunden. Noch heute ekelt es mich, wenn er wieder zweideutige, anzügliche Witze macht. Trotzdem, damals nahm ich es in Kauf oder wollte es gar nicht richtig wahrnehmen, denn bei meinem Vater fühlte ich mich eine Zeitlang so verstanden und aufgehoben, wie ich es mir immer gewünscht hatte. Seine negativen Seiten wollte ich nicht sehen. Ich konnte ihm auch nie etwas entgegensetzen. Wenn er etwas sagte, habe ich das stets nur annehmen können. Um seine Aufmerksamkeit zu bekommen, mußte ich krank sein, klein und unselbständig bleiben. Die Grundlage unserer Beziehung, seine Sorge und sein Kümmern, wäre sonst weggefallen.

Der Grund für meine Krankheit liegt nicht nur in meiner Familiengeschichte. Einsamkeit und Angst vor dem Verlassenwerden spielten eine große Rolle. Mir fehlten die Freundinnen, mit denen

ich richtig hätte reden können. Es gab niemanden, dem ich meine Ängste anvertrauen konnte.
Schon früh konnte ich mich nicht gut allein beschäftigen. Immer mußten Menschen um mich sein. Am liebsten hielt ich mich in der Küche oder im Wohnzimmer auf, denn dort kam regelmäßig jemand vorbei, dem ich etwas erzählen konnte. Seit unserem Umzug in die Vorstadt hatte ich nur noch wenig Freunde, ich fand schlecht Anschluß. In der Schule und in Jugendgruppen fühlte ich mich selten dazugehörig. Um mich dennoch anzuschließen, versuchte ich so zu sein, wie die anderen mich haben wollten, was immer wieder mißlang. Eine große Diskrepanz bestand zwischen dem Gefühl, das mir meine Großfamilie vermittelte: »Wer zu uns gehört, ist toll«, und der Art, wie ich mich im Umgang mit Gleichaltrigen fühlte. Dort kam ich mir gar nicht toll vor, sondern unsportlich, plump und ungeschickt.
Die Einsamkeit war ein Dauerzustand, unter dem ich sehr litt. Wenn ich mich darüber beklagte, keine Freunde zu haben, erzählte mir meine Mutter, daß so etwas ganz normale Phasen wären. Außerdem seien die anderen neidisch auf mich, weil ich besser in der Schule und hübscher sei. Ich fühlte mich auch von ihr unverstanden. Mit den einzelnen Freundinnen, die ich hatte, war ich dann immer sehr eng befreundet. Sobald sie sich mit anderen trafen, wurde ich furchtbar eifersüchtig, denn ich hatte eine Riesenangst, sie zu verlieren. Durch mein Klammern kam es aber genau dazu.
Ich hatte mir immer gewünscht, beliebt zu sein, gemocht zu werden. Aber ich war einsam, fühlte mich allein. Mit etwa 12 Jahren wurde dieses Gefühl sehr stark. Ich erinnere mich an viele verheulte Nachmittage, an denen ich todunglücklich vor meiner Heizung saß, ohne zu wissen warum. Später füllte ich diese Leere mit Essen, Kochen, Backen und Kalorienzählen aus und verdrängte so das Gefühl von Einsamkeit.
Nach außen hatte meine Krankheit den Sinn, sehr schlank zu bleiben und trotzdem alles essen zu können. Für mich hatte sie aber noch andere, viel wichtigere Funktionen. In die Bulimie habe ich meine Wut, die Rebellion gegenüber meiner Familie gesteckt. Nach außen war ich perfekt angepaßt. Viel Mitmachen entsprach viel Mitessen – das anschließende Übergeben war eine Erleichte-

rung. Außerdem hatte ich etwas Eigenes, das nur mir gehörte, auf das niemand Einfluß hatte. Essen war auch Trost gegen meine Einsamkeit, betäubte meine Langeweile. Ich konnte mich mit Essen beschäftigen und mußte nicht spüren, daß ich einsam war. Ich formte meinen Körper, hungerte ihn schlank, um gemocht zu werden. Ich habe mich immer von außen betrachtet, mir überlegt, wie andere mich sehen. Schlanksein spielte dabei eine große Rolle. Ich entwickelte dabei eine nach außen perfekte Maske, hinter der ich mich verstecken konnte. Mit der Bulimie brauchte ich vieles nicht zu fühlen und zu spüren. Statt mich mit Problemen auseinanderzusetzen, konnte ich sie wegessen, beziehungsweise hatte ich eine Ausrede, mich ihnen nicht zu stellen. Die Krankheit war Macht. Durch sie bekam ich Aufmerksamkeit, konnte Druck ausüben. Meine ganze Familie konnte ich mit der Krankheit tyrannisieren. Außerhalb der Familie gab sie mir die Möglichkeit, meine Unsicherheit hinter einer Maske zu verbergen, Stärke zu zeigen, die ich nicht fühlte. Doch war diese Maske nicht nur ein Schutz, sie war auch eine Qual. Ich konnte sie ohne fremde Hilfe nicht mehr loswerden.

Krankheitsverständnis von Eltern

Viele Eltern begreifen lange Zeit nicht, daß es sich bei Magersucht und Bulimie um gefährliche Krankheiten handelt. Schlagworte wie Pubertätskrise, Schlankheitstick in unserer Wohlstandsgesellschaft tragen zur Verharmlosung bei. Hat die Eßstörung schließlich so gravierende Ausmaße angenommen, daß sie sich nicht mehr verdrängen läßt, leidet nicht nur die eßgestörte Tochter, sondern auch die gesamte Familie. Hilflosigkeit, Verzweiflung, Wut und Angst der Angehörigen bleiben oft ungehört. Einige Eltern bringen ihre Emotionen zum Ausdruck.

Die Mutter von Monika

So schnell verhungert ein junger gesunder Mensch nicht, war meine Überzeugung, als ich immer wieder die Nachrichten vom Platz des himmlischen Friedens hörte. Das war im Juni 1989. Studenten in Peking waren in Hungerstreik getreten.
Meine Tochter Monika in München aß zu diesem Zeitpunkt nur noch einen Apfel pro Tag, aber das wußte ich nicht. Ich hätte es sehen können, aber ihren Hungerstreik wollte ich nicht wahrhaben. Mein Mann hatte unsere Tochter Ende Juni im Badeanzug gesehen, aber wir redeten nicht darüber. Er erzählte mir erst ein halbes Jahr später, wie sie aussah.
Monika wohnte damals schon nicht mehr zu Hause. Da ließ sich die Wahrheit besser verdrängen. Ich tat aber auch alles, um nicht zum Nachdenken zu kommen. An einem Wochenende im Juni war ich auf drei Parties.
Und zuerst war es ja auch eine wunderbare Überraschung, sie so schlank und schön zu sehen, nachdem sie vorher 2 Jahre lang richtig dick gewesen war. Als mein Mann und ich sie nach unserer Amerikareise im April zum ersten Mal in ihrem neuen Zimmer in München besuchten, saß sie da, schön und schlank. Ich habe diesen Anblick noch vor mir, und ich kann mich auch daran erinnern, wie glücklich es mich machte, daß sie so schön war.

Warum konnte sie dann nicht mehr aufhören zu fasten? Warum habe ich die Wahrheit so lange verdrängt? Warum haben wir nicht miteinander geredet? Warum habe ich sie nicht gefragt: »Monika, warum ziehst du dich schwarz an und trägst auch noch einen breiten schwarzen Lastexgürtel, wenn du sowieso schon so dünn bist?«

Jetzt weiß ich es: Weil Magersucht eine Sprache in der Sprachlosigkeit ist. »Schaut her, wie schlecht es mir geht!«

Warum passierte es gerade in unserer Familie? Ich habe mir solche Mühe gegeben, alles richtig zu machen. Warum war gerade dieser Perfektionismus ein Fehler?

Warum hätten wir andererseits eine Normalfamilie werden sollen? Schon meine Mutter war in ihrer Jugend magersüchtig. Ich sah einmal wie in einer Vision die Kette der verhungerten Kinder, welche meine Vorfahrinnen waren: meine Urgroßmutter, die eine harte Kindheit hatte: ohne Vater und mit einer unerbittlichen Mutter; meine Großmutter, die als Kind ihre Mutter um Milch bat: »Mama, nur ein Tröpfchen«, wie sie oft erzählte, und keine Milch bekam. Die gesamte Milch wurde verkauft. Meine Mutter, die genügend zu essen hatte, aber das Essen verweigerte, magersüchtig wurde.

Und auch ich ein verhungertes Kind, wenn auch auf andere Weise. Als ich das so klar sah, war keine Schuldzuweisung mehr da, nur Schmerz, daß ich meinen Kindern nicht mehr geben konnte, weil ich selbst nicht genug bekommen hatte und auch meine Mutter mir nicht mehr geben konnte, da auch sie zu kurz gekommen war. Und so weiter die ganze Ahninnenreihe, die mir bekannt ist.

Eines Nachts, Anfang Juli, wußte ich es: Etwas Schreckliches passiert. Ein fürchterliches Gewitter tobte draußen, ich hatte von einem Einbruch geträumt. Zu dieser Zeit träumte ich dauernd von Einbrüchen. Ja, es war wirklich ein Einbruch in mein Leben.

Ich rief Monika an. Sie arbeitete damals neben ihrer Ausbildung nachts noch bei der Post in der Auslandsauskunft. Sie war aber sehr abweisend und hart. Meine ganze Sorge prallte ab und fiel auf mich zurück.

Monika war unansprechbar.

Ich brauchte noch einen ganzen Tag, bis mir die Wahrheit bewußt wurde. Die Gefühle von damals kann ich noch nicht beschreiben.

Mir versagt die Sprache.
Das Schlimmste war die Hilflosigkeit. Mein Mann und ich kauften uns Bücher. Immer noch dachte ich: Freiwillig hungert man sich doch nicht zu Tode. Doch da stand es, von Fachleuten geschrieben:»Magersucht ist eine sehr gefährliche Krankheit. Ohne Behandlung sind kaum Heilungschancen. Ein nicht kleiner Prozentsatz stirbt an der Magersucht.«
Dabei hatte Monikas Leben 1989 eine gute Wendung genommen. Nachdem sie 1988 aus Taiwan zurückgekommen war, hatte sie sich in François, einen Französisch-Schweizer, verliebt, sie fuhr alle zwei Wochen zu ihm, und François kam jedes zweite Wochenende zu ihr. Sie machte die Ausbildung, die sie sich gewünscht hatte. Sie besuchte eine Hotelfachschule. Vorher hatte sie Geschichte und Chinesisch studiert. Dabei würde sie vertrocknen, sagte sie.
Monika hatte nie viel Selbstbewußtsein, obwohl sie durchaus erfolgreich war. Sie ging 1987, mit 21 Jahren, für ein halbes Jahr allein nach Taiwan, nur mit der Adresse der Schwester ihrer Chinesischlehrerin in der Tasche. Wohnungssuche in Taipeh, Jobsuche, Freunde finden, alles gelang ihr gut. Sie hat sich dabei aber auch sehr überfordert, wie sich später in der Familientherapie herausstellte.
Aber soweit waren wir alle noch nicht.
Die Hilflosigkeit war groß. Mein Mann und ich wußten jetzt im Juli, daß Monika nur noch 36 kg wog, ein Gewicht, bei dem das Herz plötzlich wegen Kaliummangels stillstehen kann.
Und Monika war unansprechbar.
Langsam änderte sich etwas mit ihr, das mir erst in der Rückschau bewußt wurde; in diesem Sommer war ich ganz von meiner Angst beherrscht. Auch dachte ich, der Wendepunkt müßte sein, daß sie eines Tages sagen würde: »Ich bin magersüchtig.«
Es war an einem heißen Wochenende, als sie bei mir übernachtete. Die Leute ihrer WG waren alle verreist, und sie wollte nicht mehr allein sein. Sie war körperlich schon sehr schwach. Mein Mann war auch nicht da, und wir hatten Zeit, miteinander zu reden.
Da sagte sie: »Ich bin magersüchtig.«
Am Nachmittag, als mein Mann zurückkam, aßen wir zusammen. Monika hatte gekocht. Doch was sie mit großer Freude gekocht

hatte, schmeckte ihr jetzt nicht. Sie stocherte in ihrem Essen herum, und mein Mann stopfte statt dessen Riesenmengen in sich hinein. Es machte mich rasend – ich blieb stumm.
Heute weiß ich, daß die Gefühlsverwirrung von Angst und Wut mich so sprachlos machte. Vieles ist mir erst später in der Familientherapie bewußt geworden.
Monika ging ins TCE zu Frau Gerlinghoff. Sie hat diesen Weg selbst gewählt. Wie sie später erzählte, waren die Gründe, nun Hilfe zu suchen, der anhaltende schlechte Geschmack in ihrem Mund und daß sie am Morgen fast nicht mehr aufstehen konnte. Der Geschmack nach Tod, das hieß es für mich.

Der Vater von Monika

Nach sieben Jahren Beschäftigung mit dieser Krankheit ist es angebracht, Bilanz zu ziehen, zurückzublicken, zu sehen, was war, zu erkennen, was in dieser Zeit geschehen ist, auch mit mir, wie die Situation heute ist, was ich mir für die Zukunft erhoffe.
Die Erkenntnis und das Eingestehen, daß Monika an Magersucht erkrankt war, traf mich »sehenden Auges« völlig unvorbereitet. Was weiß man schon von der Krankheit, dem immensen Leiden für den Betroffenen und als Folge auch für die ganze Familie. Es ist wie beim Zahnschmerz, man hört davon, bedauert Betroffene, richtig ermessen kann man die Pein aber erst, nachdem man selbst gelitten hat.
So ist es mir auch mit der Anorexia nervosa – wie die Magersucht im medizinischen Sprachgebrauch bezeichnet wird – ergangen.
Ich erinnere mich, weiß nicht, ob so etwas Zufall ist, daß ich nicht allzulange vor der Erkrankung unserer Tochter über die Magersucht in Zeitungen gelesen hatte. Es wurden Verhaltensweisen und Fakten beschrieben, die für mich völlig unverständlich waren. Ich esse doch so gern und genieße die Speisen; auch haben mich die Hungererfahrungen der Kriegs- und Nachkriegszeit geprägt.
Ganz deutlich sehe ich Monika wieder vor mir. Es war Frühsommer 89, ein herrlicher Sonntag, ein Badetag, ein Tag, der vieles änderte.

Anstatt einer hübschen jungen Frau lag fast ein Skelett, wie ich es von Bildern aus Hungerkatastrophenländern kannte, vor mir. War das meine Tochter? Die Blicke der anderen Badegäste bestätigten meine Wahrnehmung, ich träumte nicht. Mir wurde plötzlich klar, was mein Sohn und meine Schwiegertochter meinten, als sie mich schon einige Zeit vorher darauf aufmerksam machten, daß sich Monika sehr verändert habe. Ja, ich hatte sie schon einige Wochen nicht gesehen. Eigentlich unbegreiflich, wohnte sie doch auch in München. Sie war gleich nach ihrem Abitur von zu Hause ausgezogen, mit unserem Einverständnis und unserer Hilfe. Sie wollte und mußte ja auch selbständig werden. Ihr Bruder hatte es ihr vorgelebt.

Jetzt diese »Gestalt« vor mir. »Sieht sie sich denn nicht selbst? Es ist doch unmöglich, sich so zu gefallen, nicht über sich zu erschrecken!« Mir wirbelten die Gedanken durch den Kopf, ich konnte nicht mehr klar denken. Ich reagierte wie immer. Wollte nicht verletzen, scheute die Auseinandersetzung, blieb eigentlich stumm. Konnte ich überhaupt etwas sagen? Mir kam entgegen, daß sie lernen wollte und in ihren Büchern und Skripten las. Mitgebrachtes Obst verweigerte sie zu essen, versprach aber, anschließend in einen nahegelegenen Biergarten mitzugehen. Auch dort gelang es mir nicht, mit ihr wirklich ins Gespräch zu kommen. Auch dort gelang es ihr geschickt, nur Wasser zu trinken und etwas trockenes Brot zu essen.

Ich war verzweifelt, ohne es ihr zu zeigen. Ich merkte, wie die Angst um sie in mir hochkroch. Wie konnte ich nur so blind sein und erst jetzt sehen, wie es körperlich um Monika stand. Freilich war mir nicht verborgen geblieben, daß sie schlanker geworden war, vor allem seit dem Tod meines Vaters, ihres geliebten Opi. Aber das stand ihr sehr gut. Sie sah aus wie damals, als wir sie mit Freudentränen in den Augen vom Flughafen abholten. Sie kam aus Indien und Nepal wohlbehalten zurück, wo sie drei Monate verbracht hatte. Sie hatte ihren Wunsch mit Energie und Tatkraft verwirklicht, gegen meinen Willen, aber mit meinem Segen. Sie wollte unbedingt selbständig werden, meinte dort Klarheit zu bekommen, welchen Berufsweg sie einschlagen sollte. Den Beruf ihrer Eltern wollte sie keinesfalls ergreifen. Warum? Mir schien sie sehr geeignet dafür. Ich war sehr enttäuscht darüber. Ihre Erklärung,

naturwissenschaftlich nicht begabt zu sein, empfand ich als Ausrede. So wählte sie Sinologie. Für mich unverständlich. Kann man Chinesisch überhaupt erlernen, wenn man nicht im Lande selbst lebt? Im Innersten wußte ich, daß es eine falsche Wahl war. Warum aber habe ich nicht energisch genug meine Meinung darüber kundgetan, sie nicht davon abgehalten? Scheute ich die massive Auseinandersetzung? Sicherlich auch. Die bestimmende Beeinflussung, die mein Vater auf meine Berufswahl ausgeübt hatte, wollte ich bei ihr auf jeden Fall vermeiden.
Ich fand gut und konsequent, daß Monika nach einigen Semestern in Taipeh studieren wollte, daß sie aber dann völlig allein nach Taiwan abflog, weil kurzfristig eine Studienfreundin absagte, ängstigte mich auf das heftigste. In meinen Angstgefühlen schwang jedoch auch eine Portion Respekt und Hochachtung mit, hätte ich doch im Alter meiner Tochter keinesfalls die Reise allein angetreten.
Es ging alles gut. Sie kam wieder zurück, gereifter, wie ich meinte, auf jeden Fall mit der Erkenntnis, daß sie mit Chinesisch nicht ihren Lebensunterhalt werde bestreiten können. Ihre Entscheidung, das Sinologiestudium an den Nagel zu hängen und eine Hotelfachschule zu besuchen, fand meine Zustimmung. Endlich hatte sie berufliche Perspektiven. Ich war zufrieden und meinte, sie sei es auch. Arge Täuschung! Wie kann man mit dem Leben zufrieden sein, wenn man freiwillig hungert, hungern muß! Ein stummer Hilfeschrei, wie ich später erkannte.
Um Hilfe hätte ich jetzt auch schreien mögen, blieb aber ebenso stumm wie meine Tochter. Nicht einmal meiner Frau erzählte ich sofort das »Badeerlebnis«. Erst später konnte ich reden.
Wochen voller Aktionismus, voller Angst um die Tochter, voller Selbstanklage, immer wieder voller Wut auf Monika, daß sie uns so etwas antut, aber vor allem Hilflosigkeit, folgten.
Was ist zu tun? Wie kann die Tochter zum Essen bewogen werden? Wo gibt es Hilfe? Wer kennt sich mit der Magersucht aus?
Ich weiß nicht mehr, wie lange es gedauert hat, bis meine Frau und ich, bis wir uns wirklich zusammengesetzt und über unsere Tochter gesprochen haben. War das nicht immer so, daß in unserer Familie Probleme nicht ausgesprochen, unter den Teppich gekehrt wurden? Eigentlich gab es bei uns bislang keine ernsthaften Pro-

bleme! Mein Ideal ist – war? – die Harmonie, vor allem in der Familie, koste es, was es wolle.
Die Angst um unsere geliebte Tochter zwang mich, etwas zu unternehmen. Wir setzten uns also zusammen. Wir offenbarten uns unsere Angst und Sorge. Wir bekannten uns gegenseitig unsere Hilflosigkeit und beschworen uns, alles zu tun, um unserer Tochter zu helfen. Aber wie? Wir suchten nach Literatur und kauften Bücher über die Magersucht. Dabei stießen wir immer wieder auf den Namen Monika Gerlinghoff. Und heute kann ich voll Dankbarkeit sagen, es blieb, Gott sei Dank, nicht nur bei den Texten von Frau Gerlinghoff. Ohne sie, ohne ihr persönliches Engagement, ihr Wissen und Können würde ich jetzt schwerlich eine positive Bilanz ziehen können.
Doch zunächst ängstigte uns das Gelesene noch mehr, erfuhren wir doch auch, daß in bis zu 15 Prozent der Fälle Magersucht zum Tode, meist einem plötzlichen Herztod, führt. Sollten wir so unsere geliebte Tochter verlieren? Nie und nimmer! Es mußte doch möglich sein, mit Monika zu sprechen, ihr unsere Sorge um sie zu vermitteln, sie zu bewegen, sich helfen zu lassen oder sich selbst um Hilfe zu kümmern.
Einzeln und zusammen versuchten wir, an sie »heran«zukommen. Auf eine Phase der völligen Uneinsichtigkeit über ihren Zustand folgte, nach dem Eingeständnis der Essensverweigerung, eine Zeit der absoluten Weigerung, über ihre Krankheit zu reden. Die Androhung, sich ganz von uns abzuwenden, bewog mich dann wieder, zu schweigen und zu versuchen, sie einfach wieder öfter zu sehen. Nur ihr körperlicher Zustand verbesserte sich dadurch keinesfalls, mir schien das Gegenteil der Fall zu sein. Meine Angst um Monika steigerte sich immens. Auch die Tatsache, daß die langjährige Freundschaft mit einem uns sehr sympathischen jungen Schweizer, unserem heutigen Schwiegersohn, immer enger zu werden schien, änderte an ihrem Zustand nichts und demnach auch nichts an meiner Sorge.
Weil ich um die physiologischen Vorgänge im menschlichen Körper wußte, steigerte sich meine Angst um Monika nochmals, als sie uns eröffnete, daß sie mit ihrem Freund nach Korsika zum Zelten fahren werde. Ich malte mir aus, was passierte, wenn sie dort einen heftigen Brechdurchfall bekommen würde, was ja in frem-

den, warmen Gegenden nicht selten ist. Der Mineralhaushalt im Körper gerät völlig durcheinander. Massiver Kaliummangel kann zum plötzlichen Herztod führen.
Ich geriet in Panik. Ich rief die Ärztin an, die Monika schon einige Male konsultiert hatte, um sich die Blutwerte bestimmen zu lassen. Ich beschwor sie, unsere Tochter davon abzubringen, nach Korsika zu fahren, wenn sie das Risiko als zu groß ansehen würde. Es gelang nicht. Monika fuhr nach Korsika.
Ich aber bekam zu dieser Zeit ein Buch über Jan Korczak, den polnischen Arzt, Sozialpädagogen und Kinderfreund, in die Hand und fand darin die »Grundrechte des Kindes«, die er aufgestellt hatte. Eines dieser Grundrechte, meinte er, ist das Recht des Kindes, zu sterben.
Ich konnte damit zunächst nichts anfangen, ich verstand nicht, was er damit meinte. Sollte ich unser fast 23jähriges »Kind«, unsere Tochter, einfach sterben lassen? Ich hatte mir mehrmals vorgenommen, bevor so etwas geschehen sollte, sie notfalls mit Gewalt und Blaulicht in eine Klinik zu bringen. Doch irgendwie wurde ich ruhiger. Ja, ich konnte unsere Tochter nicht zwingen, nicht zu sterben, wenn sie es wollte, aber ich konnte ihr vielleicht helfen, es nicht zu wollen!
Das gab mir Freiheit und ungeheuren Mut. »Sie wird es schaffen, das Leben wieder zu lieben!«

Die Mutter von Sarah

Meine Beziehung zu meiner ältesten Tochter Sarah war von Anfang an von Schuldgefühlen begleitet. Ich spürte, daß ich nicht Mutter und Vater zugleich für sie sein konnte. Dennoch gedieh sie wunderbar und schien keine Entbehrungen zu leiden. Wir wuchsen zu einer Schicksalsgemeinschaft zusammen, unzertrennlich Tag und Nacht. Die Reihenfolge der Familienentstehung war für Sarah ein beliebtes Thema und wurde von ihr immer wieder angesprochen. Zuerst waren wir beide zusammen, sie und ich, dann kam mein Mann, und viel später kamen erst die anderen Kinder. Diese Hierarchie bestand bis zur Erkrankung meiner Tochter. Wir wurden Freundinnen im Laufe der Jahre, sogar die besten. Mit den wesentlich jüngeren Halbgeschwistern zu spielen, war für sie kein besonderer Anreiz. Es herrschte eher Gleichgültigkeit. Sie hatte Freundinnen und Freunde, nicht viele, ein Typ für die Clique war sie nie. Als sie in die Pubertät kam, ging ihr der Bruder entsetzlich auf die Nerven, lustig und bewegungsfroh, wie er war. Die Jüngste, die besondere Aufmerksamkeit brauchte wegen einer Erkrankung und damit verbundenen Schulschwierigkeiten, sorgte nicht für Verbindendes, sondern trug eher zu Trennendem bei. Mit eigenen gesundheitlichen Problemen belastet, fühlte ich mich überfordert und wünschte mir die Kinder oft vom Hals. Sie zur Mithilfe zu bewegen, war einfach zu anstrengend, und meine Mutter, die oft zum Helfen kam, schonte die Kinder noch mehr als ich. Gleichzeitig führte sie einen perfektionistischen Standard ein, den ich nicht halten konnte. Sie demonstrierte immer wieder, wie man etwas macht, und wir gerieten in eine Art Konkurrenz. So wie ich früher geschont und dem Leben ferngehalten wurde, ging es jetzt meinen Kindern und meiner ältesten Tochter Sarah, dem armen Kind. Wenn sie nur die kleinsten Aufträge erfüllte, rief schon mein Gewissen: Du kannst doch das Kind nicht benutzen für Aufgaben, die eigentlich deine eigenen sind. Sarah hingegen lehnte alle kleinen Hilfsdienste ab, hatte auch keinen Spaß am Kochen, Einkaufen oder gemeinschaftlichen Spielen. Sarah wurde unselbständig erwachsen. Sie zog sich immer mehr in ihr Zimmer zurück, distanzierte sich vom Familienleben, den zugegebenermaßen seltenen Unternehmungen und Einladungen. Mit mir allein oder gar nicht! Darauf lief ihr Kontaktwunsch hinaus. Sarah weigerte sich, selbständig zu werden. Das Ausgehen mit Freunden machte ihr keinen Spaß. Sie betrachtete Partys als öde und verlorene Zeit. Wenn sie sich aber einmal einen Ruck gegeben hatte und einer Einladung gefolgt war, so kam sie früh und frustriert nach Hause. Wir boten ihr sportliche Alternativen an, Skikurse, Segeln, Tennis, aber nichts war von Dauer, wenn ich es nicht mitmachte. Aus Sarah selbst kam keine Begeisterung, außer für Papier und Stifte, Malen und Zeichnen. Als sie in die Oberstufe kam, wollte sie unbedingt alleine Streifzüge durch die Lokale der Stadt machen, ohne zu den verabredeten Zeiten nach Hause zu kommen. Ihre nächtlichen Eskapaden machten mir Angst. Ich erachtete es als zu gefährlich, wenn wir nicht wußten, mit wem und wohin sie unterwegs war.

Sarah war ja auch nicht gerade überzeugend selbständig. Über dieses Thema gab es eine Menge Diskussionen mit konträren Standpunkten. Sie setzte sich durch und kam vergammelt und ungepflegt mitten in der Nacht mit dem »Lumpensammlerbus« nach Hause, wenn keine S-Bahn mehr fuhr. Es war auch die Zeit, in der die Diskussionen zwischen mir und meinem Mann am heftigsten waren über Sarah, wie sie aussah, wie sie sich benahm, was ich falsch machte, was er falsch machte. Sarah wurde dabei noch verschlossener und verlor den letzten Rest an Freundlichkeit. Schweigend ging sie ab und zu noch an meiner Seite, aber uns gelang es nicht mehr, in ein Gespräch zu kommen.
Eines Tages fiel mir auf, daß Sarah eine Art Gänsehaut im Gesicht bekam, als sie im Winter fror. Ich war entsetzt und sprach sie darauf an, bekam aber keine Antwort. Das wiederholte sich oft. Es war der Winter vor ihrem Abitur. Während des Abiturs war Sarah so krank, mager und schräg in ihren Bewegungen, daß auch ich endlich merkte, was ihre Freundin schon lange wußte: meine Tochter Sarah war magersüchtig. Sie sah aus wie ein Affe. Sie stahl und war bedroht von Strafverfolgung und körperlichem Verfall. Nach einem Klinikaufenthalt erholte sie sich scheinbar rasch, und wir hatten große Hoffnung auf einen guten Werdegang. Sarah rutschte aber nach der Entlassung in eine Bulimie, was noch schrecklichere Auswirkungen hatte als die Anorexie, sowohl auf ihre eigene Gesundheit als auch auf ihre Angehörigen. Hatte die Anorexie noch eine gewisse Ästhetik, so ekelten wir uns jetzt vor ihr, und ich war vom Horror verfolgt. Es war der Zeitpunkt, wo ich mich an den Gedanken ihres möglichen Todes gewöhnte. Ich raste im Wohnzimmer auf und ab wie eine Löwin hinter den Gitterstäben, die Beziehung zu meinem Mann ging beinahe in die Brüche, für die anderen Kinder hatte ich keine Zeit mehr. Eine gemeinsame Sprache fanden wir nicht, Sarah und ich. Um diese gemeinsame Sprache bemühe ich mich noch heute vergebens. Wir können nicht miteinander sprechen, sondern sind überfrachtet von Ängsten vor zuviel Nähe, Einmischung und Bevormundung.
Als meine Tochter erkrankte, kam immer wieder meine Frage nach dem Warum. Ich konnte den Zusammenhang nicht verstehen, den lernte ich erst in der Therapie.

Der Vater von Astrid

Seit Astrids Erkrankung ist mir die Angst eine ungebetene Vertraute geworden.
Angst wohl vor eben der Angst, die ich in der Zeit der Krankheit meiner Tochter erfahren mußte.
Kaum benennbar, beschreibbar, ziellos; die da war, wenn ich einschlief, nein, mir das Einschlafen zur Tortur machte, beim Zähneputzen mich würgen ließ, sich hartnäckig in Arbeit und Freizeit einnistete, die Bewegungen und Gedanken lähmte, vielleicht mein Selbstbewußtsein paralysierte und mich meine Zerstörung ahnen ließ, mein Gleichgewicht, meine Persönlichkeit mir raubte. Ich war traurig, besorgt, zornig, voll kaum zu beschreibender Aggressivität und schützte mich durch Apathie und schwieg das alles aus in der Hoffnung, ihr dadurch das Dasein zu rauben. Ich wurde krank und bin es wohl noch und denke manchmal, diese Krankheit wird dich schaffen; und glaube doch, daß ich schöpferisch, stark und wieder lebensfroh werden könnte.
Ich habe vielleicht meine ehemals kranke Tochter verloren, weiß nicht, ob das endgültig ist, hoffe aber, daß mein Sohn und meine jüngere Tochter mir bleiben, und weiß, daß die Bindung zu meiner Frau stark ist, vielleicht sogar durch die Krankheit stärker geworden.
In meinem Beruf habe ich versucht, in der Zeit dagegenzuhalten, war ungeheuer erfolgreich, habe auf Kompensation gesetzt, hatte viele Bewunderer, habe geblendet und weiß jetzt, daß das ein geschickt angelegter Selbstbetrug war, daß es so nicht geht.
Und wie kann es gehen? Mir ist das im Augenblick eine wesentliche Frage. An der Antwort kann sich meine Zukunft entscheiden.
Aber ich weiß auch, daß das alles nur Worte sind, daß mich die Ästhetik, Stilistik, Syntax, Semantik eigentlich stören.
Oft trinke ich abends Rotwein, höre Musik und erzähle mir das, was eben zwischen diesen Zeilen steht, was ich kaum verstehe. Mir ist es ein schier unüberwindbares Problem, schwach und hilflos zu sein.

Die Sicht der Töchter

Eltern reagieren verständnislos, gleichgültig, hilflos, ignorant, übervorsichtig oder auch besserwisserisch auf die Krankheit ihrer Tochter. Es gibt kein Patentrezept für richtiges oder falsches Verhalten. Elena, Carmen, Astrid, Victoria, Marlene und Celina berichten, wie sie ihre Eltern erlebt haben.

Elena

Ich glaube, ich habe es sehr deutlich wahrgenommen, wie meine Umwelt, vor allem natürlich meine Familie, auf meine Krankheit reagierte. Ich wollte bewußt etwas auslösen bei den anderen, wollte mit meinem Körper demonstrieren, daß es mir schlechtgeht.

Die Beziehung zu meiner Mutter war immer eher distanziert. Durch meine Krankheit wollte ich ihre Zuneigung und Liebe »erkaufen«, wollte sie regelrecht erpressen. Die Reaktion meiner Mutter war auch dementsprechend. Ich spürte ihre Sorge um mich und genoß dies unheimlich. Ich hatte das Gefühl, sie kämpfe nun um mich, wie ich früher um sie gekämpft hatte. Auch ihre zunehmende Ratlosigkeit befriedigte mich. Erst später, als ich immer wieder erfahren hatte, wie sehr ich mich selbst in meiner Sucht eingesperrt hatte, machte mir die Hilflosigkeit meiner Eltern auch Angst.

Was mich damals sehr gekränkt hat, war ihr Bemühen, meine Krankheit nach außen zu verschleiern. Ich glaube, es war meinen Eltern sehr unangenehm, daß durch meine starke Abmagerung meine Verfassung schließlich auch für Außenstehende sichtbar wurde. Sie empfanden es als persönliches Versagen in ihren Elternpflichten. Heute kann ich diese Reaktion verstehen, doch damals hat es mich sehr verletzt, daß meine Eltern nicht zu mir »stehen« konnten.

Meine Freunde reagierten auch sehr hilflos. Ich wurde kaum von einem direkt darauf angesprochen, weil ich mich selbst sehr distanzierte. Es war ein Tabuthema, das sich wie eine Mauer zwischen jede Beziehung schob. Erst viel später konnte ich mit einigen damaligen Freunden darüber sprechen, und sie erklärten mir, sie hätten sich ziemliche Sorgen um mich gemacht, sich jedoch

nicht getraut, mich anzusprechen. Diese Sorge hatte ich damals nicht gespürt – in meinem Kreisen um mich selbst.
Gewünscht hatte ich mir damals vor allem Aufmerksamkeit. Ich glaubte, mit meinem Körper eine Sprache gefunden zu haben, die mir die Sympathie anderer Menschen einbrachte. Ich wollte auffallen und angesprochen werden, doch sobald dies geschah, zog ich mich wieder zurück, da meine Angst zu groß war. Vielleicht habe ich aber auch irgendwie gespürt, daß Mitleid beziehungsweise Sorge um jemanden letztendlich doch keine Basis für eine Beziehung ist.

Carmen

Als ich krank wurde, erkannten meine Eltern erst lange nicht, daß ich Magersucht hatte. Denn sie wußten zu diesem Zeitpunkt gar nicht, daß es eine solche Krankheit gibt. Auch unser Hausarzt, zu dem mich meine Eltern geschickt hatten, hielt mein Hungern für einen pubertären Spleen. Deshalb beachteten meine Eltern mein Verhalten lange Zeit nicht, sie dachten vielmehr, das würde sich von selbst wieder legen. Als dies aber nicht der Fall war und ich immer mehr abnahm, brachten sie mich zu verschiedenen Ärzten. In dieser Zeit begannen sie sich dann plötzlich mit dem Thema »Magersucht« auseinanderzusetzen und lasen auch Bücher über diese Krankheit. Damit wurde ihnen und mir dann auch klar, daß ich magersüchtig war.
Ab diesem Zeitpunkt versuchte meine Mutter, immer extra für mich zu kochen, und sie verwendete nur kalorienarme Lebensmittel, da ich sonst gar nichts gegessen hätte. Sie war sehr fürsorglich zu mir, aber manchmal wurde sie richtig böse, wenn ich wieder mit irgendeiner Ausrede nicht essen wollte.
Mein Vater hielt sich aus diesen Essenskämpfen weitgehend raus und versuchte mich durch rationale Argumentationen davon zu überzeugen, daß ich damit meinem Körper in jeder Hinsicht schaden würde. Im übrigen ließ er mich im Grunde in Ruhe. Auch meine verschiedenen Sportarten durfte ich treiben, ohne daß meine Eltern versuchten, mich davon abzuhalten. Darüber war ich sehr froh, denn sonst hätte ich alles heimlich gemacht. Durch mein Verhalten war ständig eine angespannte Stimmung bei uns zu

Hause. Meine Eltern aber tanzten weiterhin nach meiner Pfeife, da sie, glaube ich, Angst hatten, alles würde sonst nur noch schlimmer werden. Sie kümmerten sich dann um einen Therapieplatz für mich, da sie schließlich die Verantwortung nicht mehr übernehmen wollten.

Der einzige, der die Sache mit etwas Abstand von Anfang an richtig einschätzte, war mein Bruder. Er kannte schnell meine ganzen Tricks, und ihm war sehr früh klar, daß ich richtig krank war. Er bekam von meinen Eltern oft die Verantwortung für mich übertragen, damit ich wenigstens ab und zu unter junge Leute kam. Aber ich tyrannisierte ihn, weil ich mit anderen Menschen nicht mehr umgehen konnte. Das tut mir heute noch sehr leid, weil er sich so um mich sorgte und ich immer nur Ärger machte.

Als ich zum Beispiel wieder mal, ohne gegessen zu haben, joggen gehen wollte, mußte er mich auf Anordnung meiner Mutter wieder ins Haus tragen, da ich mich nicht anders davon abhalten ließ. Ich wehrte mich mit Händen und Füßen, denn wenn mich jemand von meinem Jogging-Zwang abhalten wollte, drehte ich durch. Mein Bruder hatte es also auch nicht leicht mit mir, vor allem da meine Eltern ihm oft die Verantwortung für mich aufbürdeten.

Astrid

Ich denke, daß meine Eltern mich sehr plötzlich ungeheuer unzugänglich erlebt haben – und sich selbst vollkommen hilflos. Meine Mutter sagt, daß in der Sucht von mir eine Macht ausgegangen sei, der sie sich ausgeliefert fühlte, aus der immer noch das Gefühl resultiert, daß sie mir nicht gewachsen ist und sich gegen mich schützen will. Mein Vater hat wohl vor allem unter dem Gefühl des eigenen Versagens gelitten, daß er als Supervater gescheitert war. Daraus ergab sich zwischen ihm und mir eine wortlose verletzende Aggression. Ich habe sein ganzes Verhalten gehaßt, mir waren sein Aussehen und seine Art zu reden zuwider – und vor allem seine Dominanz. Er war für mich ebenso unzugänglich, wie ich es für ihn war; ich hatte das Gefühl, nichts von ihm abzubekommen; und um das nicht spüren zu müssen, habe ich massiv gegen ihn gemauert. Ich wollte, daß er ebensowenig von mir hat wie ich von ihm, und ich wollte ihm seine Welt, in der ich keinen Platz hatte, kaputtmachen. Vor allem wollte ich nicht ein weiterer Erfolg für ihn werden, kein weiterer Beweis seiner hervorragenden pädagogischen Fähigkeiten. Ja, und dann habe ich es gehaßt, daß so viele Menschen ihn schätzten, während ich ihn als emotional völlig unzulänglich empfand. Meine Sucht war auch ein Beweis meines Gefühls, daß eigentlich mein Vater mindestens genauso schwierig ist, wie ich krank war.

Der Kampf mit meinem Vater verlief überwiegend wortlos, wir haben ab einer bestimmten Zeit kaum mehr miteinander gesprochen. Alle Vierteljahre haben wir uns angeschrien, jeder hat seine Wut herausgelassen, und alles lief weiter wie gehabt. Mit meiner Mutter war es anders, wir haben mehr geredet, zumindest Ansätze zu Gesprächen gehabt. Trotzdem war es für mich emotional noch schwerer. Ich habe sie als ganz schwach empfunden, wollte sie gleichzeitig beschützen und habe sie für diese Schwäche unendlich verachtet. Wo immer es möglich war, habe ich sie ihre eigene Schwäche spüren lassen und sie deshalb angegriffen und verletzt.

Gewünscht hätte ich mir von meinen Eltern, daß sie mich nach der ersten Therapie nicht so allein gelassen hätten, daß sie die Konflikte damals mit mir ausgetragen hätten, anstatt nur wieder Fronten gegen mich aufzubauen. Mir schien es, als wollten sie mir andauernd beweisen, daß ihr familiäres System sehr wohl klasse ist, und als führte ich mit der Sucht anhaltend den Gegenbeweis. Ich hätte mir gewünscht, daß sie auf mich zugegangen wären, daß meinetwegen auch manche materielle Wünsche von mir nach bestimmten Kosmetika, Kleidung etc. Geltung bekommen hätten – daß dadurch meine andere Einstellung zu Äußerlichkeiten respektiert worden wäre, anstatt mir Oberflächlichkeit und Schmarotzertum vorzuwerfen. Und ich hätte mir gewünscht, daß mein Bedürfnis nach Zuwendung gehört worden wäre.

Victoria

Meine Eltern haben mein »Dünnsein«, wie sie es heute noch nennen, immer ignoriert. Eine kranke Tochter paßte nicht in diese Familienidylle. Wir waren eine intakte Traumfamilie, die ich mit meinem Kranksein zerstört hätte. Daher gab es meine Krankheit für meine Eltern nicht. Sehen, was man sehen will, heißt ihre Devise. Damit hält man sich eine Menge Ärger vom Leib, aber ich war mit solch einer Lebenseinstellung einfach völlig überfordert, weil allein. Ich glaube, ich habe meine Eltern sehr provoziert. Sie hätten deutlich erkennen müssen, wie unglücklich ich war. Aber sie wollten es nicht sehen. Für sie wäre, wenn sie meine Krankheit erkannt hätten, ihre eigene recht wacklige Welt zusammengebrochen. Zu sehen, wie sehr sich das eigene Kind Schmerzen zufügt, das schreit doch auch bei den Eltern nach Veränderung! Dazu waren und sind meine Eltern nicht bereit. Ich habe mich oft nach Zuneigung und Verständnis von seiten meiner Eltern gesehnt. Wie gerne hätte ich eine Familie gehabt, die auch mal auf mich eingegangen wäre, für die ich, ich als Individuum, wichtig gewesen wäre. Wie gerne hätte ich erzählt, warum ich so gelitten und mich so einsam gefühlt habe. Aber ich bin mit alldem immer allein geblieben. Ich kann heute nicht verstehen, warum sie nichts unternommen haben, als ich abgemagert und völlig leblos die letzten beiden Jahre in der Schule mehr krank als gesund war. Für mich ist es unfaßbar, daß sie nie mit mir gesprochen haben, nie versucht haben, mir zu helfen. Mein ganzes stummes Schreien nach Hilfe war so sinnlos, denn nicht einmal mein Selbstmordversuch hat sie dazu gebracht, mich zu fragen, wie es mir gehe.

Sicher sehen meine Eltern im nachhinein auch viele Anzeichen. Aber die Worte »Sucht« oder »Krankheit« kommen nicht über ihre Lippen. Ich glaube, sie haben mich wirklich nicht wahrgenommen, und sie tun das auch heute nicht.

Betroffene Eltern sollten die Anzeichen dieser Krankheit bei ihrer Tochter wahrnehmen, sie sollten sich fragen, wie es ihrem Kind geht. Oftmals ist es vielleicht schon gar nicht mehr möglich, miteinander zu sprechen. Aber auch Eltern können sich Hilfe holen, um wiederum ihrem Kind zu helfen.

Dadurch, daß meine Eltern meine Krankheit ignoriert hatten, mußte ich einfach immer weitermachen. Ich bin traurig darüber, daß ich damals allein und meinen Eltern egal war.

Marlene

In meiner Familie und unter Freunden sprach ich oft davon, daß ich mich zu dick fühlte und abnehmen wollte oder gerade Diät

hielt. Schon mit 14 Jahren spielte meine Figur für mich eine absolut zentrale Rolle. Meine Heißhungerattacken, die mit der Zeit immer ausgeprägter wurden, versteckte ich nie. Ich empfand sie nicht als so unnormal, und wenn ich den Impuls dazu spürte, konnte ich mich nicht beherrschen. Ich hielt jedoch um jeden Preis geheim, daß ich mich übergab. Davon durfte niemand etwas wissen. Das wäre für mich entsetzlich gewesen. Ich schämte mich so sehr dafür, daß ich mich nicht kontrollieren und schlank sein konnte. Ich war überzeugt, jeder würde sich vor mir ekeln, wenn er von meiner Bulimie wüßte. Ich selbst finde »Kotzen« abstoßend.
Wenn ich in Köln zu Besuch war, leerte ich meiner Familie den Kühlschrank. Ich mußte einfach rücksichtslos alles wegfressen. Ich verschwendete keinen Gedanken daran, daß andere auch noch von den Lebensmitteln essen wollten. Tief in mir drin wollte ich damit Aufmerksamkeit erreichen. Ich wollte, daß sich jemand um mich kümmert. Ich wünschte mir einen Menschen, der lieb zu mir und immer für mich dagewesen wäre, ganz nah.
Hatte ich ein Problem, lautete der gutgemeinte Standardspruch »Mach dir doch deswegen keinen Streß!« Aber das brachte mir überhaupt nichts. Verspürte ich bei anderen Menschen kein Verständnis, zog ich mich immer weiter in mich zurück und wertete mich selbst noch mehr ab.
In der Hochphase meiner Krankheit reagierte ich aggressiv, wenn sich jemand zu meinem Eßverhalten äußerte. Damals konnte ich nur mit meiner besten Freundin und meinem Freund darüber reden, weil ich von beiden keine Verletzungen zu befürchten hatte. Sie hörten mir zu, waren für mich da und bedrängten mich nicht. Mein Freund vermittelte mir das Therapie-Centrum für Eßstörungen. Er motivierte mich zu der Therapie und unterstützte mich. Beiden bin ich unheimlich dankbar, daß sie für mich da waren und mich nicht allein ließen.

Celina

Als ich mit 13 Jahren meine erste Diät machte, glaubten meine Eltern, daß dies ein »Schlankheitsfimmel« sei, der sich von selbst wieder legen würde. Auslöser war ihrer Meinung nach der Einfluß

von Frauenzeitschriften wie »Brigitte«, in welchen ständig neue Diäten angepriesen wurden.
Als meine Essensverweigerung immer rigider, meine sportlichen Aktivitäten immer extremer und mein Körper immer knochiger wurde, merkten meine Eltern, daß mein Verhalten nicht normal war.
Meine Mutter kaufte sich Bücher zum Thema Magersucht, und ich versuchte so zu tun, als wäre alles in Ordnung, weil ich Angst hatte, daß meine Eltern mir meine neue »Identität« wegnehmen könnten. Gleichzeitig hat sich die Konstellation in unserer Familie sehr verändert. Mein Bruder, der vorher die ganze Aufmerksamkeit und Energie meiner Eltern beansprucht hatte, war nicht mehr so dominant. Je dünner ich wurde, desto mehr Aufmerksamkeit bekam ich und desto mehr stand ich im Mittelpunkt. Meine Eltern waren sehr besorgt und erfüllten mir jeden Wunsch, da sie hofften, mich damit glücklich machen zu können. Vor der Magersucht hatte ich das Gefühl gehabt, nicht gesehen oder gehört zu werden. Durch die Magersucht war ich zum Zentrum der ganzen Familie geworden. Vor allem die Aufmerksamkeit und der Schutz meines Vaters waren mir damals sehr wichtig. Meine Eltern wurden mehr und mehr hilflos. Sie versuchten mit mir zu reden, dann wieder reagierten sie enttäuscht und straften mich mit Nichtbeachtung und Verboten. Ich brachte meine Eltern oft an die Grenzen ihrer Belastbarkeit. Meine Mutter war schließlich froh, daß ich auszog, weil sie dann mein krankhaftes Eßverhalten nicht mitansehen mußte. Mein Vater stürzte sich in seine Arbeit. Und ich haßte mich für mein Verhalten und dafür, daß ich eine so mißlungene Tochter geworden war. Ich versuchte meinen Eltern immer wieder vorzuspielen, daß es mir gutgehe. Sie sollten nichts von meiner Eßstörung mitbekommen. Aber ich konnte sie nicht täuschen, und die Spannungen und meine Schuldgefühle wurden immer stärker. Meine Eltern haben mich nicht verstanden, und ich habe weder sie noch mich selber verstanden und fühlte mich schrecklich einsam.

Therapiekonzept und Therapieerfahrungen

Das Therapiemodell am Therapie-Centrum für Eßstörungen (TCE)

Das Therapie-Centrum für Eßstörungen (TCE) am Max-Planck-Institut für Psychiatrie ist Ergebnis einer jahrelangen Entwicklung. Seit mehr als 15 Jahren beschäftige ich mich mit Eßstörungen und entwickele Konzepte zu deren Behandlung. 1989 haben wir europaweit die erste Tagklinik für Eßstörungen eröffnet. Im Frühjahr 1994 sind wir in neue Räume außerhalb der Klinik gezogen. In dieser »Tagklinik« finden auch Wochenend-Workshops und Gruppengespräche mit unseren ambulanten Patientinnen statt. Auf dem gleichen Gelände stehen uns Wohnungen mit insgesamt 24 Wohnplätzen für unsere Patientinnen zur Verfügung. Aus der »Tagklinik« ist ein Therapie-Centrum für Eßstörungen geworden, wir nennen es TCE.

Unser therapeutisches Vorgehen wurde und wird im Austausch mit eßgestörten Patientinnen und deren Angehörigen immer wieder modifiziert. Wir sehen den Menschen als selbstverantwortliches Wesen mit der Fähigkeit zur aktiven Beeinflussung des eigenen Lebens. Wir wollen mit unserer Therapie dazu beitragen, daß die Patientinnen ihre Ressourcen entdecken und fördern. Der eigene Entschluß zur Veränderung mit der Bereitschaft, die gemeinsam vereinbarten Regeln des Zusammenlebens in der Gruppe zu akzeptieren, bilden den Schwerpunkt unserer Behandlung. Von der ersten Begegnung an bemühen wir uns um eine möglichst umfassende Transparenz und Offenheit in der Darlegung unseres Krankheitsverständnisses und unseres Behandlungskonzeptes. Wir sehen in unseren Patientinnen weit bessere Expertinnen, als es Therapeuten je sein können, sowohl in bezug auf das Wissen um ihr Krankheitsbild als auch ihre Krankheitsbewältigung.

Wir haben ein Konzept entwickelt, das innerhalb der vorgegebenen zeitlichen Struktur an die individuellen Bedürfnisse der Patientin angepaßt werden kann. Die therapeutische Arbeit bedient sich der mündlichen und schriftlichen Kommunikation. Sie setzt zudem auf der kognitiven, der künstlerisch-gestalterischen und der körperlich-expressiven Ebene sowie beim Eßverhalten selbst an.
Wir sehen in einer Gruppenpsychotherapie deutliche Vorteile gegenüber einer Einzeltherapie. Positive Gruppenerfahrungen korrigieren die krankheitsbedingten Defizite und bereiten somit entscheidende Schritte in Richtung einer sozialen Reintegration vor. Gerade bei jugendlichen Eßgestörten stellen altersgemäße Kontakte einen entscheidenden Faktor für eine dauerhafte Gesundung dar. Dies gilt vor allem deshalb, weil die Betroffenen häufig mit der Bewältigung der für sie anstehenden Entwicklungsaufgaben wie beispielsweise der Distanzierung von den Eltern und der Aufnahme von altersgemäßen Beziehungen überfordert sind, so daß mit Rückfällen zu rechnen ist. Die Gruppe der Gleichaltrigen wirkt unterstützend und im Sinn eines Gegengewichtes zu den häufig sehr engen und verstrickten Beziehungen innerhalb der Familie. Wir sind überzeugt, daß eine Gruppe, die die Erkenntnisse der Patientinnen über ihre Erkrankung und die damit verbundene Möglichkeit des Modellernens nutzt, einen umfassenderen und vielfältigeren Lernprozeß ermöglicht als eine Einzeltherapie.
Unser Therapiemodell gliedert sich in vier Phasen:

1. Motivationsphase (6 Wochen)
2. Tagklinische Phase (4 Monate)
3. Ambulante Phase (4 Monate)
4. Selbsthilfephase (6 Monate)

Für jede dieser Phasen gilt: soviel professionelle Hilfe wie nötig und soviel Eigenverantwortung der Patientinnen wie möglich.

Motivationsphase

Die erste Kontaktaufnahme mit dem TCE erfolgt fast immer telefonisch zur Vereinbarung eines Termins für ein persönliches Gespräch. Oft rufen auch Angehörige, Therapeuten oder Freunde an. Das Erstgespräch dient der Diagnosestellung mit kurzem Überblick über Krankheitsverlauf und Lebensereignisse sowie der Vermittlung von Informationen über die Therapie. Im Erstgespräch werden die Patientinnen motiviert, Vorteile und Nachteile einer Therapie beziehungsweise des Krankbleibens gegeneinander abzuwägen, sich zu überlegen, ob das Setting und die Arbeitsatmosphäre am TCE mit seinen Bedingungen für sie in Frage kommt, um dann eine eigene Entscheidung zu treffen. Die Therapeuten beurteilen ihrerseits, ob eine Therapie am TCE für die Patientin geeignet scheint oder ihr eine andere Therapieform empfohlen werden sollte.

Wir sind der Überzeugung, daß die ungünstige Prognose bei Eßstörungen mit der lange Zeit fehlenden oder fragwürdigen Motivation der Betroffenen für eine Krankheitsbewältigung zusammenhängt. Deshalb halten wir es für notwendig, eine tragfähige Behandlungsbereitschaft aufzubauen. Patientinnen, die bei uns eine Therapie machen wollen, kommen nach dem Erstgespräch über einen Zeitraum von 6 Wochen einmal wöchentlich zu gemeinsamen Informations- und Motivationsgesprächen zusammen. Weitere Ziele der Motivationsphase sind es, die Patientinnen über Inhalte und Ziele der Therapie zu informieren und den Kennenlernprozeß untereinander einzuleiten. Der Übergang in die tagklinische Phase erfolgt nicht automatisch, sondern ist die bewußte Entscheidung jeder Patientin für eine Therapie am TCE. Die Patientinnen schreiben ihre Gedanken zu den möglichen Vor- und Nachteilen der Therapie auf, artikulieren ihre Ängste und Befürchtungen, unterzeichnen zur Betonung ihrer eigenverantwortlichen Entscheidung einen Therapievertrag. Sie machen damit deutlich, daß sie über Regeln und Absprachen der Therapie am TCE informiert sind, deren Bedeutung und Sinn verstanden haben, und bekunden damit ihre Bereitschaft, diese zu akzeptieren.

»Früher habe ich gelebt mit allem Drum und Dran. Heute beherrscht Hungern, hartes Körpertraining, Leistung und noch einmal Leistung mein Leben. Alle meine Ziele, die ich mir einmal ausgedacht habe, kann ich vergessen, wenn ich so weiterlebe. Ich habe keine Perspektive mehr, ich kann nicht mehr nach dem handeln, was ich mir vorgenommen habe. Ich bin ausgelaugt und am Ende. Ich kann nachts nicht mehr schlafen, weil dann regelmäßig die Welt über mir zusammenbricht. Alle Probleme, die ich tagsüber verdränge, werden mir bewußt und wachsen zu einem unüberwindbaren Berg an. Ich male mir die schlimmsten Katastrophen aus. Manchmal habe ich Angst zu sterben, aber ich will es nicht, und darum bleibt mir nichts anderes übrig, als mit einer Therapie zu beginnen. Ich will es zusammen mit den anderen Mitpatientinnen der Motivationsphase wagen.«

»Als ich ins TCE kam, wollte ich endlich das schreckliche Lügengebilde meines Doppellebens offenlegen. Ich war auf der Suche nach Menschen, die vielleicht genauso denken und fühlen wie ich, weil sie ähnliches erlebt haben. Ich sehnte mich danach, mich auszutauschen und endlich ehrlich sein zu können. Ich glaubte nicht an Wunder, nicht an jemanden, der mir mit einem Zauberstab alles nehmen würde, was mich so verzweifelt sein ließ, aber ich wünschte mir jemanden, der mich an die Hand nahm und mir Mut machte, daß es für mich und mein Leben auch noch eine Chance gab.«

»Ich hatte ständig das Gefühl, zu versagen und den Ansprüchen nicht mehr gewachsen zu sein. Die Bulimie wurde für mich zu einer immer größeren Belastung. Ich fraß nicht nur am Tag, sondern immer häufiger auch nachts. Ich spürte, wieviel Lebensenergie ich verschwendete, in welchen Teufelskreis ich geraten war und daß ich da ohne Hilfe nicht mehr herauskommen würde.«

»Als ich ins TCE kam, mußte ich erkennen, daß Nahrungsmittel für mich zur größten Bedrohung meines Lebens geworden waren. Ich konnte nicht mehr mit den gewöhnlichen Alltagsdingen umgehen, wenn ich mir dies auch lange nicht eingestehen wollte.«

»Als ich mich zur Therapie entschloß, bestand mein Leben nur noch aus Fressen, Kotzen, Lügen, Selbst-Quälen und Einsamkeit. Ich wollte mich nicht länger verstecken, mich nicht weiter zerstören und verachten. Wollte aufhören, auf meiner Seele herumzutrampeln. Ich wollte mich selbst wiederfinden in dem Wust von Nahrungsmitteln, Schlankheitswahn, Selbstverachtung und Selbstbetrug. Was mich bei meinem ersten Gespräch im TCE in der Motivationsphase in meinem Entschluß für eine Therapie sehr bestärkt hat, war, daß ich mich von Anfang an als eigenverantwortlicher Mensch angesprochen gefühlt habe und nicht als eine haltlose Bulimikerin, von der man ohnehin nichts mehr erwarten kann.«

»Meine Erwartungen an die Therapie waren, andere Bewältigungsstrategien für meine Probleme zu lernen, eine andere Art, mit Essen umzugehen, nicht mehr abhängig zu sein, sondern Verantwortung für mein Leben zu übernehmen und vor allem zu lernen, mir realistischere Ziele zu setzen.«

»Ich habe riesige Angst, nicht mehr in die Magersucht zurückzufinden, wenn ich sie wieder brauchen sollte. Ich habe große Angst vor der Therapie. Vielleicht will ich mir die Sicherheit, mein Gewicht steuern zu können, nicht nehmen lassen, meine große Kraft, die mich von anderen unterscheidet. Magersucht ist etwas, worin ich mich von anderen abhebe, worin ich Trost bei Enttäuschungen finde. Sie ist etwas Vertrautes. Die Angst, zuzunehmen und dann nichts mehr zu haben, leer und ohne Halt zu sein, ist für mich ein unvorstellbarer Gedanke, aber trotzdem gibt es für mich keinen anderen Weg mehr, weil ich Angst habe, ohne Therapie zu sterben.«

»Meine größte Horrorvorstellung ist, daß ich durch die Therapie nicht mehr aufhören kann zu essen und dann immer fetter werde.«

»Ich habe Angst vor den gemeinsamen Mahlzeiten im TCE. Es sitzt bestimmt jede am Tisch und starrt auf den Teller der anderen und beobachtet ganz genau, was und wieviel die andere ißt oder nicht ißt.«

»Ich habe Angst, daß ich zu spät mit der Therapie beginne, daß sich mein Eßverhalten nie mehr normalisieren wird.«

»Meine Erwartung an die Tagklinik und das Essensprogramm ist riesig. Ich möchte endlich wieder wissen, was und in welcher Menge ich essen darf. Ich freue mich auf das gemeinsame Essen mit den anderen. Die Vorstellung, daß wir alle die gleichen Probleme haben und im gleichen Boot sitzen, gibt mir Mut und Kraft, die Therapie zu beginnen.«

Tagklinische Phase

Nach Beendigung der Motivationsphase nehmen wir 24 Patientinnen mit Magersucht und Bulimie an einem bestimmten Tag gemeinsam in die Klinik auf. Sie kommen jeden Tag, auch am Wochenende, um acht Uhr in die Klinik, verbringen den Tag nach einem festgelegten Stundenplan, gehen um siebzehn Uhr nach Hause und bleiben so in ihr soziales Umfeld integriert. Sie gestalten

den Rest des Tages auch in bezug auf ihre weitere Nahrungsaufnahme in eigener Verantwortung. Die Patientinnen sind aktiv an der Organisation des Tagklinikalltags beteiligt mit Küchen- und Einkaufsdienst, Hilfestellung und Rückmeldung untereinander, bei der Beeinflussung einschlägiger Symptome, der Mitbetreuung von Patientinnen in der Krisenintervention, beim Einladen von Familienangehörigen und Freunden und der Mitarbeit bei Informationsveranstaltungen über Eßstörungen.
In der intensiven Therapiezeit der Tagklinikphase werden auf allen Ebenen des therapeutischen Zugangs Veränderungsprozesse angeregt, kurz- und längerfristige Ziele definiert und Problemlösungsstrategien erprobt. In dieser Phase wird es der Patientin durch die tägliche intensive Arbeit und umfassende Betreuung erleichtert, ihr Symptomverhalten im geschützten Rahmen aufzugeben und auftretende Konflikte zu bearbeiten. Die Rückkehr in das vertraute soziale Umfeld am Abend nach der täglichen Therapie ermöglicht die unmittelbare Erprobung neuer Verhaltensweisen außerhalb der »Insel« Klinik. In dieser Therapiephase werden die Weichen für Erfolg oder Mißlingen einer langfristigen Krankheitsbewältigung gestellt.

Ambulante Phase

Gegen Ende der tagklinischen Phase schließen die Patientinnen zum Übergang in die ambulante Phase einen weiteren Vertrag ab. Wie am Ende der Motivationsphase sollen sie klar und im Bewußtsein der zu erfüllenden Regeln und Bedingungen für eine konstruktive Zusammenarbeit entscheiden, ob sie in die nächste Therapiephase gehen wollen. Therapeutin und Patientin treffen eine gemeinsame Entscheidung für die weitere Therapie. In der ambulanten Phase werden die Themen aus der tagklinischen Phase immer wieder aufgegriffen und vertieft. Die Patientinnen arbeiten an langfristigen Bewältigungsstrategien für ihre Probleme und versuchen, sich ihr Leben mit Hilfe der Gruppe so zu gestalten, daß sie ohne Symptome existieren können. Lebensqualität, Zufriedenheit und die Arbeit an der Planung der eigenen Zukunft werden mit dem Zurücktreten der Symptomatik zu immer wichtigeren

Themen. Die Therapeuten treten in ihrer Bedeutung für die Patientinnen zurück. Sie helfen bei der Strukturierung der Gruppen und in Krisensituationen, geben aber die Hauptverantwortung an der Gestaltung der ambulanten Phase immer mehr in die Hände der Patientinnen. In der ambulanten Phase sind die Patientinnen mit ihrem täglichen Leben weitgehend auf sich gestellt. Die Gruppe bietet emotionalen Halt und die Möglichkeit therapeutischer Bearbeitung von Hintergrundproblemen der Krankheit.

Selbsthilfephase

Der Wechsel aus der ambulanten Gruppe in die Selbsthilfegruppe erfolgt, wenn die Patientinnen sich so sicher fühlen, daß sie weitgehend ohne therapeutische Betreuung leben können.
Die Selbsthilfephase ist als Therapieabschnitt von gleichrangiger Bedeutung neben den anderen Phasen. Die Patientin soll wiederum ihre Motivation zur Weiterarbeit mit den anderen Gruppenmitgliedern überdenken, neue Ziele formulieren und eine aktive Entscheidung zur Teilnahme treffen. Der wesentliche Unterschied der Selbsthilfephase besteht darin, daß die Therapeutinnen nur beratende Funktionen übernehmen, während die Gruppe für den therapeutischen Prozeß verantwortlich ist. Die Gruppe bestimmt selbst den Inhalt individueller Ziele im Rahmen der vereinbarten Grundregeln. Die Selbsthilfephase bietet den letzten therapeutischen Schritt für ein Leben ohne Krankheit.

Abschied von den Symptomen

Patientinnen mit Eßstörungen berichten übereinstimmend, daß symptomatisches Verhalten, ob Hunger, Heißhunger oder Erbrechen, die Fähigkeit zu einer differenzierten Selbstwahrnehmung herabsetzt. Darum ist der Entschluß zur Aufgabe des Symptoms in unserem Krankheitsverständnis der erste Schritt zur Veränderung und Voraussetzung für die Krankheitsbewältigung. Viele Patientinnen werten als eine entscheidende Funktion der Symptome, schmerzliche oder intensive Gefühle, Wahrnehmungen und Erlebnisse nicht mehr hautnah spüren zu müssen. Erst die bewußte willensgesteuerte Aufgabe des Symptoms im geschützten Rahmen der Therapie ermöglicht ein Wiederwahrnehmen oder sogar ein erstmaliges Wahrnehmen konflikthafter Gefühle, Gedanken und Erinnerungen. Unterschiedliche therapeutische Aktivitäten helfen, die Aufgabe des Symptoms erträglich zu machen, neue spezifische Problemlösungsstrategien und Kompetenzen zu erarbeiten und aufzubauen.

»Für mich war Abschiednehmen schon immer sehr schwer, egal, um was es ging. Ich trauere Dingen und Menschen lange hinterher, und es fällt mir nicht leicht, einen Abschied zu akzeptieren. Genauso geht es mir im Moment beim Abschiednehmen vom Symptom. Ich kann mir einfach nicht vorstellen, daß ich etwas Adäquates dafür finden kann. Obwohl die Krankheit sehr viel Nachteile mit sich gebracht hat und es mir oft sehr schlecht damit ging, verherrliche ich sie zur Zeit und sehe nur die positiven Seiten. Ich war schlank, aktiv, selbstbewußt, stark, diszipliniert, und selbst wenn alles schieflief, konnte ich mir sagen, die Krankheit ist schuld. Nachdem ich nun das Symptom aufgegeben habe, spüre ich nichts an Stärke, Kraft und Energie. Ich merke nur, daß ich viel verletzlicher und unausgeglichener geworden bin. Mir fehlt ein großer Teil meines vertrauten Lebens, und ich habe große Angst, vor einem Nichts zu stehen, wenn ich nicht mehr krank bin.«

»Zuerst habe ich gar nicht verstanden, was mit Abschiednehmen vom Symptom gemeint war. Ich fühlte mich gar nicht angesprochen. Erst nach und nach kam mir, was es bedeutet, ohne Symptom weiterzuleben. Jetzt ist mir klar, in welchen Situationen ich automatisch zum Symptom gegriffen habe. Es waren verschiedene Anlässe, wie zum Beispiel Traurigkeit, Trauer, Einsamkeit, ein Gefühl der Leere, nach Kränkungen, in Überforderungssituationen, bei Wut, bei Kritik. Jetzt begreife ich erst so richtig, was es heißt, Abschied zu nehmen vom Symptom, nämlich daß ich nun in all diesen Situationen nichts habe, woran ich mich festhalten kann.«

»Ich denke, mein Fazit wird sein, daß mein Leben freier wird und meine Grenzen weiter. Ich traue mir durchaus zu, daß ich mich auf mich verlassen kann, mehr Kraft für Dinge habe, die wirklich wichtig für mich sind. Ich habe verstanden, daß es nicht angehen kann, daß die Sucht, daß meine Symptome mein einziger Lebensinhalt sind.«

»Ich nehme gerne Abschied von meinen Symptomen. Ich bin neugierig auf ein Leben ohne Sucht, auf ein Leben mit richtigen Freunden, auf ein Leben, in dem Leere und Einsamkeit keinen Raum mehr haben. Mir ist klar, wieviel mir die Bulimie von einem wirklichen Leben geraubt hat. Heute weiß ich, daß ich Probleme nicht durch Fressen ändern, daß das Leben durch Fressen nicht sicherer werden kann.«

Ernährungstherapie

Wir sind der Ansicht, daß eßgestörte Patientinnen, die sich oft jahrelang unter-, fehl- oder mangelernährt haben, nicht von selbst wieder richtig mit Nahrung umgehen können, wenn sie es nur wollen. Darum nimmt die Ernährungstherapie einen zentralen Raum in unserer Arbeit ein.

Die Patientinnen verpflichten sich zu Beginn der tagklinischen Phase nicht nur, ihr gestörtes Eßverhalten aufzugeben, sondern zu- oder abzunehmen beziehungsweise ihr Gewicht zu halten. Für jede Patientin wird in Absprache mit dem Team und der Gruppe eine Zielvorgabe hinsichtlich ihres zu erreichenden Gewichtes festgelegt. Die Zu- oder Abnahme soll in kontinuierlicher Form mit 500 bis maximal 1000 Gramm pro Woche erfolgen.

Die Patientinnen sind während der gesamten tagklinischen Phase durch konkrete Aufgaben aktiv an der Gestaltung und dem Ablauf der Ernährungstherapie beteiligt. Die therapeutische Begleitung in der Ernährungstherapie versteht sich als Hilfe zur Selbsthilfe und versucht Unterstützung dort anzubieten, wo sie von den Patientinnen gewünscht und benötigt wird.

Die Ernährungsberatung hat einen hohen Stellenwert. Die Informationsvermittlung muß sich dem Wissensstand der Patientinnen anpassen und darf weder über- noch unterfordern. Persönliche Wünsche, Abneigungen, Befürchtungen, Erwartungen und Erfahrungen der Betroffenen müssen erfragt und berücksichtigt werden. Es ist unabdingbar, in der Ernährungsberatung Gefühle und Gedanken hinsichtlich der Ernährung zu thematisieren, um mögliche gedankliche Verzerrungen korrigieren und Ängste mit berücksichtigen zu können. Daß eine lediglich auf Informationsvermittlung basierende Ernährungsberatung viel zu kurz greifen würde, ist selbstverständlich. Eine Voraussetzung richtiger Ernährung ist die optimale Energiezufuhr, das heißt, daß die über den Tag verteilten Mahlzeiten den individuellen Energiebedarf decken, entsprechend dem vorgegebenen Gewichtsziel.

Gedanken von Patientinnen zur Ernährungstherapie

»In der Tagklinik bereitete mir das Mittagessen am Anfang Probleme, weil ich viel zu langsam aß. Doch als ich dann mein Eßtempo dem der anderen anglich, merkte ich, daß es, auch ohne zu schlingen, gut zu schaffen war. Deshalb störte es mich dann sehr, wenn neben mir jemand saß, der extrem langsam aß und in seinem Essen herumstocherte, weil ich dadurch total verunsichert wurde und automatisch wieder viel langsamer essen wollte.«

»Oft habe ich wahnsinnige Magenschmerzen, ständiges Völlegefühl, und mir ist oft richtig schlecht. Butter bereitet mir wahnsinnige Schwierigkeiten. Ich habe schon als Kind keine Butter gegessen und finde sie widerlich. Einmal war mir so übel, daß ich das Gefühl hatte, ich müßte mich übergeben.«

»Ich empfinde die Ernährungsumstellung im TCE als sehr angenehm, weil ich ja schon lange kein geregeltes Essen mehr gewohnt war. So können weder übermäßiger Hunger noch ein totales Völlegefühl aufkommen. Es ist richtig spannend für mich, mal wieder angenehm gesättigt zu sein. Nicht zuviel und nicht zuwenig.«

»Nach und nach traue ich mich wieder an Speisen heran, die früher meine Lieblingsspeisen waren. Doch tue ich mich nach wie vor sehr schwer, Essen wirklich zu genießen, weil ich dann Angst habe, daß es zu schnell wieder vorbei ist und daß ich womöglich nicht mehr aufhören kann und immer weiter esse und immer fetter werde.«

»Seit der Eßtherapie in der Tagklinik geht es mir viel besser. Das ständige Völlegefühl, wodurch ich mich immer so träge und wie gelähmt gefühlt habe, ist weg. Ich verspüre viel mehr Lebensfreude und Energie. Das Gefühl, das, was ich esse, darf ich auch essen, ist ein unheimlich tolles Gefühl. Das Essen nach Struktur und die vielen Mahlzeiten finde ich sehr gut, weil dadurch Heißhungergefühle abgedämpft werden.«

»Meine Verdauung hat sich normalisiert, was ich niemals in meinem Leben geglaubt hätte.«

»Ich kann für mich sagen, daß ich immer ein sehr schneller Esser war und jetzt in den letzten Wochen versucht habe, mein Tempo zu drosseln. Das werte ich als sehr positiv für mich. Ich habe jedoch immer noch Probleme, mich am Tempo der anderen zu orientieren.«

»Es ging mir mit der Ernährungsumstellung sehr gut. Ich fand die Portionen anfangs sehr klein, aber mittlerweile bin ich nach dem Mittagessen jedesmal wirklich satt. Sehr interessant zu merken, daß nicht Unmengen nötig sind, damit ich ein Sättigungsgefühl habe. In der ersten Woche hatte ich öfters Hunger, jetzt ist es höchstens noch gelegentlich vor dem Frühstück.«

»Schwierig finde ich das gemeinsame Einnehmen der Mahlzeiten. Es ist für mich einfach nicht möglich, ohne schlechtes Gewissen zu essen. Und dann muß ich meinen Teller ständig mit denen der anderen vergleichen. Immer wieder kommt dies schreckliche Gefühl auf, womöglich habe ich zu viel auf meinem Teller, und die anderen haben weniger und nehmen darum nicht zu, während ich immer fetter werde.«

»In der Kochgruppe habe ich festgestellt, daß ich große Probleme habe, Verantwortung zu teilen. Entweder möchte ich alles an mich reißen, oder ich halte mich ganz heraus. Wenn ich alles an mich reiße, dann lasse ich auch keinen anderen teilnehmen, sondern möchte alles, bis ins kleinste Detail, selbst machen, damit ja nichts schiefgeht und alles perfekt ist.«

»Ich hatte vor der Kochgruppe ziemliche Angst, warum, das konnte ich selbst nicht genau sagen. Vielleicht war es auch nur die Ungewißheit, wie das Ganze ablaufen würde. Ich konnte mir gar nicht vorstellen, daß wir etwas Eßbares fertigbringen würden. Auch hatte ich einige Vorbehalte denen gegenüber, die mit mir in der Kochgruppe waren. Und dann ist eigentlich alles viel besser gelaufen, als ich es mir je hätte vorstellen können. Es war teilweise sogar witzig und entspannend, wenn wir über kleine Pannen lachen konnten. Schwierig war das gemeinsame Essen. Ich denke, daß wir da alle unsere Konkurrenzgefühle noch nicht abstellen können.«

»Was mir momentan Freude macht, ist, wenn wir abends nach der Tagklinik noch zusammen essen gehen und ich dort ausprobieren kann, wie ich damit klarkomme. Essen wird langsam auch da wieder zu etwas Schönem, Geselligem. Ich habe das Gefühl, wir sitzen alle in einem Boot, und wenn wir Angst vor etwas haben, halten wir dies gemeinsam aus.«

»Ich hätte mir nicht vorstellen können, jemals in meinem Leben nach einem Essen wieder sagen zu können, das hat mir wirklich gut geschmeckt.«

Kunsttherapie

Die kreative Therapie spielt in unserem Modell eine wesentliche Rolle. Magersüchtige und bulimisch kranke Frauen sind fast immer hervorragend verbalisiert. Sie wissen gut Bescheid über ihre Krankheit samt analytischer Interpretation, aber sie sind nur selten in der Lage, eigene Gefühle zu ergründen oder zuzulassen oder sogar sie auszudrücken. Eine wichtige Aufgabe der Behandlung ist es also, zunächst einmal, Kreativität in bezug auf sich selbst anzuregen und zu locken. Zu Beginn der Behandlung ist es für die meisten Patientinnen ein Problem, mit ihren üblichen Höchstansprüchen an Leistungen zurechtzukommen. Die Arbeit verlangt keine speziellen Kenntnisse oder Fertigkeiten. Wichtig ist der Gestaltungsprozeß und nicht das schöne Ergebnis. Farben, Formen, Oberflächenmaterialien erhalten wichtige Funktionen für die Aussagen, die jede Patientin machen will.

Bereits in der Motivationsphase ermuntern wir unsere Patientinnen, für wenige Sekunden mit offenen und dann mit geschlossenen Augen auf einem Papier zu kritzeln. Sie sollen so einen Zugang zum unmittelbaren Selbstausdruck finden. Schon hier wollen wir sie von ihrem Druck befreien, perfekte Kunstwerke erstellen zu müssen.

»Das Kritzelbild hat mir viel Spaß gemacht. Zuerst war es mir eher unbehaglich dabei, doch dann kam eine große Neugier in mir auf, was wohl aus einem solchen Blindkritzeln entstehen könnte. Der Anspruch, ein optisch möglichst schönes Bild zu kritzeln, war bald nicht mehr da. Das habe ich als äußerst befreiend empfunden. Bei der Betrachtung des Bildes ist mir dann aufgefallen, daß dieses Bild viel eher das zeigt, was ich bin, als ein mit geöffneten Augen gemaltes Bild.«

Zu Beginn der Tagklinik-Therapiephase stellt sich jede Patientin den anderen Mitgliedern der Gruppe nicht nur mit ihrer Lebens- und Krankengeschichte vor, sondern auch mit einem sogenannten Vorstellungsbild, in das sie ihren eigenen Vor- und Zunamen integriert. Nach unserer Erfahrung ist für viele dieses Vorstellungsbild der erste wichtige Schritt zur Selbstreflexion und Integration in die Gruppe. Nachdem die Patientin sich mit ihrem Bild in der Gruppe vorgestellt hat, fordern wir sie auf, sich noch einige schriftliche Gedanken zu ihrem Bild zu machen.

»Mein Name geht in dem Bild fast unter, wirkt filigran und zart. Ich habe ihn als erstes geschrieben und wollte nicht, daß er durch eine kräftige Farbe oder eine dicke Schrift zu sehr auffällt. Ich frage mich, ob dies auch auf meine Lebenssituation übertragbar ist. Alle trauen mir viel mehr zu als ich mir selbst, vor allem in meinem Beruf. Besonders in letzter Zeit hat sich mein Selbstbewußtsein immer mehr verändert. Ich fühle mich durchsichtiger, schwächer und irgendwie, als würde ich fast zerbrechen unter den vielen Anforderungen.«

»In der Mitte meines Bildes befindet sich eine Spirale, die mich darstellen soll. Diese Spirale ist in verschiedenen Brauntönen gehalten und wird zum Mittelpunkt hin schwarz. Dieser Mittelpunkt ist auch gleichzeitig mein Mittelpunkt, das heißt mein Bauch. Um ihn dreht sich fast alles. Oft denke ich, daß ich nur aus meinem Bauch bestehe.«

»Mein erster Impuls war, meinen Namen groß, auffallend, kraftvoll, aggressiv auf das ganze Blatt zu bringen. Der Akt des Malens war energiegeladen und wild und hat mir viel Spaß gemacht. Ich wollte auffallen, ungehemmt und grenzenlos sein. Schade, die Schrift ist mir eigentlich zu dünn geraten, aber ich wollte sie nicht kontrolliert dicker nachziehen, weil sie sonst ihren Schwung und ihre Dynamik verloren hätte.«

Gruppenbilder sind Gemeinschaftsproduktionen von mehreren

Gruppenmitgliedern zur gleichen Zeit. Die Patientinnen stehen um einen Tisch herum und bemalen mit Wasserfarben eine große Fläche weißen Papiers. Auch dazu werden die Patientinnen zu Kommentaren angehalten.

»Mir hat es in erster Linie viel Freude gemacht, gemeinsam mit der Gruppe ein Bild zu malen. Es war sehr positiv, sich einerseits selbst einzubringen und andererseits immer auf die anderen zu achten und mit ihnen in Kontakt zu bleiben. Wir hatten ein gemeinsames Ziel, und ich denke, wir haben es ganz gut gemeistert, obwohl manche mit ihrer Farbwahl nicht voll zufrieden waren. Daß mein Name im Endeffekt ziemlich verdeckt wurde, hat mich nicht gestört. Ich hatte das Gefühl, dennoch mit meiner Farbe ausreichend präsent zu sein. Ich fand mein Blau sogar ziemlich hervorstechend. Auch als andere Gruppenmitglieder meinten, sie könnten meinen Namen kaum lesen, war für mich wichtig, daß ich ihn lesen konnte.«

»Ich habe meine Linie und meinen Stil mit meinen Farben durchgesetzt, ohne die anderen niederzumachen. Es hat mich gereizt, auf die anderen einzugehen und sie durch meine Untermalung vielleicht interessanter, vielleicht auch etwas auffälliger zu machen. Ich hatte den Drang, auszubrechen, mal was Krasseres zu wagen, was auch hätte schiefgehen können, aber – glaube ich – nicht ist. Dieses In-Aufruhr-Versetzen, Ausbrechen aus Geregeltem, Festgefahrenem war mir einfach ein Bedürfnis.«

Körperwahrnehmungstherapie

Gerade der Umgang mit dem Körper bereitet vielen Patientinnen mit Eßstörungen enorme Ängste. Dies ist vielleicht der am stärksten geschädigte Bereich ihrer Persönlichkeit. Dort fühlen sie sich am unsichersten und inkompetentesten und tragen viele schmerzliche Erinnerungen mit sich herum. Es ist sehr wichtig, hier mit großer Behutsamkeit vorzugehen und das Tempo den Ängstlichsten in der Gruppe anzupassen, um niemanden emotional zu überfordern.

Zu Beginn der tagklinischen Phase erklären wir den Patientinnen das Vorgehen in der Körperwahrnehmungstherapie und die damit verbundenen Ziele und Absichten. Wir fragen nach Vorerfahrungen und Ängsten. Wichtig ist der ausdrückliche Hinweis, daß individuelle Grenzen und Ängste geäußert werden dürfen und respektiert werden. Die Übungen können individuell abgewandelt werden, zum Beispiel sitzen statt liegen, die Augen geöffnet lassen statt sie zu schließen. In Einzelfällen kann eine Übung auch ausgelassen werden.

Den meisten Patientinnen fällt die Wahrnehmung des eigenen Körpers sehr schwer. Sie teilen ihren Körper in verschiedene Partien ein, häufig kommt es zu einer Zweiteilung in Körper und Kopf. Die Fremdeinschätzung der äußeren Erscheinung ist von großer Bedeutung. Die Patientinnen übernehmen Wahrnehmungen anderer, ohne dem eine eigene Einschätzung entgegensetzen zu können. Ebenso lassen sich viele Patientinnen leicht in ihrer Selbsteinschätzung verunsichern. So glauben manche, zugenommen zu haben, wenn eine frischgewaschene Hose enger sitzt als vor der Wäsche.

Von Bedeutung sind nicht nur Übungen zur Selbstwahrnehmung, sondern auch zur Wahrnehmung von Nähe und Distanz zwischen Menschen. In Beziehungsspielen wird geübt, Kontakt zu anderen aufzunehmen, Nähe in einer individuell angenehmen Form zu erleben, aber auch die eigenen Grenzen zu erkennen und zu behaupten.

Zum Abschluß wird erneut nach der Einstellung zum Körper gefragt, um individuelle Therapieerfolge bewußtzumachen und das weitere Vorgehen für noch vorhandene Defizite entwickeln und planen zu können. Viele Patientinnen empfinden die Körperwahrnehmungstherapie in der tagklinischen Phase als Beginn eines langen Weges hin zum Anfreunden mit dem eigenen Körper. Sie nehmen hier ihren Körper erstmals in anderen Zusammenhängen als mit Essen, mit eigener Leistung und Normerfüllung wahr. Wenigen gelingt es schon in der tagklinischen Phase, positive Gefühle für die eigene Körperlichkeit zu entwickeln. Der erste Schritt besteht häufig in bewußtem Wahrnehmen eigener Grenzen. Viele Patientinnen scheinen sich zuerst in sich selbst zurückzuziehen, bevor sie es wagen, mit ihrem neuen Körperbewußtsein zu experimentieren und in Kontakt zu anderen, zum Beispiel zu Sexualpartnern, zu treten. Jede Patientin wählt hierbei ihr eigenes Tempo und Vorgehen. Dabei halten wir es für besonders wichtig, die individuelle Entwicklung zu respektieren und keine Ideale oder Normen vorzuschreiben.

»Annehmen kann ich eigentlich nur die Teile meines Körpers, die ein anderer schön findet oder einmal schön fand. Mein früherer Freund fand meine Füße besonders anziehend. Hatte ich vorher nie darauf geachtet, so ist mir dann doch aufgefallen, daß sie klein, zierlich und schön sind. Meine Hände mag ich selbst gern, und trotzdem pflege ich sie nicht sonderlich. Im Winter sind sie oft rauh und rissig. Erst wenn ich gar nicht anders kann, creme ich sie ein. Meine Hände sind klein und schmal im Verhältnis zu meinem ganzen Körper. Meine Hände könnten auch die Hände einer dünnen Frau sein. Sie entsprechen dem Wunschbild, das ich immer von mir hatte, nämlich einigermaßen normalgewichtig zu sein.«

»Ich bin total begeistert von der Körperwahrnehmung. Mir macht es sehr viel Spaß, mich selbst zu berühren. Am besten ist es für mich, mit geschlossenen Augen zu fühlen, da dann alle anderen Sinne ausgeschaltet sind. Durch die Energie und die Freude der anderen bekomme ich gute Laune und ein positives Gefühl, wenn ich meinen Körper wahrnehme.«

»Gott sei Dank haben wir die Übung vor dem Mittagessen gemacht, sonst hätte ich mich wahrscheinlich geweigert, mich von allen Seiten im großen Spiegel und auch noch vor allen anderen zu betrachten.«

»Von vorne kann ich mich noch ganz gut sehen. Ich finde meine Hüften in Ordnung. Die Oberschenkel sind hart an der Grenze, und ein wenig Angst habe ich, daß meine Knöchel wieder so dick werden, daß meine Beine wie Stampfer aussehen. Aber von der Seite her finde ich mich unmöglich, mein Bauch sieht aus, als wäre ich im neunten Monat schwanger, kaum Busen und nach vorn hängende Schultern. Ich weiß nicht, warum ich so versessen auf einen flachen Bauch bin. Ich kann meine Figur gut ertragen, sobald ich einen flachen Bauch habe und mich leer fühle. Sobald ich aber etwas gegessen oder getrunken habe, fühle ich mich so rund und voll, so unförmig.«

»Die Übung, Leute auf Distanz zu halten oder sie näher heranzulassen, hat mir gestern keine großen Schwierigkeiten bereitet, da meine Grenzen auch von anderen akzeptiert wurden. Es wäre mir schwergefallen, wenn mir jemand näher gekommen wäre, als ich das wollte, denn es ist mir aufgefallen, daß ich meistens erst Grenzen setze, wenn jemand mir zu nahe tritt, oder daß mir von vornherein nicht klar ist, wie nahe ich jemanden haben möchte.«

»Es fällt mir sehr schwer, mein Verhältnis zu meinem Körper zu beschreiben. Manchmal mag ich meinen Körper sehr gerne und empfinde ihn als schön, häufig mag ich ihn aber nicht. Die Punkte, mit denen ich am meisten Schwierigkeiten habe, sind meine Oberschenkel und seit einiger Zeit auch meine Oberarme. Vor allem finde ich meine Oberschenkel unschön wegen der Cellulitis. Das geht so weit, daß ich im Sommer nicht mit Freunden baden gehen kann. Früher war das anders, als mein Körper noch schlank war, habe ich gern meine gute Figur gezeigt.«

»Frausein war für mich lange Zeit negativ belastet, es sei denn, man sieht aus wie ein Model. Frau- und Muttersein war für mich extrem negativ besetzt, weil ich der festen Überzeugung war, daß nur die Art meiner Mutter möglich wäre. Wirklich etwas wert waren Karierefrauen, Intellektuelle, die nichts spezifisch Weibliches hatten. Diese Ansicht wurde vor allem durch meinen Vater bestärkt, der von solchen Frauen schwärmte und sie meiner Mutter vorzog.«

»Mit der Körperwahrnehmungstherapie bin ich extrem schlecht zurechtgekommen. Meine Gedanken sind meist abgeschweift. Ich wollte mich einfach nicht auf meinen Körper konzentrieren, sondern habe krampfhaft an etwas anderes gedacht. Ich hatte zu große Schwierigkeiten mit meiner Gewichtszunahme und sah somit fast meinen gesamten Körper als Problemzone an.«

Gedanken von Patientinnen über ihren Therapieverlauf

»Die Therapie ist im Moment für mich Halt und Struktur. Schon allein die zeitliche Einteilung, die geregelten Mahlzeiten und der ständige Kontakt mit den anderen in der Gruppe gibt mir unendlich viel Halt. Die Gruppe ist für mich immer wichtiger geworden. Zunächst hatte ich den Eindruck, daß nur die Therapeuten mir helfen könnten, so daß die Rückmeldungen der Gruppe, wenn überhaupt, zweitrangig für mich waren. Inzwischen ist das vollkommen anders geworden. Therapeuten und Gleichaltrige zusammen helfen mir zu einer ganz neuen Art von Wahrnehmung, auf die ich selbst nicht gekommen wäre.«

»Bevor ich ins TCE kam, hatte ich riesige Vorurteile gegen Psychotherapie. Meine Vorstellung davon war: Essen und Zeit totschlagen. Doch alle meine Vorurteile haben sich nicht bestätigt. Die Tage sind sehr anstrengend, weil die einzelnen Therapiebausteine Gesprächstherapie, Kunsttherapie, Körperwahrnehmungstherapie und vor allem das Einnehmen der gemeinsamen Mahlzeiten viel Engagement verlangen. Bis jetzt erschien mir noch kein einziger Tag überflüssig. Mein Leben hat einen neuen Sinn und eine neue Struktur bekommen.«

»Bis jetzt gab es noch kein Thema in der Tagklinikphase, das mich nicht angesprochen hätte. Die Symptome, vor allem aber das Thema Familie und Beziehungen haben mir die Augen geöffnet und mir gezeigt, wie ich wirklich bin. Dadurch habe ich mich viel damit befaßt, und es hat mir Angst gemacht, zu sehen, wieviel nicht in Ordnung ist. Aber durch das Reden und die Rückmeldung wurden mir Änderungsmöglichkeiten aufgezeigt. Wichtig finde ich das Thema Körper und Sexualität, weil dieses Thema für mich immer ein Tabuthema war. Entscheidend für mich ist, zu spüren, daß auch die anderen ähnliche Probleme haben und daß wir sie gemeinsam meistern können.«

»Vor der Therapie hätte ich mir gar nicht vorstellen können, mit so vielen Mädchen den ganzen Tag zusammenzusein, weil ich bis dahin sehr isoliert gelebt hatte und keinen Kontakt mehr gewöhnt war. Ich hatte Angst, von der Gruppe nicht akzeptiert zu werden, immer allein zu bleiben. Besonders als ich wegen meines extrem langsamen Essens von anderen kritisiert wurde, fühlte ich mich schrecklich, aber nach einiger Zeit änderte sich dies. Ich begriff, daß wir uns alle gegenseitig helfen wollen, und ich begann, mich allmählich wohl zu fühlen. Ich ging auf andere Mädchen zu und merkte, daß sie mich mögen. Ich begann, Vertrauen entgegenzubringen, offener zu werden, über mich zu erzählen, anderen zuzuhören, mich für die anderen zu interessieren.«

»Ich kann manchmal wieder lachen, so richtig erleichtert lachen, vor allem mit den anderen. Es tut so gut. Ich habe das Gefühl, wieder einen Bezug zu anderen Menschen herstellen zu können und aus der schrecklichen Einsamkeit herauszukommen.«

»Ich fühle mich zunehmend für mich verantwortlich. Endlich habe ich das Gefühl, daß das Leben nicht länger schicksalhaft und unbeeinflußbar an mir vorbeirauscht. Kritische Rückmeldungen der anderen haben mich anfangs fertiggemacht, aber im Endeffekt haben sie mir mehr geholfen als Komplimente.«

»Vielleicht habe ich die Anstrengung unterschätzt, die nötig ist, wenn man eingefahrene, alte Verhaltensweisen ändern will. Doch auch wenn ich die Therapiezeit nicht immer optimal genutzt habe, ich bin auf jeden Fall über alles froh, was ich gelernt habe. Ich glaube, ich habe jetzt Werkzeuge an der Hand, mit denen ich mein Leben anders und effektiver gestalten kann als über Kranksein.«

»Ich habe in der Therapie gelernt, daß ich mein Leben allein in die Hand nehmen muß und allein Verantwortung dafür trage, wie ich lebe, das hat mich zuerst zutiefst erschreckt. Ich war immer auf der Suche nach einem Menschen, der mir die Verantwortung für mein Leben abnimmt. Hier im TCE habe ich verstanden, daß es diesen Menschen nicht gibt. Anfänglich war ich darüber enttäuscht. Nun habe ich beschlossen, mich auf den Weg zu machen und mein Leben tatsächlich selbst in die Hand zu nehmen und selbst zu leben.«

»Am Anfang war alles, was die Therapeuten gesagt haben, für mich heilig und richtig. Ich war abhängig von ihnen, habe sie glorifiziert, auf ein Podest gestellt und bewundert. Dann kam eine Phase, in der ich eher alles negativ gesehen habe und aggressiv wurde, weil ich das Gefühl hatte, die Therapeuten verbieten mir alles, was Spaß macht. Ich durfte nicht mehr Walkman hören, keinen Kaugummi kauen, ich sollte meinen Sport einschränken, Kritik annehmen und nicht mehr tagträumen. Heute sehe ich die Therapeuten – glaube ich – realistischer. Sie sind nicht mehr die Alleinseligmachenden. Vor allem habe ich gelernt, meiner Gruppe zuzuhören und sie zu akzeptieren.«

»Wenn ich weiterhin mir gegenüber ehrlich bleibe, auch in der ambulanten Phase arbeite, kann ich es schaffen, aus der Krankheit herauszukommen. Jedenfalls habe ich seit Therapiebeginn keinen Freßanfall mehr gehabt und auch nicht mehr erbrochen. Daran will ich unbedingt festhalten, denn nur ohne Symptome kann ich konstruktive Schritte machen. Ich denke, daß mich das noch weiterhin harte Arbeit kosten wird. Ich weiß, daß mein Weg nicht leicht ist, aber ich habe die Knackpunkte erkannt und habe Menschen gefunden, die genauso kämpfen wie ich. Das macht mir immer wieder Mut, vor allem in düsteren Zeiten, in denen es so verlockend erscheint, wieder durch Fressen eine schnelle Befriedigung zu finden.«

»Das TCE ist inzwischen zu meinem Zuhause geworden. Ich fühle mich aufgehoben, geborgen und sicher. Ich habe so etwas noch nie vorher gespürt. Ich bin unter Menschen, die mich akzeptieren. Zum ersten Mal in meinem Leben fühle ich mich ernst genommen, egal, um was es geht. Ich möchte diesen Ort nicht verlassen. Ich habe Angst, nirgendwo ein Zuhause zu finden wie dieses. Es wird nach der Tagklinik nie mehr so sein wie in den letzten Monaten. Es ist nicht nur der Abschied von der Tagklinikphase, sondern auch gleichzeitig von so vielen Menschen, die ich liebgewonnen habe, die mir alle auf ihre Weise etwas bedeuten. Am meisten fürchte ich mich vor dem Verlust des Gefühls von Geborgenheit. Ich habe Menschen gefunden, die meine Sprache verstehen und sprechen und nicht pausenlos Grenzen zu mir überschreiten. Ich weiß, was ich zu tun habe, wenn ich nicht untergehen will. Ich weiß es und kann es üben, dennoch habe ich große Angst, Angst, die anderen könnten mich vergessen, wenn ich nicht mehr jeden Tag hier von morgens bis abends mit ihnen zusammen bin. Alle sagen, es ist nicht so, wir werden auch in Zukunft zusammenarbeiten. Und dennoch, meine Gedanken kreisen zur Zeit nur um ein Thema: den Abschied von der Gruppe, in der ich Aufnahme gefunden habe, als ich glaubte, mein Leben sei durch meine Krankheit zerstört und am Ende.«

Therapieerfahrungen von Patientinnen

Es dauert oft Jahre, bis Betroffene zu einer notwendigen Therapie bereit sind. Elena, Carmen, Astrid, Viktoria, Marlene, Celina und Isabel machen deutlich, wieviel Kraft und Mut dieser Schritt erfordert und beschreiben ihre gemeinsame Therapie am TCE.

Elena

Irgendwann empfand ich den Leidensdruck beziehungsweise dieses Gefangensein in mir selbst als so groß, daß ich mir nur noch wünschte, daraus ausbrechen zu können. Am schlimmsten waren die Momente, in denen ich das Gefühl hatte, völlig durchzudrehen. Dabei bekam ich oft Angst vor mir selber, da ich das Gefühl hatte, nur noch wie eine Maschine nach meinen selbstauferlegten Zwängen zu leben. Die Magersucht war für mich ein Hilfeschrei, gemocht und akzeptiert zu werden.

In dieser Zeit verschlang ich Berge von Fachliteratur und stieß irgendwann auf das Konzept der Tagklinik von Frau Gerlinghoff. Als ich las, daß dort jeweils eine Gruppe junger Frauen mit Eßstörungen innerhalb verschiedener Therapiebausteine ihre Probleme »bearbeiten«, schöpfte ich einerseits große Hoffnung daraus, andererseits machte mir dies auch riesige Angst. Daß ich mich schließlich freiwillig entschlossen habe, die Therapie am TCE in München zu beginnen, war aus meiner Sicht der erste Schritt aus der Krankheit, obwohl ich mich später noch einige Male erneut bewußt dafür entscheiden mußte. Meine Eltern haben mich übrigens sehr unterstützt, die Therapie zu beginnen.

In meinem Erstgespräch, das ich mit Frau Gerlinghoff führte, spürte ich gleich sehr deutlich, daß ich hier ernst genommen wurde, allerdings auch bereit sein mußte, dafür etwas zu tun. Bereits mit dem ersten Gespräch begann für mich eine ganz besondere Beziehung zu Frau Gerlinghoff, auf die ich später noch eingehen möchte.

Da ich noch mein Abitur machen wollte, konnte ich mit der Tagklinik erst Anfang Juni beginnen, so daß ich in der Zwischenzeit meine Krankheit noch einmal so richtig auslebte. Einerseits konnte ich es nicht mehr erwarten, andererseits fühlte ich mich teilweise wie gelähmt bei dem Gedanken an die Therapie. In dieser Zeit nahm ich auch an zwei Aufnahmeprüfungen für eine staatliche Ballettausbildung teil, die ich allerdings beide nicht bestand. Das Ziel, auf das ich die letzten Jahre hin gelebt hatte, hatte sich in nichts aufgelöst, und meine Ballettwelt begann zusammenzubrechen.

Es fällt mir schwer, mich in der nun folgenden Beschreibung der Tagklinik-Phase auf das Wesentliche zu beschränken, da dies für mich der Anfang eines neuen Lebens(muts) war – doch ich will es versuchen:

Es war für mich eine völlig neue Erfahrung, in einer Gruppe zu sein, in der ich das Gefühl hatte, einen Platz zu haben. Ich spürte sehr bald, daß ich nicht mehr allein sein wollte, doch meine Angst vor Beziehungen war groß, und ich stand mir anfangs selber sehr im Weg, da ich mich für so unfähig hielt. Doch bevor ich überhaupt diesen Schritt aus meiner Angst machen konnte, mußte ich erst einmal das Symptom aufgeben. Ich glaube, ich war bald bereit, über meine Geschichte beziehungsweise über meine Probleme zu reden, und ebenso wollte ich wieder ein normales Eßverhalten lernen, doch meine Sucht wollte ich trotzdem behalten. Daß es eben nicht genügt, zu analysieren, sondern daß sich nur etwas ändert, wenn ich selbst es tue, das habe ich erst später verstanden. Ich empfand es als einen enormen Kampf und als Anstrengung, endlich zuzunehmen und meine Besonderheit, mein Persönlichkeitsmerkmal Magersucht aufzugeben. Es hat auch nicht gereicht, mich einmal gegen die Krankheit entschieden zu haben – im Gegenteil, ich mußte mich tausend Male wieder neu entscheiden. Ich ertappte mich bei der Einstellung gegenüber der Therapie: Helft mir, aber laßt mir meinen Lebenssinn – die Sucht! Meine Erwartungen von einem »befreiten Leben« ohne Sucht wurden erst einmal nicht erfüllt. Nein, es fühlte sich alles völlig leer, unsicher und wahnsinnig beängstigend an, als ich begann, wirklich mitzumachen.

Der für mich wichtigste Aspekt der Therapie war mit Sicherheit die Gruppe. Meine Rolle anfangs war die der Lieben, Netten, Angepaßten, die von vielen gemocht und kaum kritisiert wird. So wollte ich sein, und so fühlte ich mich damals wohl. Im Zusam-

menarbeiten beziehungsweise -leben mit den anderen Frauen spürte ich langsam, daß ich nicht so unfähig bin, wie ich mich immer gefühlt habe, daß ich nicht nur ausgeliefert bin, sondern ebenso aktiv eine Beziehung gestalten kann und vor allem, daß niemand von mir verlangt, nur lieb und nett zu sein. Obwohl ich im Laufe der Tagklinikzeit schon etwas mutiger wurde, meine Meinung zu sagen, passierte der wesentliche Schritt erst bedeutend später – und zwar, als ich in der ambulanten Phase für ein Jahr in der betreuten Wohngruppe mit vier anderen Frauen zusammenlebte. Es war für mich eine Art »Erprobungsraum«, wo jede Woche in der WG-Besprechung die Möglichkeit bestand, Schwierigkeiten anzusprechen. Erst hier wagte ich es, so langsam, aber sicher meine Rolle der Lieben, Angepaßten aufzugeben. Ich spürte, daß ich einfach keine Lust mehr hatte, mich immer wieder zu verleugnen, nur damit kein Streit entsteht. Genau diese Rolle hatte ich in meiner Familie gehabt, doch aus diesem Harmoniekampf wollte ich heraus. Ich fand es allerdings ganz schön schwierig, auch die negativen Seiten des Ehrlichseins in Kauf zu nehmen, nämlich, daß auch mal schlechte Stimmung herrscht, beziehungsweise ich selbst dadurch, daß ich meinen Mund aufmache, auch mal Anlaß zu Kritik gebe. Heute fühle ich mich damit aber viel freier und habe das Gefühl, zu mir stehen zu können, da ich nicht nur aus einer netten Fassade bestehen muß. Ich bin zwar vielleicht nicht mehr der Liebling, doch daran liegt mir auch nichts mehr.
In der Tagklinik spürte ich, wie wenig ich noch ich selber war – ich bestand nur noch aus meinen Regeln. Für mich war die Therapie der Beginn, mich selbst für mein Leben verantwortlich zu fühlen, und zwar indem ich mich wieder mit mir »anfreundete« und nicht mehr gegen mich vorging.
In beruflicher Hinsicht war ich erst einmal der Überzeugung, es gäbe einfach nichts, was mir außer dem Ballett noch Spaß machen würde. Ich ließ mich schon noch sehr fallen in dieser Trauer um meinen Traumberuf. Erst als mir klarwurde, daß ich durch dieses Selbstmitleid nur auf der Stelle trat, überlegte ich mir dann Alternativen. Mehr oder weniger halbherzig begann ich nach der Tagklinik ein Soziales Jahr in einer Kindertagesstätte, weil ich mir auch vorstellen konnte, später mit Kindern zu arbeiten. Wie in vielen anderen Bereichen hatte ich auch hierbei anfangs die Be-

fürchtung, ich käme aus meinem »alten Trott« nicht heraus, und wurde erst durch konkretes Ausprobieren von etwas Neuem vom Gegenteil überzeugt. Nie hätte ich gedacht, daß ich mich vom Ballett verabschieden könnte – doch heute bin ich mehr als zufrieden mit meinem Studium für das Lehramt an Sonderschulen. Ich habe viel Spaß damit – vielleicht aber auch, weil sich meine Ansprüche verändert haben. Ich habe nicht mehr das große Ziel, etwas Besonderes machen und mich »verwirklichen« zu wollen, vielmehr spüre ich, daß es ganz entscheidend darauf ankommt, was ich selber daraus mache. Ich fühle mich heute sehr »normal« und genieße das. Es hat aber lange gedauert, bis ich zugeben konnte, daß ich inzwischen froh bin, mich in meinem Beruf nicht jeden Tag bis zur völligen Erschöpfung quälen zu müssen!

Ich glaube, parallel zu meiner Ablösung von meiner Familie begann ich, mir immer mehr in der Tagklinik mein Zuhause zu suchen. Es war für mich ein Raum, in dem ich spürte, ernst genommen zu werden, wo ich mich wohl fühlte, was aber stets an die Bedingung geknüpft war, aktiv mitzumachen, etwas zu verändern, auszuprobieren, alte Verhaltensweisen aufzugeben. Ich ließ mich darauf ein! Mit Sicherheit war es anfangs wichtig für mich, diese Therapie mit allen Menschen, die dazugehörten, als den Mittelpunkt meines Lebens zu betrachten, doch ich spürte bald auch die Gefahr, nicht mehr von dieser zentralen Gewichtung wegzukommen. Die Therapeuten waren für mich Menschen, vor denen ich sehr großen Respekt hatte, denen ich aber auch unterstellte – so komisch das vielleicht klingen mag –, mein »Schicksal in der Hand zu haben«. Ihre Meinung war mir extrem wichtig, und ständig war ich auf der Suche nach Lob. Eigentlich sind das sehr vertraute Verhaltensmuster von mir, die ich auch hier weiterhin praktizierte.

Am nächsten stand mir meine Bezugstherapeutin, Frau Gerlinghoff. Zu ihr hatte ich sehr schnell Vertrauen gefaßt, und ich bewunderte und respektierte sie sehr. Ihre Lust am Leben, ihre Kraft und Ehrlichkeit zogen mich magisch an. Doch Frau Gerlinghoff war mehr für mich als »nur« Bezugstherapeutin. Ich machte sie zu jemandem, von dem ich extrem abhängig wurde. Ich glaube, die Gefahr, mich von Menschen, die mir sehr wichtig sind, abhängig zu machen, zieht sich wie ein roter Faden durch mein Leben. Diese Abhängigkeit beinhaltet dann immer eine sehr positive und eine sehr negative Seite. Positiv ist, daß ich mich sehr geborgen und aufgehoben fühle und daraus enorme Kraft schöpfe; negativ, daß ich das Gefühl habe, ohne den anderen nicht mehr existieren zu können, unfrei zu sein. Was ich damals auch als sehr quälend empfand, war meine Eifersucht, weil ich natürlich nicht die einzige Patientin war. Dieses altbekannte Konkurrieren mit anderen und Kämpfen um Zuneigung! Doch ich wußte nicht, wie ich mich davon befreien konnte.

Meine Ablösung von Frau Gerlinghoff hat sehr lange gedauert und verlief natürlich parallel zu meiner Entwicklung, mich als die Person, die ich bin, zu akzeptieren und zu schätzen. Je mehr ich mir selbst vertraute und zutraute, desto leichter fiel es mir, mich unabhängig zu machen. Verschiedene Dinge, die ich selbst machte, sei es eine eigene Wohnung zu suchen oder einen vorübergehenden Job, bestärkten mich in meinem Selbstbewußtsein ungemein. Ich spürte auch irgendwann, daß ich nicht stets durch etwas Besonderes auffallen mußte, um wahrgenommen zu werden.

Frau Gerlinghoff war zwar weiterhin in der ambulanten Phase eine sehr wichtige Bezugsperson für mich, doch da meine Kontakte zu den anderen Frauen in der Gruppe immer intensiver wurden, bedeutete mir deren Meinung auch immer mehr, und ich gab langsam meine Fixierung auf Frau Gerlinghoff auf. Mein großes Vertrauen zu ihr ist bis heute unverändert, ebenso mein Respekt und das Gefühl, sie sehr zu mögen, doch spielt sich das inzwischen auf einer wesentlich erwachseneren Ebene ab. Ich sehe mich nicht mehr klein und unfähig, sondern traue mich, meine Meinung zu sagen. Diese Entwicklung freut mich sehr und macht mich auch stolz!

Das Erwachsenwerden habe ich in der Zeit meiner Magersucht bewußt verweigert. Es machte mir wahnsinnige Angst, Verantwortung für mich selbst zu übernehmen. Nach außen hin wollte ich durch meinen mädchenhaften, dürren, ausgemergelten Körper zeigen, wie schutzbedürftig ich bin. Ich empfand eine extreme Zweiteilung: »ich« und mein Körper. Gerade aus meiner negativen sexuellen Erfahrung heraus, als ich alles mit mir machen ließ, verabscheute ich diesen (meinen) Körper. Sexualität war für mich primär nur Lustbefriedigung des Mannes – eine eigene Sexualität besaß ich nicht.

Als ich in der Tagklinik dann anfing zuzunehmen, begann ein harter Kampf. Einerseits wollte ich lernen, meinen sich verändernden Körper zu akzeptieren, andererseits spürte ich, wie ich dadurch auch meine Schutzmauer verlor. Dünnsein bedeutete für mich Sicherheit und somit Nicht-Frau-sein-Müssen. Daß Weiblichkeit etwas Wunderschönes sein kann und nicht gleichzusetzen ist mit Ausgeliefertsein, versuchte ich mir zwar einzureden und begann es in Gesprächen mit den anderen ein wenig zu erahnen, doch sträubte sich anfangs noch sehr viel in mir. Immer wieder kam diese riesige Angst, letztendlich doch wehrlos und ausgeliefert zu sein. Mein Weg, meine eigene Lust zu entdecken, war dann der, auf mich zu achten, zu spüren, was mir guttut. Zu leben begonnen habe ich diese Vorsätze das erste Mal vor etwa zwei Jahren mit meinem jetzigen Freund. Obwohl es mir zunächst unheimlich schwerfiel, habe ich langsam zu erforschen begonnen, was ich selbst mag. Plötzlich spürte ich ein Miteinander, eine Gegenseitigkeit, wo ich früher nur Einseitigkeit erlebt habe. Ich glaube, ich habe inzwischen in vielen Bereichen meine Weiblichkeit entdeckt, sei es an meinem Körper, in der Sexualität oder allgemein in meinen Wünschen und Bedürfnissen. Dies ist ein sehr schönes und wertvolles Gefühl!

Carmen

Als ich dann endlich in die Therapie ans TCE kam, stellte ich mir alles ganz einfach vor. Ich brauchte ja nur wieder essen zu lernen, die anderen Dinge würden sich dann von selbst erledigen.
Damit hatte ich mich aber gehörig geirrt! Denn es sollte sich sehr schnell zeigen, daß ohne eigene Motivation eine solche Therapie völlig umsonst ist.
Ansonsten war ich sehr erleichtert, in professionellen Händen zu sein, weil ich die Spannungen zu Hause nicht mehr ausgehalten habe. Außerdem war ich so am Ende mit den Nerven und auch körperlich, so daß ich froh war, über alles mit einer außenstehenden Person zu reden, die mich verstand. Ich empfand es auch als sehr angenehm, mit anderen Eßgestörten über ihre Probleme zu

sprechen, die oft sehr ähnlich wie die meinen waren. Endlich war ich unter Leuten, die mich begreifen konnten.

Anfangs arbeitete ich in der Therapie zwar mit, aber nur in den Gesprächen und nicht in bezug auf das Essen. Dort trickste ich häufig herum und ließ Butter oder Käse verschwinden und schaffte es, nicht richtig zuzunehmen. Außerdem machte ich heimlich Gymnastik und trank Wasser vor dem Wiegen. Dies ging eine Zeitlang so, aber als mir angedroht wurde, daß ich den Therapieplatz verlieren würde, bekam ich plötzlich Angst, daß ich die Magersucht nie überwinden würde. Denn mir war klar, daß ich aus meinem Teufelskreis allein nie herauskommen würde. Ab diesem Zeitpunkt wurde mir bewußt, daß ich die Magersucht nur »loswerden« konnte, wenn ich selbst den Willen dazu hatte, sie aufzugeben. Der besagte »Knoten« war also geplatzt, obwohl es ein hartes Stück Arbeit bedeutete, denn ich sollte freiwillig etwas aufgeben, was mir im Grunde niemand nehmen konnte und was mein Lebensinhalt geworden war. Mit dieser Erkenntnis änderte sich jedoch auch meine Mitarbeit in der Therapie, und ich versuchte nicht mehr, die Therapeuten auszutricksen. Denn mir wurde klar, daß ich das alles nur für mich und nicht für meine Eltern oder den Ärzten zuliebe tat. Dies war der entscheidende Schritt zu meinem Gesundwerden, da ich Eigenverantwortung für mein Leben übernommen hatte, was meines Erachtens eines der wichtigsten Dinge in der Therapie ist.

Mit jeder Gewichtszunahme konnte ich feststellen, daß ich für andere Dinge wieder offener wurde und ein Leben ohne Magersucht viel lebenswerter ist. Als ich dies begriffen hatte, konnte ich Stück für Stück meine Krankheit aufgeben.

Natürlich ging dies nicht alles so schnell und einfach, wie ich das hier so beschreibe. Ich hatte immer wieder Rückfälle, und auch das Essen und mein Sportzwang waren noch lange Zeit ein Problem für mich, aber im Laufe der 2½jährigen ambulanten Therapie konnte ich mit Hilfe der Gruppe und Frau Gerlinghoff meinen Zustand stabilisieren.

Lange Zeit war es ein großes Problem, mich von meiner Familie zu lösen. Ich wollte absolut nicht ausziehen, denn ich fühlte mich sehr wohl zu Hause. Es war einfach zu bequem, bei meinen Eltern wohnen zu bleiben, denn dort wurde alles für mich getan, und mir

wurde alles abgenommen, auch wenn es problematisch wurde. Außerdem traute ich es mir nicht zu, allein zu leben, weil ich zu sehr an das angenehme und abgesicherte Leben bei meinen Eltern gewöhnt war. Deshalb bin ich auch nach der tagklinischen Therapie wieder nach Hause gezogen und blieb dort bis zu meinem Therapieende entgegen ärztlichem Rat. Dies war ein Punkt, bei dem ich bis zuletzt nicht nachgeben wollte und der in der Therapie ständiges Thema war.
Im nachhinein muß ich sagen, daß ich dieses Festhalten am Elternhaus nicht mehr verstehen kann und daß ich schneller selbständig geworden wäre, wenn ich früher ausgezogen wäre. Denn als ich dann endlich von meinen Eltern weggegangen bin, war dies der endgültige Durchbruch zum Gesundwerden. Ich erkannte, daß ich sehr wohl allein leben konnte und meine Eltern nicht einmal vermißte, obwohl ich im Ausland war. Dies war ein komisches Gefühl, und anfangs kam ich mir meinen Eltern gegenüber ganz gemein vor, weil sie mir nicht fehlten. Aber dieses schlechte Gewissen legte ich mit der Zeit ab.
Vor allem das selbständige Leben und die Tatsache, daß ich mir einen eigenen Freundeskreis aufbaute, gab mir einen neuen Lebensinhalt und endlich Selbstbewußtsein. Ich stellte fest, daß ich aus mir selbst heraus fähig war, mein Leben in den Griff zu bekommen.
Auch mein zwanghaftes Joggen konnte ich erst zu dem Zeitpunkt ablegen, als ich ausgezogen war. Denn es war örtlich mit der Umgebung, in der meine Eltern lebten, verknüpft, da ich dort eine ganz feste Strecke hatte, die ich immer gelaufen bin. Als ich aber woanders wohnte, fiel es mir nicht mehr so schwer, diesen Zwang abzulegen. Ebenso verhielt es sich mit anderen Dingen, die räumlich oder gedanklich mit meinem Elternhaus verbunden waren. In der neuen Umgebung konnte ich diese gewohnten Verhaltensmuster plötzlich weglassen. Dies war eine große Befreiung für mich!
Mittlerweile, nach 5 Jahren, ist es mir nicht mehr vorstellbar, daß ich an der Magersucht so lange festgehalten habe, da mein Leben heute so viel lebenswerter ist als früher. Aber dies weiß ich erst, seit ich beide Seiten kennengelernt habe. Dies wäre ohne eine Therapie nie möglich gewesen, da ich sonst nie die Kraft und den Mut gehabt hätte, die Krankheit aufzugeben.

Während der Therapiezeit hatte sich zwar schon eine Art Beziehung zu einigen entwickelt, die aber meist auf der einzigen Gemeinsamkeit der Eßstörung beruhte. Als diese nach und nach wegfiel, endete damit auch der weitere Kontakt.
Jedoch begann ich nach meinem Klinikaufenthalt, meine alten Freundschaften wieder aufzunehmen, zu pflegen und neue zu knüpfen. Damals traf ich dann auch meinen ersten langjährigen Freund Nicolas, der mir sehr geholfen hat, die Krankheit zu überwinden. Allerdings rutschte ich damit mehr und mehr in eine Abhängigkeit von ihm, so daß ich bald eine »Ersatzsucht« hatte. Denn anstelle meiner Magersucht war der Kampf mit Nicolas getreten, wer von uns beiden den anderen weniger brauchte. Wir konnten beide nicht ohne den anderen, aber auch nicht mit dem anderen für längere Zeit leben. Letztendlich trennte ich mich von ihm, aber ich brauchte fast 2 Jahre, um mich von ihm ganz zu lösen. Da ich diese Beziehungsstörung auch auf meine folgenden Männerbeziehungen übertrug, machte ich noch mal eine ambulante Therapie im TCE (6 Jahre nach meiner Magersuchtsbehandlung). Das war sehr, sehr wichtig für mich, da ich vorher nur süchtige, zwanghafte Partnerbeziehungen führen konnte.
Im Laufe der Therapie änderte sich auch mein Verhältnis zu meiner Therapeutin, Frau Gerlinghoff, je nach dem Stand meines Gesundungsprozesses. Ganz am Anfang der Therapie hatte ich großen Respekt vor Frau Gerlinghoff, ich stellte sie auf ein Podest und »vergötterte« sie. Sie war die einzige, die meine Krankheit verstand und mich durchschaute. Das hatte zuvor noch niemand geschafft! Aber mit der Zeit änderte sich dieser Zustand: zwischendurch wurde sie für mich sogar eine Art Ersatzmutter. Dies war vor allem in Zeiten, in denen ich Aggressionen gegen meine Eltern hatte und sie ablehnte. Jedoch schon gegen Ende meiner Therapie normalisierte sich durch die Verantwortung, die ich mit meiner Gesundung übernommen hatte, das Verhältnis zu Frau Gerlinghoff dahingehend, daß ich ihr als eigenständige Persönlichkeit gegenübertreten konnte und nicht mehr glaubte, die »Kleine« zu sein. Erst nach der Therapie allerdings bekam ich das Gefühl der Ebenbürtigkeit ihr gegenüber. Und mittlerweile ist daraus eine Art herzliche Freundschaft geworden, bei der sich beide Seiten völlig gleichberechtigt gegenüberstehen und kein Therapeut-Pati-

ent-Verhältnis mehr existiert. Letztendlich bin ich ihr sehr, sehr dankbar, daß sie mir geholfen hat, meine Krankheit zu überwinden.

Astrid

Mehr aus Gehorsam meiner Mutter gegenüber, die nach wie vor nach Möglichkeiten suchte, wie ich gesund werden könne, ging ich nach München, um erneut eine Therapie zu beginnen. In meinen Augen hieß das, statt wie in Freiburg mit einem Therapeuten nun mit einer Gruppe von Frauen über Magersucht und Bulimie nachzudenken und nebenbei zu lernen, mit welchen Essensmengen man schlank bleibt.

Als die Therapie anfing, war ich sehr verkrampft. Eigentlich fühlte ich mich meinen Mitpatientinnen haushoch überlegen, weil ich ja schon eine Therapie hinter mir hatte und dachte, daß ich weiß, wie Psychotherapie geht. Alles andere als die Gesprächssitzungen habe ich auch gar nicht ernst genommen, also das Essensprogramm oder Gestaltungstherapie oder Körperwahrnehmung. Vor allem war der Ton so anders – ich war es aus meinen früheren Therapien gewohnt, das Opfer meiner Krankheit zu sein, Verständnis und Mitleid für mich zu bekommen. In München hieß es plötzlich, wir seien eigenverantwortlich und selbst die Experten unserer Krankheit, nicht mehr Opfer! Ich sollte verändern, anders handeln, machen. Für mich waren das Fremdworte. Therapie hieß in meinen Augen, daß man nachdenkt über etwas und daß der Therapeut einem zuhört.

Dazu kam, daß ich überhaupt nicht mit der Gruppensituation zurechtkam. Ich fühlte mich wieder außen vor und langweilig, unfähig, Kontakt zu einer Gruppe aufzunehmen. Als erstes suchte ich mir wieder jemanden, an den ich mich klammern konnte, jemand, der mir ungefährlich zu sein schien. Alle schienen mir total unverkrampft und attraktiv zu sein, außerdem gab es Dünnere als mich. Ich reagierte nach dem alten Muster der Konkurrenz; ich wollte die Dünnste bleiben. Damit nahm ich mir selbst die Möglichkeit, die anderen kennenzulernen. Ich glaube, ungefähr einen Tag lang habe ich versucht, mit den anderen Kontakt aufzubauen,

und als das nicht sofort klappte, habe ich aufgegeben und gedacht, daß ich denen zu langweilig sei. Mir fiel es auch schwer, mich normal zu unterhalten, weil ich eigentlich nur sehr psychologisch und problemorientiert reden konnte und mich jedes andere Gesprächsthema verunsicherte. Ein weiterer trennender Faktor zwischen mir und der Gruppe war die Tatsache, daß ich nicht mitarbeitete, wenn es um konkrete Dinge wie Essen ging. Nach wie vor wollte ich die Krankheit behalten und Therapie bekommen. Nach wiederholten Verwarnungen flog ich aus der Therapie. Zunehmen war eine Therapiebedingung, und ich hatte nach 6 Wochen kein einziges Gramm mehr gewogen.
Ich saß auf meinem Hosenboden wie lange nicht mehr – und spürte Angst, irrsinnige Angst. Das war eine der Situationen, in denen ich an mich herankam und sah, wie süchtig ich war und meine Chancen wieder und wieder verspielte, aber daß es auch das Gesunde in mir gab, zu dem ich endlich gelangen wollte. Mir war klar, daß ich hier eine unendliche Möglichkeit hatte, zu lernen, was mir am schwersten zu sein schien: essen und Beziehungen leben. Eine Chance blieb mir: ich durfte wiederkommen, wenn ich eine bestimmte Gewichtszunahme erreicht hätte.
Meine Mitarbeit an der Therapie begann im Grunde erst, als ich aus der Tagklinik geflogen war. Mir wurde sehr schlagartig bewußt, daß ich unendliche Angst vor dem Alleinsein hatte, und ich hatte eine Ahnung davon bekommen, wieviel Halt die Gruppe geben kann. Mir wurde auch der springende Punkt zwischen der bisherigen Therapie und der Therapie im TCE klar: ich mußte »machen« anstatt reden und denken. Die anderen in der Gruppe waren mir doch nicht so egal, wie ich gedacht hatte – ich brauchte sie, brauchte das Gefühl, wiederkommen zu dürfen. Meine Beziehung zu Frau Gerlinghoff begann. Ich merkte, daß sie wütend war, enttäuscht, und auch, daß sie keine Lust mehr auf mein Verhalten hatte; ich merkte, daß jemand auf mich reagierte. Mein Verhalten ging nicht nur mich und meine Magersucht etwas an, sondern auch meine Umwelt wurde betroffen. Da war jemand, dem es wichtig war, daß ich anfing, für mich zu kämpfen. Das war neu. Natürlich wollten auch meine Eltern, daß ich gesund würde, aber gegen sie hatte ich das Mißtrauen, daß sie ja nur für ihre eigene Ruhe eine gesunde Tochter haben wollten. Und das Engagement

von Frau Gerlinghoff verstand ich nicht. Ich kannte Therapeuten nur neutral. Sie hörten mir zu, ohne daß irgend etwas passierte. Von mir schon gar nicht. Und nun war etwas passiert: ich war herausgeflogen. Damit waren meine eigene scheußliche Unverbindlichkeit und die ganzen unverbindlich-verwöhnten Therapieansprüche, daß der Therapeut dafür da sei, mich gesund zu machen, durchkreuzt.

Unverbindlichkeit und Beliebigkeit, das paßt gut für die Zeit vor der Therapie in München. Die Therapeuten meiner ersten Therapie waren so austauschbar. Es geschah nichts zwischen uns: Ich ging einmal die Woche hin, sagte »guten Tag« und ging nach einer Stunde wieder. Vielleicht lag es an mir, daß diese Therapeutenbeziehungen so aussahen, ich weiß nicht. Und zu Hause mit meiner Familie war es ebenso unverbindlich bis still. Wir redeten kaum noch miteinander und gingen uns vor allem aus dem Weg. Keiner reagierte mehr auf mich, und wenn, dann waren es wütende Streitereien, wie ich so sein könne – und alles ging weiter wie bisher.

Meine Beliebigkeit war durch die vorzeitige Entlassung gebrochen. Mir war klargeworden, daß mein Verhalten im TCE nicht im luftleeren Raum geschah, sondern daß andere auf mich reagierten und ich andere auch enttäuschen konnte. Die selbstverschuldete vorzeitige Entlassung war für mich eine Herausforderung. Ich wollte zeigen, daß ich auch anders handeln kann, als mich durch Verweigerung wichtig zu machen. An dem Tag, an dem ich vorzeitig entlassen worden war, hatte ich noch ein Gespräch mit Frau Gerlinghoff, in dem ich ihr sagte, daß ich unbedingt wiederkommen und die Zunahmebedingung erfüllen wolle. Sie hatte mich angeguckt und gesagt, daß sie mir das auch zutrauen würde. Dieses »Ich traue dir das zu« öffnete mir eine neue Perspektive und gab mir Mut, es andersherum zu probieren. Es waren nicht nur die Worte, es war vor allem auch der Blick dabei. Er sagte nicht: Leiste das gefälligst, du bist doch gut, sondern er sagte: Du kannst, wenn du willst. Ich glaube an dich!

Das »An-mich-glauben-Können« war eine große Therapiemotivation, und ich sah, daß sie erreichbar war. Für mich war die Zunahmebedingung eine Selbstprobe: Wenn ich die Zunahme schaffte, wieder ins TCE aufgenommen würde, dann schaffte ich es auch, ganz gesund zu werden. Wenn Frau Gerlinghoff an mich glauben konnte, dann wollte ich sie nicht enttäuschen. Ich wollte etwas haben, was mir wieder einen Glauben an mich vermittelte. Den »Duschaffst-es-Blick« habe ich mitgenommen an dem Tag, als ich vorzeitig gehen mußte. Und er hat geholfen gegen das Gefühl, nun völlig einsam zu sein, doch unterzugehen, oder auch in Essensituationen, wenn wieder und wieder die Magersucht Regie führen wollte. Ich hatte einen Ansporn und ein Ziel, von dem ich wußte, daß es gut für mich war.

Diese Zeit war für mich wahnsinnig wichtig. Zum einen machte ich die Erfahrung, daß ich eine neue Chance bekam, nicht fallengelassen wurde, sondern daß es weitergeht. Von früher her kannte ich eigentlich nur das Gefühl, verachtet zu werden für Fehler. Im TCE war es anders. Ich hatte das Gefühl, daß dort ein Platz für mich frei blieb. Ich mußte kommen, aber mein Platz war frei. Er war nicht besetzt von jemand Wichtigerem oder Spannenderem.

Im Rückblick frage ich mich manchmal, was genau es war, das mir damals den Mut zur Zunahme gegeben hat. Ich hätte ja auch einfach früher mit dem Zunehmen anfangen können. Eine genaue Antwort gibt es für mich selber nicht. An sich hätte ich mich wahrscheinlich auch wieder ganz gut mit der Magersucht arrangieren können. Und den Schmerz über die verpaßte Chance wieder einmal durch Rastlosigkeit und Analysieren betäubt. Nur – diesmal stand etwas im Raum, das Angebot zu einer Beziehung gerade in dieser Situation, in der ich nicht mehr damit rechnen konnte. Dadurch wurde es für mich glaubhaft, auch wenn das paradox klingt. Und ich fand es auch einen so enormen Vertrauensvorschuß, der mir im Grunde gar nicht zustand, daß ich darauf antworten wollte. Ich wollte zeigen, daß der Vorschuß nicht umsonst war, daß ich antworten konnte und wollte. Es ging mir sicher um meine Ehre vor mir, vor Frau Gerlinghoff und der Gruppe. Es ging mir um meine Ehre als Ich, Astrid, als jemand, auf den man sich verlassen kann wie auf andere Menschen auch. Mir kam es vor wie ein Angebot auf der Ebene von Erwachsenen.

Ich spürte deutlich, wie schwer es mir war, Verantwortung für mich zu übernehmen. Es fing im kleinen beim Essen an und zog sich überall durch, ob es darum ging, Leute kennenzulernen, oder Behördengänge und Einschreibetermine an der Universität zu erledigen.

Ganz oft wollte ich vor unangenehmen neuen Aufgaben kneifen – und habe dann an Frau Gerlinghoff und die ambulante Gruppe einmal in der Woche gedacht. Ich konnte mir sagen: »Wenn es eine Bauchlandung wird – du kannst es in der Gruppe erzählen.« Da war das Gefühl, einen Raum zu haben für mich, ohne erst andere wegschubsen oder vorher Leistungen erbringen zu müssen. Die Erfahrung ist ganz wichtig für mich, ein neuer Umgang mit Menschen: daß da andere mit Interesse für mich waren, die mitfühlten. Ich kannte das so nicht, da bei mir zu Hause jeder sehr für sich lebt, und mußte das lernen. Gerade anfangs empfand ich ein Interesse an mir zunächst als Bedrängung. Mit anderen über ihre Probleme zu reden, fiel mir leicht. Aber ehrlich von mir zu erzählen und mich dabei nicht zu bemühen, ein Image zu bilden – das war viel schwerer.
Das Gefühl, zum TCE zugehörig zu sein, war anfangs oft zweischneidig. Einerseits freute ich mich darüber, daß es die anderen und den Austausch gab. Andererseits hat mir diese Nähe auch oft Angst gemacht: Man kann sich in unangenehmen Situationen nicht entziehen. Den anderen konnte ich nicht ausweichen und damit auch mir selbst nicht. Mit der Zeit spürte ich aber mehr und mehr den Halt in der Gruppe, der mir Mut machte, mit dem ich einiges wagen konnte.
Gerade für mich als »Herausgeflogene« war es spannend zu erleben, wie sich meine Stellung in der Gruppe veränderte. Anfangs betrachteten mich die anderen sehr skeptisch, sie wußten ja noch von meiner Taktik vorher und waren mißtrauisch. Es kostete mich ziemlich viel Mut, nach der Zunahme wiederzukommen. In meinen Augen waren die anderen nun viel weiter als ich. Mit den neuen Erfahrungen und dem ganzen Ausprobieren änderte sich meine Rolle, ich war akzeptiert und nahm einen ganz anderen Platz ein.
Dann war da eine Gruppe, in der ich erzählte, daß ich mich zum erstenmal richtig verliebt hatte. Meine Freude über das Verliebtsein sprudelte noch mehr, weil ich davon erzählen konnte. Und ich steckte die anderen an mit dem Springbrunnen in mir. Ich sah, daß ich auch geben und positiv mitreißen konnte, ich spürte, daß ich Kraft und Ausstrahlung für andere habe.
Mit der neuen Stellung mußte ich mich erst zurechtfinden und mir selber eine neue Sicht von mir vermitteln. Ich war es so gewöhnt,

mich in einer Gruppe schwach zu fühlen. Damit war verbunden, daß ich nicht daran dachte, ich könnte auch Macht besitzen, auch andere verletzen – und sei nicht nur selbst verletzbar. Es gab Konflikte, weil andere mich als dominant empfanden. Ich habe viele Auseinandersetzungen gehabt, weil ich in eine Rolle gesteckt wurde, in der ich stark bin und andere schwach, man mir unterstellte, ich akzeptierte andere nicht. Anfangs war ich total perplex, denn ich hätte nie gedacht, daß ich für jemand anderen der Maßstab dafür sein könnte, ob er akzeptiert ist oder nicht. Später haben diese Konflikte viele Gedanken darüber ausgelöst, ob ich nicht auch anderen Menschen, vor allem Therapeuten, eine Macht über mich einräumte, die diejenigen gar nicht wollten.
Zu Beginn der Tagklinik habe ich fast alle anderen Mensch als mir überlegen und dominant empfunden und dauernd nach Punkten gesucht, in denen ich besser war als sie. Letzten Endes bestand meine Überlegenheit dann immer in der Tatsache, dünner zu sein als andere. Von dieser Einteilung in überlegene und mir unterlegene Menschen bin ich erst durch die Arbeit in der ambulanten Gruppe weggekommen.
Das wechselseitige Leben von Beziehungen war mir neu. Es gibt nicht nur das Rollenspiel von Stark und Schwach. Auch ich bin nicht nur stark oder nur schwach. Beides gehört zu mir und schließt sich nicht aus. Zuerst habe ich das in Beziehung zu anderen gelernt, daran, wie die »alten Hasen« in der Gruppe mir das vorlebten. Jemand, der in der einen Gruppe auf mich stark und überlegen wirkte, kam eine Woche später geknickt an, weil irgend etwas Blödes passiert war. Andere, die in meinen Augen bestens mit dem Essen zurechtkamen, hatten auf einmal Rückfälle. Mit solchen Erfahrungen löste sich das starre Stark-Schwach-Schema in mir auf. Damit war ich sehr auf mich zurückgeworfen, weil ich die anderen nicht mehr als Gradmesser für mich benutzen konnte und als leuchtende Vorbilder. Ich mußte selber ein Gefühl für mich entwickeln, meinen Weg finden und dafür die Verantwortung tragen.
Es dauerte ganz schön lange, dieses Wechselspiel in mir zu akzeptieren (und ich hadere heute auch noch häufiger damit): daß es Stark und Schwach gibt, schöne und blöde Tage, daß ein und dieselbe Sache an einem Tag Spaß macht und am nächsten nicht.

Schlicht und einfach: daß es kein Patentrezept für das Leben gibt und auch keines für das Glück, sondern daß man immer wieder ausprobieren muß, was gerade jetzt und im Moment richtig ist, daß es dazu Fehlstarts geben kann und neue Versuche möglich sind. Damit ist mir vieles leichter gefallen. Ich habe nicht alles in Versagen beziehungsweise Erfolg eingeteilt, sondern in geglückte und weniger geglückte Versuche. Wenn ich traurig war darüber, daß etwas enttäuschend verlief, habe ich mir vor Augen gehalten, daß andere in der Gruppe auch oft Enttäuschungen aushalten mußten und nicht daran zugrunde gegangen sind. Das hat mir Mut gemacht, und das macht mir immer wieder Mut in Situationen, die an sich zur Angst prädestiniert wären. Ich habe das Gefühl, viele Gefühle mit anderen gemeinsam zu haben; dadurch komme ich mir nicht mehr einsam oder schrecklich kompliziert vor, sondern ziemlich normal.

Einer der wichtigsten Punkte in meiner Therapie ist für mich die Entwicklung zur Frau und zu meiner Weiblichkeit. Während ich magersüchtig war, sah ich in meinen Augen äußerst weiblich aus. Ich entsprach meinen Vorstellungen von weiblichem Verhalten, auch wenn mir bewußt war, daß ich wohl für Männer keine körperliche Attraktivität besaß. Der körperliche Aspekt war mir selber aber auch nicht präsent; über Lust oder Unlust hatte ich selten nachgedacht, geschweige denn empfunden. Es gab nur meßbare Gefühle, die sich am Gewicht oder sportlichen Leistungen orientierten. Von jeder Art sexuellen Kontakts hatte ich abstoßende Vostellungen. Bei dem Ausdruck »miteinander schlafen« krampfte sich mir alles zusammen, und ich hatte das Gefühl, wenn mir das passieren würde, müßte ich mich nachher mit einer Flaschenbürste innerlich wieder säubern. Allmählich habe ich die Angst verloren, meine Sexualität nicht nur geahnt, sondern geweckt und erlebt. Es ging auch nicht nur um sexuelle Lust, sondern um Sexualität als Lebensgefühl in allen möglichen Dingen. Ich habe meinen Körper zu spüren gelernt, habe Lust an Ruhe, Lust am Essen, Lust an Licht und Farben, Lust an Bewegung und Wind, Lust an Trunkenheit, Lust an Diskussionen. Ich hatte das Gefühl, als ob ich aufblühe – als ob eine Knospe aufplatzt, ganz plötzlich und heftig.

Ich erlebe mich mittlerweile frei, schäme mich nicht für meine Lust und Sinnlichkeit. Und vor allem kann ich auch auf meinen

Körper hören und achte nicht mehr nur auf den anderen. Ich nehme mir Zeit für mich, suche mir Zärtlichkeiten oder signalisiere sie. Es geht um meinen Körper und meine Lust, aber das ist unmittelbar eingebunden in gemeinsame Sexualität. Es geht um Miteinander, nicht um Leistung.

Zu Beginn der Therapie hatte ich die Vorstellung, daß ich nach der Therapie glücklich sein und ein Leben ohne Magersucht einfach und ungezwungen sein würde. Wie ein Dornröschen aus dem hundertjährigen Schlaf wollte ich erwachen. Mich von der Traumvorstellung zu lösen und die Bereitschaft zu haben, mir das Normalsein anzusehen, war von dem Wunsch nach einer Beziehung zu Frau Gerlinghoff bestimmt. Ich wollte diese Beziehung als Astrid eingehen können, als die gesunde Astrid, die es in mir zu entdecken und hervorzulocken galt, als eine ganz normale Frau akzeptiert sein, gleichberechtigt und anerkannt.

Wir haben in der Gruppe oft von »Frauendingen« geredet, und Frau Gerlinghoff hat von sich erzählt. Über alles mögliche: darüber, wie der Studienanfang in München war, das Gefühl, sich einsam zu fühlen und allein im Englischen Garten spazierenzugehen. Oder über verschiedene Beziehungen zu Männern. Ich fand das alles so spannend und erlebte das erste Mal eine Frau, die ausstrahlte, daß sie gerne lebt, die Neugierde und Lust auf Leben und sich selber ausstrahlte auf andere Menschen. Für mich wurde überzeugend vorgelebt, wonach ich mich sehnte und woran ich mir bisher nicht so recht zu glauben traute.

Ich hatte nicht den Wunsch, eine Lieblingspatientin zu sein, und habe nicht innerlich mit anderen um die Zuwendung von Frau Gerlinghoff konkurriert. Das war ungewöhnlich für mich damals, da ich sonst meistens um die Zuneigung von Menschen kämpfte, die mir wichtig waren. Es gab Patientinnen, um die sich Frau Gerlinghoff sehr stark bemühte; mich hat das beeindruckt, wie sehr sie sich um einzelne bemühte, und das, obwohl sie von denjenigen oft auch am Ende stehengelassen wurde. Das Engagement war für mich glaubhaft und überzeugend. Dann habe ich mich mit angesprochen gefühlt, mit bedacht, auch wenn es nicht um mich ging. Ich hatte das Gefühl, dazuzugehören, meinen eigenen Platz, meinen ganz besonderen Wert zu haben, der sich für mich erstmalig mit anderen neben mir vertrug. Bei Frau Gerlinghoff spürte ich,

daß ein Nenner da war, daß ich ähnliches wollte, eine Gegenseitigkeit herrschte.
In vielem ist mir Frau Gerlinghoff als Therapeutin Vorbild und Motivation gewesen. Ich habe sie anfangs sehr gebraucht, um mich gegen die Sucht stellen zu können. Zu Beginn war sie meine neue Instanz nach der Magersucht. Und auch die erste Frau, die mir Vorstellungen über ein Frausein vermittelte. Ich habe in vielen Konflikten nur handeln können, wenn ich überlegte, was sie mir wohl raten würde. Diese Fixierung hörte zunehmend mit der beginnenden Wichtigkeit der Gruppe auf. Ich baute auch das »Schwarz-Weiß- Denken« ab, wonach es nur die Lösungen gibt, die Frau Gerlinghoff einfielen. Dieses Denken konnte ich aber nur abbauen, als ich bereit war, die Verantwortung für mein Handeln zu tragen, als ich erfahren hatte, daß ein Fehler nichts Tragisches ist. Es war nicht leicht, die Verantwortung selber tragen zu lernen, wenn man sehr therapeutenfixiert gedacht hat. Oft hatte ich das Gefühl, ich verrate Frau Gerlinghoff, wenn ich anders denke als sie oder etwas nicht machen möchte, was sie erwartet.
Für mich war die Transparenz der Therapie sehr wichtig bei diesem Ablösungsprozeß, die es vermeidet, dem Therapeuten eine Überrolle zuzuschustern und den Patienten unwissend läßt. Die deutlichen Worte von Frau Gerlinghoff, daß sie nicht diese »Gottvater«-Rolle haben möchte, der über Gut und Böse entscheidet. Und die gemeinsame Arbeit in der Projektgruppe, bei der wir auf einer anderen als der rein therapeutischen Ebene miteinander an verschiedenen Projekten arbeiten.
Ich habe aus der Arbeit mit Frau Gerlinghoff vor allem das Gefühl mitgenommen, aufgehoben zu sein, Raum zu haben, Erleben zu teilen. Dieses Gefühl möchte ich weitergeben, und ich bemühe mich, Beziehungen auf dieser Basis aufzubauen.
Mein Gefühl zu Frau Gerlinghoff hat sich sehr gewandelt; auch wenn ich über Probleme mit ihr spreche, empfinde ich von meiner Seite her keine therapeutische Situation. Es ist das Gefühl, mit einem Menschen zu sprechen, der mich genau kennt, dem ich vertraue und dessen Nähe mir guttut. Für mich ist Frau Gerlinghoff einer der wichtigsten Menschen, die ich kenne. Heute ist das nicht mehr aus der Tatsache heraus so, daß sie meine Therapeutin war, auch wenn uns das sicher ebenfalls verbindet. Ich habe sie in dieser

Zeit – auch durch die Arbeit in der Projektgruppe – sehr verschieden kennengelernt und wahnsinnig liebgewonnen.
Das bedeutet nicht nur uneingeschränkte Begeisterung, sondern mitunter ebenso Differenzen und Schwierigkeiten. Frau Gerlinghoff ist auch ein Mensch, mit dem ich mich mitunter schwertue, weil er mich mit immens vielen Ideen und Plänen überrollt. Ich fühle mich immer wieder mitgerissen und muß für mich mitunter feststellen, daß mich nicht die Idee an sich mitgerissen hat, sondern mehr der Schwung und die Energie von Frau Gerlinghoff. Und ich mußte selbständig entscheiden, zum Beispiel bei welchen Projekten in der Projektgruppe ich mitmachen möchte, oder daß dieses Buchprojekt für mich jetzt erst einmal das letzte Projekt ist, bei dem ich mich engagieren möchte, weil ich danach auf einem anderen Gebiet (ich möchte gern im Bereich Kinderliteratur arbeiten) etwas tun will.
Mit diesem Buch geht für mich der Abschied vom TCE weiter, meine Therapie habe ich bereits beendet. Ich wünsche mir sehr, daß meine Beziehung zu Frau Gerlinghoff auf der nicht-therapeutischen Ebene weiterbesteht.

Victoria

Das Bekenntnis zur Krankheit war ein harter Schritt. Ich mußte heraus aus meiner einsamen Wohnung und mußte zugeben, daß ich gar nicht alles so im Griff hatte, wie ich es immer vorgab. Ich kam ans TCE und hatte ein Erstgespräch mit Frau Gerlinghoff. Was unglaublich war, sie nahm mich ernst. Ich mußte nicht vor ihren Augen zusammenbrechen, eine Lügengeschichte erzählen oder durch besondere Leistung glänzen, sie nahm mich in einem kurzen Gespräch wahr.
Ich gab mein Studium auf, denn ich mochte nicht mehr in die Stadt zurück, in der ich mich umbringen wollte. An einem anderen Ort konnte ich wegen meiner speziellen Studienkombination nicht weiter studieren. Ich richtete mein Leben voll und ganz auf die Therapie aus. Ich zog nach München. Und mit was ich auch begann, das Wichtigste war, daß es mit der Therapie in Einklang zu bringen war, sonst war es nicht durchführbar. Ich hatte ein Gefühl von

»das ist meine letzte Chance«. Und heute sehe ich das auch noch so. Ohne meine Therapie wäre ich nicht mehr am Leben.
Der Anfang war bitter. Ich war so verängstigt und unsicher, daß ich mich nicht traute, in der Gruppe etwas zu sagen. Es vergingen Monate, ohne daß ich in den Gruppensitzungen einen Ton über die Lippen brachte. Ich hatte Angst, zu sprechen, und fühlte mich nicht zu der Gruppe gehörig. Ich war allein in der Gruppe. Und dennoch genoß ich es, Menschen um mich zu haben. Es waren nette Mädchen, höfliche, angenehm im Umgang, wie wir alle eben sehr angepaßt waren. Alles blieb an der Oberfläche, wurde teils nicht mal angekratzt. In der Tagklinik habe ich, wenn überhaupt, nur mit meiner Therapeutin gesprochen. Ich fixierte mich auf sie und nahm die Gruppensitzungen in Kauf, um am Dienstagnachmittag meine Einzelsitzung bei ihr zu haben. Viel erzählte ich dabei auch nicht, aber wir sprachen. Der zeitliche Ablauf, der strenge Tagesplan, nach dem die Tagklinik strukturiert ist, haben mir viel Halt gegeben und mir auch wieder einen Sinn gezeigt, warum es sich lohnt, am Morgen aufzustehen.
Die ambulante Phase war wie ein Schock für mich. Die wichtigen Einzelgespräche fielen weg, und nun hatte ich nur noch die Gruppe. Ich fühlte mich verloren, und ich weiß noch genau, daß ich mich immer so gesetzt habe, daß ich die Wanduhr problemlos sehen konnte, damit ich wußte, wann die Gruppensitzung vorbei war. Ich bin ungern gekommen, aber ich habe nicht gefehlt. Meine Angst, wieder in meine Depressionen zu verfallen und wieder so schrecklich einsam zu sein, waren groß und eine gute Motivation. Nach langer Zeit habe ich sehr zaghaft begonnen, zu dem, was andere erzählten, etwas zu sagen. Das Ganze habe ich nicht an mich herangelassen, aber ich habe doch wenigstens Kommentare abgegeben. Persönliches von mir habe ich auf solch eine Art und Weise natürlich nicht preisgegeben. Ich hätte auch gar nicht gewußt, was ich hätte erzählen sollen. Oft habe ich geglaubt, ich nehme jemandem den Therapieplatz weg, jemandem, der ihn wirklich braucht und nicht nur so dasitzt wie ich. Heute glaube ich, daß ich in all dieser Zeit wohl unbewußt tief in mir um mich gekämpft habe. Vieles wird mir heute erst bewußt. Manchmal habe ich das Gefühl, im nachhinein setze ich mein eigenes Lebens-Puzzle zusammen, gerade auch hier in diesem Buch. Nach meinen Wortmeldungen

zu anderen wurde der Druck der Gruppe immer größer, auch etwas von mir zu erfahren. Ich wurde oft als »erhaben« und »unnahbar« bezeichnet, was ich überhaupt nicht verstand. Ab und zu erzählte ich auf sehr dramatische Weise. Ich konnte es nur tragisch und überzogen erzählen, weil ich glaubte, daß mir sonst niemand zuhören würde.
Aber dennoch wuchs die Gruppenzugehörigkeit in mir. Wir unternahmen privat etwas miteinander. Früher klinkte ich mich bei solchen Aktionen immer aus, denn ich wollte nicht, daß die Gruppenmitglieder zu viel von mir mitbekamen. Aber ich wurde risikofreudiger. Die Gewichtung von den Einzelgesprächen mit meiner Therapeutin verschob sich auf die Gruppensitzungen. Ich begann langsam, mit vielen Rückziehern, von mir zu erzählen.
Den Wandel zu einer Offenheit hin vollzog ich nicht nur in der Gruppe. Die Gruppe war für mich wie ein Übungsfeld. Das Wichtige war dann eigentlich die Umsetzung in meinem »wirklichen« Leben, meinem Alltag. Das alles klingt so abstrakt, ist es aber in Wirklichkeit gar nicht. Ein Beispiel: Zu Beginn der Therapie habe ich gejobbt; ich war ein stummer Befehlsempfänger, der sich alles hat gefallen lassen. Ich wäre nie auf den Gedanken gekommen, meine Meinung sei wichtig oder gar von Bedeutung für andere. Im Verlauf der Therapie habe ich mich vom verantwortungslosen »Befehlsempfänger« zu einer Frau entwickelt, die sehr wohl zu ihrer Meinung steht und gewillt ist, diese zu diskutieren, auch wenn es unangenehm ist.
Die Therapie war für mich eine Möglichkeit, eine Veränderung zu beginnen. Ich habe mit Rückmeldung der Gruppe und der Therapeutin immer wieder, Schritt für Schritt, versucht, mein Leben zu ändern. Ich habe Mechanismen entwickelt, wie ich mit meinem Leben gut zurechtkomme. Ich habe angefangen, mein Leben in die Hand zu nehmen und ein Leben ohne Sucht und Depression zu führen. Therapie heißt für mich Veränderung, Mut zur Veränderung, Anfang der Veränderung. Nach langer Zeit habe ich nun die Therapie abgeschlossen. Aber das bedeutet nicht, daß ich nun ein »fertiger Mensch« bin. Ich habe lediglich begonnen, zu leben, und werde jetzt allein, ohne meine Gruppe und meine Therapeutin, weitermachen, mein Leben weiter selber in die Hand nehmen.

Sicher hatte ich eine ganz besondere Beziehung zu meiner Therapeutin. Ich war anfänglich sehr fixiert auf sie und habe ihr eine große Verantwortung hinsichtlich meiner Entscheidungen übertragen. Den Wandel, den ich in meiner Person sehe, den habe ich auch in der Beziehung zu ihr durchlebt. Heute ist sie eine faszinierende Frau, die viel von mir weiß. Die Zeit unserer Therapeutin-Patientin-Beziehung ist vorbei. Sicher weiß ich, daß ich immer wieder zu ihr kommen kann. Aber unsere Therapiezeit ist vorbei. Wie sprechen wie eine lebenserfahrene Frau mit einer noch nicht so lebenserfahrenen Frau miteinander. Da ist ein anderer Respekt, eine andere Gesprächsebene zwischen uns. Unsere Beziehung ist in mein normales Leben mit übergegangen.

Marlene

Als ich mit der Tagklinik begann, konnte ich so wie bisher, mit der panischen Angst, die Kontrolle über meinen Heißhunger zu verlieren und zuzunehmen, mit der Unsicherheit und dem Selbsthaß nicht mehr weiterleben. Ich hatte das Gefühl, mit meinem Leben nicht mehr fertigzuwerden. Ich war ganz und gar verzweifelt.
Die Tagklinik war für mich eine Oase, in der ich mich endlich, das erste Mal in meinem Leben, verstanden fühlte. Ich war glücklich über das strukturierte Essensprogramm und hatte es nicht für möglich gehalten, so viel essen zu dürfen, ohne dabei zuzunehmen. Was Therapie wirklich bedeutet, darunter konnte ich mir zunächst überhaupt nichts vorstellen. Ich wünschte mir nur, daß ich am Ende der Therapie als selbstbewußter Mensch ohne Eßprobleme wieder herauskam. Daß Therapie »sich kennenlernen und verändern« bedeutet, daß sie bedeutet, Strategien zu entwickeln, um in Problemsituationen nicht mit dem Symptom Essen zu reagieren, ahnte ich nicht.
Ich war damals sehr angepaßt und passiv. Ich wollte es jedem recht machen, dachte ständig, was jetzt der andere denken und wollen könnte. Meine Wünsche nahm ich nicht wahr. Für jeden brachte ich Verständnis auf, nichts störte mich, und ich übte keine Kritik. Ich selbst wollte als Gegenleistung auch nicht kritisiert werden. Stellte meine Therapeutin mein Verhalten in Frage, fühl-

te ich mich sofort ungerecht behandelt, denn ich bemühte mich ja andauernd, alles richtig zu machen. Ich verstand Kritik überhaupt nicht als konstruktive Möglichkeit, mir über mein Verhalten klarzuwerden und etwas daran zu verändern. Ich wollte, daß mich jeder mochte. Gefühle wie Eifersucht oder Neid, die für mich in der Gesellschaft als etwas Schlechtes oder als eine Schwäche galten, verdrängte ich. Ebenso durfte es für mich keinen Streit geben. Ich dachte, wenn ich alles so mache, wie die Therapeuten es mir sagen, dann bin ich auf dem richtigen Weg aus der Krankheit. Ich wollte Musterpatientin sein, damit ich gemocht würde. Aber aufgrund dessen spürte ich meine Bedürfnisse und Gefühle nicht. Ich übernahm keine Verantwortung für mich und mein Handeln.

Indem ich anfing, meine Emotionen wahrzunehmen und nicht mehr zu verdrängen, brachte ich den Stein schließlich ins Rollen. Ich nahm mir vor, die Gefühle zuzulassen und anders mit ihnen umzugehen. Zuerst tappte ich im dunkeln; ich wußte nicht, wo ich hinfühlen sollte, und kam mir lächerlich vor. Dann merkte ich ziemlich schnell, wie schlecht es mir wirklich ging. Das war ein schlimmes und trauriges Jahr für mich. Oft quälte mich der Gedanke, daß es so nicht mehr weitergehen konnte. Ich lebte nun das andere Extrem und gab mich jedem Gefühl hin. Dann mußte ich lernen, mit diesen Ängsten, Unsicherheiten und der Gelähmtheit, den Konkurrenz- und Ärgergefühlen umzugehen.

Zwischen meinem Vater und mir fanden immer wieder furchtbare Streite statt, und mich kostete es riesige Überwindung, zu sagen, daß ich zum Beispiel an einem von ihm vorgeschlagenen Wochenende nicht nach Hause kommen würde. Er schrie mich an, warf mir verletzende Dinge an den Kopf und drohte mir nach dem Motto: jemand in der Familie könne ja sterben. Aus lauter Angst formulierte ich vorsichtig und umständlich an der Absage herum, weil er sich sofort aufregte und meine Entscheidung nicht akzeptieren konnte. Es war nicht möglich, einmal »nein« zu sagen. Gleichzeitig kam ich nicht damit zurecht, wenn ich für meine Entscheidungen kritisiert wurde, mein Vater meinen Standpunkt nicht teilte. Anfänglich versuchte ich dem zu entgehen, indem ich ihn nur knapp über meine Vorhaben informierte und ihn gar nicht zu Wort kommen ließ. Oder ich schwieg und erfüllte seine Wünsche

einfach nicht, wodurch ich ihn verletzte. Das Ergebnis war ein noch schlimmerer Streit.
Innerhalb der Therapie konnte ich das erste Mal zugeben, daß ich um meine Mutter nicht getrauert hatte und mir riesige Vorwürfe machte, weil wir uns damals so viel gestritten hatten. Zum ersten Mal konnte ich über all meine schrecklichen Gedanken reden. Ich merkte, daß mich weder die Therapeuten noch die Gruppe deswegen ablehnten. Allerdings konnte ich zunächst nichts damit anfangen, daß ich den Tod meiner Mutter verdrängt habe. Erst später begann ich, Trauergefühlen in mir nachzuspüren. Ich hegte immer die Vorstellung, »völlig fertig vor Traurigkeit zu sein und den ganzen Tag lang weinend in der Zimmerecke sitzen zu müssen«. Nach dieser dramatischen Trauer forschte ich vergebens. Ich war überzeugt, man müßte Trauer und Liebe genau orten können, und dachte, daß ich gefühllos und kalt sei, weil ich es nicht konnte. In der ambulanten Gruppe wurde ich auf die Idee gebracht, daß ich gar nicht traurig sein »muß«, daß meine Vorstellung von Trauer ein Klischee ist und jeder seine eigene Art zu trauern hat. Ich konnte meine verkrampfte Suche abschließen. Dadurch konnte ich Raum schaffen für wirkliche Empfindungen. Während der Therapie war ich lange traurig, ohne daß ich einen bestimmten Grund nennen konnte. Dafür war erst in mir Platz, als ich von meinen Schuldgefühlen und dem Selbstvorwurf, daß ich mich nur selbst bemitleidete, befreit war. Ich war sicherlich um mich selbst und meine Geschichte traurig. Meine Trauer lag und liegt aber auch im Verlust meiner Mutter begründet. Ich habe selten Zugang zu diesen Gefühlen, die dann durch ein zufälliges Ereignis, das mich an sie erinnert, ausgelöst werden. Ich merke, daß ich mir nie vorzustellen versuche, wie schlimm das alles für meine Mutter gewesen sein muß. Die Gedanken daran sind unerträglich.
Ich lebte allein in einer Wohnung und fühlte mich dort einsam. Lange hatte ich die Alternative, in eine Wohngemeinschaft zu ziehen, ausgeschlagen, weil ich glaubte, das Alleinsein zu brauchen. Es bot sich die Möglichkeit an, in die ambulante Wohngruppe zu ziehen. Dort löste sich ein großer Teil meiner Einsamkeit auf. Ich fühlte mich wohl mit den anderen drei Mitbewohnerinnen. Das Miteinanderleben hat mich ein großes Stück weitergebracht. Ich

lernte Konflikte ansprechen und austragen, lernte mich abzugrenzen und meine Mitbewohnerinnen in mein Handeln mit einzubeziehen. Durch das Zusammenleben fand ich viel darüber heraus, wie ich mich in einer Gruppe verhalte. Mir wurde mein extremes Mißtrauen gegenüber anderen Menschen bewußt. In einer WG tritt man sich unwillkürlich auf die Füße, schon wenn keiner Lust hat abzuspülen. Ich nahm Dinge, die mich störten, sofort persönlich und reagierte mit Wut, weil ich nichts sagte und statt dessen alles aufstaute. Es dauerte eine Weile, bis ich erkannte, was ich meinen Mitmenschen überstülpte, bis ich wahrnahm, was wirklich dahintersteckte, und gelassener sagen konnte, was ich nicht in Ordnung fand. Dies brachte viele Auseinandersetzungen mit sich. In einer WG zu wohnen, ist lebendiger und lustiger, aufgrund der Konflikte aber auch anstrengender. Vor kurzem bin ich in eine andere, nicht-therapeutische WG gezogen.
Je länger ich in der ambulanten Phase war, desto wertvoller wurde die Gruppe für mich. In der Tagklinik war das Schönste, daß mich andere Menschen endlich verstanden, daß es andere Frauen gab, die eine Eßstörung hatten und ich nicht die einzige damit war. In der Gruppe konnten wir über die Schwierigkeiten und Lösungsstrategien reden, weil wir ähnliche Lebensgeschichten hatten. Die Gruppe schützt, wenn man Neues ausprobiert, sie fängt den einzelnen auf, wenn etwas Schlimmes passiert ist, und sie übt Kritik, wenn man nichts an einer schwierigen Situation verändert, sondern sein altes krankes Verhalten fortsetzt. Die Gruppe übt auch Druck aus, der sich positiv und aktivierend auswirkt. Umgekehrt machte es mich stark, wenn ich einem Gruppenmitglied helfen konnte. Es hängt jedoch vom Engagement eines jeden Mitglieds ab, wie sich die Arbeit in einer Gruppe gestaltet.
Zu Beginn der Therapie nahm ich meine Therapeutin als Autoritätsperson wahr. Ich hob fast alle Menschen auf ein Podest und wertete mich ab. »Erwachsene« stellten für mich allein durch ihren Status Autoritätspersonen dar, obwohl ich ja hinsichtlich meines Alters ebenfalls erwachsen war. Ich entwickelte keine eigene Meinung, sondern sah das als richtig an, was eben jene Autoritätspersonen mir sagten. Ich dachte, daß ich damit keinesfalls etwas falsch machen könnte, und täuschte mich allerdings gründlich. Erst nachdem ich bereit war, mich wirklich wahrzunehmen, Stand-

punkte zu entwickeln und Verantwortung für mich zu übernehmen, wählte ich den richtigen Weg.
Die Beziehung zu meiner Therapeutin hat sich dennoch gewandelt. Früher sah ich sie als Ärztin, von der ich mir Hilfe hole. Ich hätte mich nie getraut, sie nach etwas aus ihrem Leben zu fragen. Heute ist unser Verhältnis sehr viel gegenseitiger geworden.

Celina

Ich begann die Therapie mit einer für mich damals sehr typischen Einstellung. Ich dachte mir: Ich bin eine brave Patientin und befolge die Ratschläge der Therapeuten, und dafür werde ich von ihnen geheilt.
Heute weiß ich, daß Therapie für mich vor allem das Folgende bedeutet: Ursachen und Funktionen meiner krankhaften Verhaltensweisen zu verstehen. Mit Hilfe der Gruppe zu lernen, Alternativen zu finden und Beziehungen zu leben. Mich zu verändern und dabei auch große Frustrationen auszuhalten, ohne dabei in Passivität oder Selbstmitleid zu verfallen.
Zu Beginn der Therapie fühlte ich mich in der Gruppe der Tagklinik sehr klein. Ich war still, angepaßt und lieb. Ich verhielt mich getreu dem Motto: nur keinen schlechten Eindruck machen, immer möglichst bei allen beliebt sein.
Die Gruppengespräche waren für mich ein besonders wichtiger Therapiebaustein. Keiner versteht und kennt uns so gut wie wir uns untereinander. Die Gespräche waren für mich klärend, erleichternd, aber auch häufig schmerzhaft und beängstigend. Durch die Erzählungen der anderen konnte ich mich an ähnliche Erlebnisse und Gefühle erinnern. Wenn ich über mich in der Gruppe sprach, entstanden andere, intensivere Gefühle, als wenn ich über das gleiche nachdachte. Darüber hinaus war das Gruppengefühl etwas ganz Neues und Schönes. In der Gruppe konnte ich sehr viel ausprobieren und auch die Erfahrung machen, daß »die Welt nicht untergeht«, wenn ich einen Fehler mache.
Durch die Gruppe und das gemeinschaftliche Wohnen in der WG habe ich gelernt, daß ich nur wirklich eine Beziehung mit einem

Menschen haben kann, wenn ich mich zeige und auch Konflikte riskiere.

Eine wichtige Erfahrung im Laufe der Therapie war für mich auch, daß gerade dann, wenn ich vor einem neuen Schritt Angst hatte, dieser Schritt sehr wichtig für mich war. Ich hatte zum Beispiel große Angst vor dem gemeinsamen Wohnen in der ambulanten Wohngruppe. Heute ist die WG für mich sehr wichtig geworden. Sie war für mich »die Chance«, zu lernen, mit anderen Menschen Beziehungen zu haben. Ich wollte mich erst nicht darauf einlassen. Mittlerweile ist mir klar, warum. In der WG konnte ich nicht eine Rolle spielen, sondern mußte mich zeigen und lernen, mich mit anderen auseinanderzusetzen. Ich verstand in der WG unter anderem., daß ich nicht in einer Gemeinschaft leben kann, wenn ich passiv alles hinnehme, keine Kritik äußere oder mich ständig in einer Erwartungshaltung ausruhe. Daraufhin habe ich versucht, ehrlich zu sein und nicht mit vorauseilendem Gehorsam den anderen alles recht zu machen. Ich habe auch geübt, mich nicht immer darauf zu konzentrieren, wie ich sein sollte, sondern meine Energie mehr in das richtige Zuhören zu stecken. In der WG nahm ich einerseits meine Bedürfnisse zurück, konnte also nicht immer meinen eigenen »Stiefel« leben und erfuhr aber auch andererseits, wie schön es ist, wenn zum Beispiel andere sich für mich interessieren. Dadurch, daß ich immer wieder erfahren habe, daß nichts Schlimmes passiert, wenn mal jemand sauer auf mich ist, lernte ich mich von den Zwängen der Rolle des »lieben, braven Mädchens« zu befreien.

In der WG hatte ich zum erstenmal das Gefühl, ein richtiges Zuhause zu haben.

Zu Beginn der Therapie lebte ich in dem Glauben, daß ich nur lernen müsse, wieder normal zu essen; wenn ich dies schaffte – so glaubte ich –, sei ich gesund. Heute weiß ich, daß ich vor allem lernen muß, wie ich Beziehungen leben kann. Ich entwickelte in der Therapie unter anderem folgende Ziele bezüglich meines Verhaltens gegenüber anderen, die ich mir immer wieder bewußtmache, da ich sehr schnell wieder in alte Verhaltensweisen rutsche. Sie sind mir sehr wichtig und haben großen Einfluß auf das Gefühl in mir:

- aufzupassen, daß ich mich nicht in einer intensiven Beziehung verliere;
- mich nicht auf eine Person zu fixieren, sondern mehrere nahe und weniger nahe Beziehungen weiterhin zu pflegen;
- die Rolle der Lieben, Stillen abzulegen, meine Meinung ehrlich zu äußern, Kritik zu üben und zu riskieren, mal nicht beliebt zu sein;
- bei Enttäuschungen oder Kritik mich nicht gleich zurückzuziehen und aufzugeben.

Unter Therapie verstehe ich auch, zu lernen, daß ich für mein Leben verantwortlich bin und ich es in der Hand habe, was ich daraus machen will.

Da während meiner gesamten Therapie mein Verhältnis zu meiner Bezugstherapeutin eine große Rolle für mich spielte, möchte ich an dieser Stelle darüber schreiben. Ich habe meiner Bezugstherapeutin lange Zeit eine »Übermenschrolle« übergestülpt, ohne mir Gedanken zu machen, wie es ihr damit geht. Ihre Entscheidungen und Äußerungen waren für mich unwiderruflich und immer absolut richtig. Mir wäre nie in den Sinn gekommen, daß sie sich auch mal irren könnte. Das ging sogar so weit, daß ich Angst vor ihrer Meinung hatte. Ich habe ihr mehr Verantwortung, als damals mein Vater für mich hatte, in die Hände gelegt. Dabei habe ich mich nie gefragt, ob sie überhaupt soviel Verantwortung für mein Leben haben möchte. Erst vor kurzer Zeit erkannte ich mein Problem in unserer Beziehung. Auch bei anderen Menschen, die ich als große Persönlichkeiten schätze, unterwarf ich mich und verlor an Selbstvertrauen. Ich möchte heute lernen, mein Verhalten zu ändern. Das bedeutet zum Beispiel, daß ich auch die Gefühle meiner Therapeutin ernst nehme und mich mit ihrer Meinung auseinandersetze, ohne gleich meinen Standpunkt bedingungslos aufzugeben.

Isabel

Nach 8 Jahren Bulimie war ich soweit, daß ich selbst wirklich aus der Krankheit heraus wollte. In meinen zwei vorhergehenden Versuchen mit Einzeltherapie, die beide von meinen Eltern initiiert waren, fehlte mir die Motivation. Doch es kam der Punkt, an dem ich nicht mehr konnte. Die Bulimie hinderte mich am Leben, daran, eine gute Beziehung zu meinem damaligen Freund zu haben, und kostete mich enorme Kraft. Zudem wußte ich, daß ich es nicht allein schaffen würde, aufzuhören. Der Kreislauf aus Essen und Erbrechen war zu eng geworden. Ich schwankte zwischen Aufgeben und einer deutlichen Veränderung. Mein Lebenswille war stärker als die Ohnmacht. Ich beschloß, mir selbst eine Therapie zu suchen.

Eine reine Psychoanalyse, wie ich sie bisher hatte, würde mich nicht weiterbringen, das wußte ich. Mir war klar, daß ich wieder nur herumreden würde, ohne etwas zu tun. Deshalb suchte ich gezielt nach einer Therapie mit geregeltem Essensprogramm. Warum ich ausgerechnet in eine Gruppentherapie wollte, konnte ich nicht so genau sagen. Es war nur so ein Gefühl, daß es richtig für mich wäre, da ich unter der Einsamkeit sehr litt. Einige Zeit später hatte ich mein Erstgespräch im TCE und begann die Therapie dort.

Vor allem wollte ich lernen, wieder normal zu essen und aus dem Suchtkreislauf herauszukommen. Ich hatte keine Ahnung, was es für mich bedeuten würde, eine Therapie zu machen. Die ersten Monate war ich hauptsächlich damit beschäftigt, mit dem Essen zu kämpfen und mir erstmals Gefühle einzugestehen. Euphorie machte sich breit, als es klappte und ich sogar noch Freundinnen in der Gruppe gefunden hatte. Doch erst als es mir wieder richtig schlechtging und ich unter Panikattacken litt, verstand ich, daß es mit gutem Willen und dem Reden über Probleme nicht getan war. Ich mußte anfangen, wirklich etwas zu ändern, wenn ich gesund werden wollte.

Nach harten inneren Kämpfen entschied ich, in München zu bleiben. Leicht war diese Entscheidung nicht, denn mein damaliger Freund lebte in Bremen, und ich hing sehr an ihm.

Auch das Verhältnis zu meinen Eltern und zu meiner Großfamilie sollte anders werden. Durch die räumliche Distanz war ein Abstand da, der es mir leichter machte. Ich nahm nicht mehr an allen Familienfeierlichkeiten teil, fuhr nicht mehr mit der Familie in den Urlaub. Kurz, ich wollte nicht mehr nur ein Familienmitglied sein, sondern begann, meinen eigenen Weg zu suchen. Bald stellte ich fest, daß es mit der Entfernung nicht getan war. Ich nahm meine Geschichte, mein Verhalten mit, genau wie die Probleme mit meinen Eltern. Auch wenn ich manchmal lieber vor der Auseinandersetzung weggelaufen wäre, mußte ich mich mit ihnen auseinandersetzen, direkt oder indirekt, damit ich alte Verhaltensweisen, die ich in der Familie erlernt hatte, nicht immer weiter mit mir herumschleppte.

In den folgenden Monaten wurde die Therapie ein Teil meines Lebens, sogar ein sehr großer. Das heißt nicht, daß ich nur noch über Probleme reden wollte, aber die Veränderungen, die ich innerlich und äußerlich vollzog, nahmen sehr viel Kraft in Anspruch. Ich habe die Therapie nie leichtgenommen, viele Dinge sind mir sehr schwergefallen. Zum Beispiel die Sache mit der Ehrlichkeit mir selbst gegenüber. In der Bulimie habe ich mir jahrelang viel vorgemacht. Ehrlich mir selbst gegenüber zu sein und mich selbst zu kennen, habe ich mühsam lernen müssen, oft war es schmerzhaft.

Ein besonders schmerzhaftes Eingeständnis mir selbst gegenüber war, daß ich nicht in der Beziehung zu meinem langjährigen Freund bleiben konnte. Ich war schon einige Jahre mit ihm zusammen. In unserer Beziehung war er derjenige, der mir half, wußte, was gut für mich war. Ich liebte ihn abgöttisch, tat alles, um mit ihm zusammenzubleiben. Ich denke, er fühlte sich auch immer verantwortlich für mich. Als ich dann in München war, wurde ich selbständiger. Er konnte nicht akzeptieren, daß ich nicht mehr die kleine, hilfsbedürftige Freundin mit den Riesenproblemen von früher war. Mit ihm konnte ich mich nicht so weiter entwickeln, wie ich das wollte. Da ich ihn immer noch liebte und seine Anziehungskraft auf mich sehr stark war, gestand ich mir das lange Zeit nicht ein. Doch obwohl es mir sehr weh tat, trennte ich mich von ihm, denn ein Weiterführen der Beziehung wäre nur unter den alten, kranken Bedingungen möglich gewesen. Und so sicher war ich mir schon: in die Bulimie wollte ich nie wieder zurück.

Auch im Verhältnis zu meinen Eltern mußte ich einiges verändern. In der ersten Zeit versuchte ich, meine Mutter mit zu therapieren, weil ich sah, daß sie sehr unglücklich war. Ich gab dieses Ansinnen schnell auf, da ich merkte, daß es jede für sich allein schaffen muß. Trotz einiger Versuche, gute Gespräche mit ihr zu führen, merkte ich, daß ich keinen Zugang zu ihr finde, mich ihr tatsächlich nicht verständlich machen kann. Sie faßte bei ernsteren Themen immer alles anders auf, als ich es meinte, fühlte sich sofort angegriffen. Ich wollte sie gar nicht verletzen, mußte aber einsehen, daß sie

mich einfach nicht verstand. Deswegen richte ich es so ein, daß wir uns ab und an treffen, wenn sie in München ist. Wir gehen dann zusammen essen, quatschen nett über belanglose Dinge. Mehr Kommunikation ist zwischen uns nicht möglich. Ich mußte lernen, daß ihr eigenes Konstrukt aus heiler Welt und heiler Familie total zusammenbrechen würde, wenn sie versuchen würde, mich zu verstehen.
Mein Vater hat mich seit Beginn meiner Therapie in München einfach machen lassen, was ich wollte. Egal, ob es um meinen Umzug nach München, den Abbruch des alten Studiums und den Anfang eines neuen Studiums oder einen Umzug ging, er ließ mich machen. Manchmal habe ich mir fast mehr Schwierigkeiten von ihm erhofft, da ich regelmäßig »bis zu den Zähnen bewaffnet« mit einer Veränderungsabsicht ankam, bereit, für meine Idee zu kämpfen – und mußte feststellen, daß es gar nichts zu kämpfen gab. Ich wollte Dinge mit Macht durchsetzen, um ihm zu zeigen, daß ich auch mächtig bin. Im Grunde wollte ich mich immer wieder beweisen, um von ihm dann als Sieger im Streit anerkannt und aufgewertet zu werden. Ob er mir Anlaß dazu gab oder nicht, ich reagierte auf ihn immer emotional, positiv wie negativ.
Nachdem ich von meiner Mutter erfahren hatte, daß er immer Freundinnen hatte und meine Mutter ständig betrog, habe ich ihn dafür geradezu gehaßt. Es hat lange gedauert, bis ich das etwas lockerer sehen konnte, nicht mehr verletzt war. Gut finde ich es heute noch nicht, aber ich fühle mich nicht mehr persönlich gekränkt. Der größte Schritt in diese Richtung war ein Dreiergespräch mit Frau Gerlinghoff, meinem Vater und mir. Es hat mich viel Überwindung gekostet, mich auf dieses Gespräch einzulassen, und ich hatte große Angst davor. Ich befürchtete, daß er total beleidigt sein würde, wenn ich ehrlich sagte, was ich dachte und fühlte, daß er mir im schlimmsten Fall sogar jegliche finanzielle Unterstützung sperren würde. Doch es kam alles ganz anders. Es wurde ein von beiden Seiten sehr ehrliches Gespräch, auf dessen Basis aufbauend, wir gelernt haben, wieder miteinander zu reden.
Ganz wichtig in der Therapie war für mich die Gruppe. Meine Therapiegruppe ist für mich wie ein Netz. Jede einzelne von uns hat Beziehungen zu den anderen, dadurch können wir uns gegenseitig halten und auffangen.

Als die 4 Monate in der Tagklinik zu Ende waren, kannte ich noch kaum jemanden in München. Mein Halt war der Nachmittag in der Woche, an dem wir uns zur ambulanten Gruppe trafen. Ich wußte, da waren andere, die ähnliche Zeiten wie ich durchgemacht haben, die die gleiche Krankheit hatten. Für mich war es der Platz, wo ich mir Hilfe holen konnte. Die Gruppe gab mir das Gefühl, aufgehoben zu sein. Unsere gemeinschaftlichen Unternehmungen nach der Gruppensitzung förderten das. Die Besonderheit unserer Gruppe liegt sicher in unserer gemeinsam überwundenen Krankheit, daraus ist ein starkes Zusammengehörigkeitsgefühl entstanden.
In der Gruppe habe ich erfahren, was es bedeutet, Beziehungen und Freundschaften aufzubauen und zu pflegen. Wichtig war für mich, so angenommen zu werden, wie ich bin. In der Familie mußte ich immer darauf achten, so zu sein, wie die anderen mich wollten. In der Schule versuchte ich dem Bild zu entsprechen, das man von mir haben sollte. Ich dachte, nur so würde ich akzeptiert werden, und habe es dadurch nie erreicht. In der Gruppe habe ich die Erfahrung gemacht, daß ich um so mehr gemocht werde, je mehr ich ich selbst bin. Oft ist es noch schwierig für mich, vor allem, wenn ich weiß, daß ich angegriffen werden kann.
Angegriffen zu werden, ist durchaus nicht unüblich. Wir sind sehr ehrlich zueinander, sowohl in bezug auf Probleme außerhalb als auch innerhalb der Gruppe. Ich bin zur Offenheit und Ehrlichkeit sozusagen verpflichtet. Natürlich wäre es möglich, Dinge zu verschweigen, aber dann könnte ich den anderen nicht mehr in die Augen sehen. Unsere Gruppensitzung ist kein Kaffeekränzchen, auch als Selbsthilfegruppe arbeiten wir hart, und oft geht es um tiefe Emotionen und Verhaltensänderungen, die schwerfallen. Doch die Gruppe ist der richtige Ort dafür, denn ich fühle mich in ihr sehr aufgehoben. Ich weiß, die anderen sind für mich da und versuchen mir zu helfen, wenn es nötig ist. Andererseits ist es für mich wichtig geworden, auch für die anderen dazusein, zu unterstützen, zu raten, zu kritisieren und zu helfen.
Doch nicht nur als Gruppenmitglied fühle ich mich den anderen Frauen sehr verbunden. Hier habe ich auch die ersten Freundinnen gefunden. Ich habe gelernt, nicht jede schlechte Laune der anderen persönlich zu nehmen. Wenn eine von uns muffelig ist, muß

ich nicht daran schuld sein. Die Freundschaften in der Gruppe haben mich weitergebracht. Am Anfang war ich mit einer Frau sehr eng befreundet. Sie half mir in meiner Einsamkeit, mußte immer für mich dasein. Ich dagegen habe mir nicht immer soviel Gedanken um die andere gemacht. Da wir sehr offen reden, wurde mir klar, daß ich nicht klammern muß, sondern auch gemocht werde, wenn ich die andere so akzeptiere, wie sie ist, und ihr Freiraum lasse. Vor allem durch die Freundschaft zu zwei Frauen aus der Gruppe habe ich lernen können, daß mir diese auch dann erhalten bleibt, wenn wir zu verschiedenen Zeiten uns unterschiedlich nah sind. Mit der einen zum Beispiel war ich am Anfang sehr eng befreundet, wir sahen uns fast täglich. Als es dann schwierig wurde und wir uns auch mal stritten, verloren wir trotzdem den Kontakt nicht. Oft hatte ich Angst, daß es nach einem Streit ganz aus sei. Erst die Erfahrung, daß ich auf meiner Meinung bestehen und Widerworte geben konnte, ohne daß sie sich dafür ganz zurückzog, half mir, ihr mehr Raum zu lassen. Mittlerweile haben wir verschiedene Phasen von Nähe und weniger Nähe miteinander erlebt. Ich weiß jetzt, daß diese Freundschaft hält, solange wir uns beide darum bemühen, auch wenn es manchmal kracht.

Basierend auf den Erfahrungen in der Gruppe, habe ich auch begonnen, mir außerhalb des TCE Freundschaften aufzubauen. Da ich neu in München war, gab es ja auch keine alten Freunde, auf die ich hätte zurückgreifen können. Durch die Uni habe ich zwar schnell Leute kennengelernt, aber es ist dort schwieriger, nahe Beziehungen einzugehen als innerhalb der Gruppe, und man braucht mehr Geduld.

Trotz Gruppe und ersten Unibekanntschaften blieb meine innere Einsamkeit. Um davon loszukommen und Zusammenleben zu lernen, zog ich in die therapeutische Wohngruppe; das sind vier Wohnungen, in denen Frauen wohnen, die die Therapie im TCE machen. Therapeutisch bedeutet, daß wir an verschiedenen Therapiebausteinen teilnehmen und einmal in der Woche eine zusätzliche Gruppensitzung haben, in der es hauptsächlich um unsere Schwierigkeiten innerhalb der WG geht. Dabei sind das Symptom und die Beziehungen, die wir zueinander haben, Hauptthema. Oft sind Auslöser von Gesprächen organisatorische Dinge, denn in einem nicht geputzten Bad oder in der gemeinsamen Haushaltskasse

stecken die verschiedensten Schwierigkeiten, die ihren Grund im Verhalten der einzelnen Mitbewohnerinnen zueinander haben. Mein Ziel war es, in der betreuten Wohngruppe zu lernen, mit den anderen zusammenzuleben, und auf diesem Hintergrund zu lernen, auch mal allein zu sein. Nach anfänglichen Problemen fühle ich mich heute in der WG sehr wohl. Ich habe gelernt, daß es auch schön sein kann, einen ruhigen Abend zu Hause zu verbringen. Ich muß nicht mehr ausgehen oder Gäste haben, um mich wohl zu fühlen. Nachdem ich mir anfangs Nähe eher außerhalb, bei anderen Freunden, geholt habe, erfuhr ich, daß es auch einfach nur guttun kann, zu wissen, daß jemand da ist oder wiederkommt. Gefördert wird das dadurch, daß wir häufig gemeinsam essen, manchmal ernsthafte Gespräche führen, aber auch mal nur albern sind. Wir haben eine gemeinsame Basis, auf der wir reden können, vergleichbar mit der ambulanten Gruppe. Aber wir leben zusammen, das heißt, wir erleben uns sieben Tage in der Woche in jeder Stimmung und Verfassung, mit all den Schwierigkeiten, die der Alltag so mit sich bringt. Dadurch kennen wir uns noch besser, mit all unseren kleinen und großen Macken.
Auf diesem Hintergrund begann ich, Alleinsein zu üben. Ich nahm mir vor, einige Nachmittage und Abende in der Woche daheim zu bleiben – und davon einen Teil allein in meinem Zimmer zu verbringen. Leicht war das nicht, da ich nach der tagklinischen Phase herausgefunden hatte, daß es mir gutgeht, wenn ich unter Freunden bin, und schlecht, wenn ich allein zu Hause hocke. Aber nach und nach klappte es besser. Heute merke ich sogar ab und zu, daß ich es brauche, allein zu sein und meine Ruhe zu haben. Es gibt für mich jetzt einen Unterschied zwischen Alleinsein und Einsamkeit.
Ein weiterer wichtiger Punkt ist es, nicht nur Verantwortung für mich, sondern im Zusammenleben auch für die anderen zu übernehmen. Organisatorische Pflichten zu erfüllen, hat auch etwas damit zu tun, wie ich mit meinen Mitbewohnerinnen umgehe. Selbst wenn es mir egal sein sollte, ob der Flur gesaugt ist oder genug Milch fürs Frühstück da ist, eine andere stört es vielleicht sehr. Anfangs habe ich in Haushaltsdingen nur ein notwendiges Übel gesehen. Ich habe meine Sachen gemacht, aber in Zeitnot immer nur das Allernötigste. Natürlich war und ist Putzen und Ein-

kaufen eine lästige Pflichtübung. Aber wenn ich zum Beispiel ein besonders gutes Brot zum Abendessen mitbringe und wir gemeinsam schön essen, schafft auch das Nähe und Befriedigung.
Demnächst werde ich aus der Wohngruppe ausziehen, den Platz wieder frei machen. Es macht mich sehr traurig, wenn ich daran denke, denn ich habe es hier geschafft, mir ein Zuhause aufzubauen. Auch wenn ich wieder in eine Wohngemeinschaft ziehe, wird es trotzdem ein neues Aufbauen von Beziehung und Nähe sein, werden wieder Anfangsschwierigkeiten entstehen. Außerdem habe ich meine drei Mitbewohnerinnen einfach gern. Der Abschied fällt schwer.
Bevor ich nach München kam, hatte ich eine Therapeutin, die ich nur an der Nase herumgeführt habe. Ich hatte vor ihr keinen Respekt. Da es sie nicht zu interessieren schien, wie es mir mit dem Essen ging, redete ich zwar viel herum, aber ein echter Anfang wurde nie gemacht. Mit meiner Aufnahme in die Tagklinik änderte sich das schlagartig. Schon bei meinem Erstgespräch hatte ich das Gefühl, nichts mehr vorspielen zu können. Meine Einschätzung von Therapeuten wandelte sich total. Es waren Respektspersonen, quasi Vorgesetzte, die mich durchschauten und über richtiges und falsches Verhalten urteilten. Durch die Transparenz in der Therapie und das Verhalten der Therapeuten hat sich diese Einstellung aber recht bald gemäßigt. Zweifel wurden auch von seiten der Therapeuten geäußert, bei der Teilnahme an den Teambesprechungen merkte ich, daß auch kontroverse Meinungen diskutiert wurden. Ich fühlte mich ernst genommen und als Erwachsene behandelt.
Meine Beziehung zu Frau Gerlinghoff begann eigentlich erst gegen Ende meiner Therapie. Vorher hatte ich eine andere Bezugstherapeutin, wechselte aber zu ihr in die ambulante Gruppe. Thema war damals, ob ich zurück nach Bremen gehe oder, um die Therapie richtig fortführen zu können, bis auf weiteres in München bleibe. Ich saß weinend und ziemlich aufgelöst in einer Ecke, weil die Vorstellung, nicht nach Bremen zurückzugehen, mir schrecklich erschien und fast unmöglich. Frau Gerlinghoff setzte sich zu mir, wir sprachen über meine Ängste und Sorgen, meine Zerrissenheit mit der Entscheidung. Sie riet mir, in München zu bleiben und diesen Rat anzunehmen, in einer schwierigen Situati-

on wie dieser ihrer Erfahrung zu vertrauen, daß es richtig sei, zu bleiben. Ich habe ziemlich geschluckt und dann angenommen. Ich fühlte mich an der Hand genommen und in die richtige Richtung gewiesen. Seitdem hing ich sehr an ihr, ihre Meinung war ausschlaggebend für meine Entscheidungen. Hinzu kam, daß ich fast ängstlich bemüht war, ihr alles recht zu machen. Daß ich Frau Gerlinghoff damit in eine Rolle gedrängt habe, die zum einen der Rolle, die früher mein Vater für mich gespielt hatte, entsprach und die sie selbst zum anderen gar nicht haben wollte, war mir lange Zeit nicht bewußt. Es hat lange gedauert, bis ich erkannte, daß ich versuchte, ihr die Verantwortung für alles zu überlassen, und richtiggehend abhängig von ihr war. Von dieser Erkenntnis bis hin zu der deutlich veränderten Beziehung, die ich heute zu ihr habe, hat es dann noch mal einige Zeit gebraucht. Da nicht nur ich allein Schwierigkeiten damit hatte, haben wir in der Gruppe viel mit Frau Gerlinghoff darüber gesprochen. Ich habe sie als Person mit Stärken und Schwächen kennengelernt. Heute empfinde ich unsere Beziehung nicht nur als Therapeutin-Patientin-Beziehung, sondern ich habe sie als Person richtig gern. Sehr wichtig waren dabei die Projektgruppe und meine Hospitanz im TCE, denn ich habe mich als eigenständiger, erwachsener Mensch und nicht mehr nur als Patientin behandelt gefühlt. Trotzdem oder gerade deswegen wird mir ihr Rat in schwierigen Zeiten immer sehr wichtig bleiben.

Einstellung der Eltern zur Therapie

Therapeutische Sicht

Viele Eltern sehen in dem erfolgreichen Abnehmen ihrer Tochter gefährlich lange etwas Lobens-, oft sogar Beneidenswertes, vor allem dann, wenn sie selbst dem Schlankheitswahn unserer Zeit huldigen und immer wieder feststellen müssen, daß sie mit ihren eigenen Diätversuchen dem Schönheitsideal nicht näher kommen. Erst dann, wenn die Gewichtsabnahme ihrer Tochter immer bedrohlichere Ausmaße annimmt und offenkundig wird, daß riesige Nahrungsmengen verschlungen und wieder erbrochen werden, erkennen sie darin ein Problem. Wiederum gefährlich lange sind sie nun der Überzeugung, die Problematik, die sie auf eine reine Eßstörung reduzieren, im familiären Bereich wieder in den Griff zu bekommen, zumal sie ihren Erziehungsstil nicht in Frage stellen. Väter delegieren die Lösung des Problems entweder von vornherein an ihre Frauen, da Erziehung nun einmal Frauensache ist, vor allem dann, wenn sie problematisch wird; oder sie ziehen sich resigniert zurück, wenn gutes Zureden, Versprechungen, Drohungen, selbst Wutausbrüche ohne Wirkung geblieben sind. Wir versuchen, die Familie mit in die Behandlung einzubeziehen, was sich meist als schwierig erweist und nicht in jedem Fall gelingt. Es gibt Eltern, die, vor allem bei Lebensbedrohung, einer stationären oder teilstationären Behandlung ihrer Tochter zustimmen, selbst aber möglichst unbehelligt bleiben wollen und die Verantwortung voll und ganz an die Ärzte beziehungsweise Institution delegieren. Andere sind zu einer Zusammenarbeit bereit, vor allem weil sie die Kontrolle über ihr Kind nicht verlieren wollen. Vergegenwärtigen wir uns das Familien- und Krankheitsverständnis der meisten Eltern einer eßgestörten Tochter, so wird deutlich, daß sich eine vertrauensvolle gemeinsame Arbeit erst entwickeln muß und nicht vorausgesetzt werden kann. Mir sind bisher niemals Eltern begegnet, die ohne die Krankheit ihres Kindes zu diesem Zeitpunkt eine Behandlung begonnen hätten. Sie tun es also ihrem Kind zuliebe, für das sie immer das Beste wollten und wollen, nicht aber aus eigenem Bedürfnis. Für viele Eltern ist allein die

Tatsache, daß sie zur Mitarbeit aufgefordert werden, der Beweis dafür, daß sie für den Therapeuten als die Schuldigen gelten. Entsprechend fühlen sie sich bei fast allem, was gesagt wird, angegriffen, verletzt und bloßgestellt. Problematisch ist eine ablehnende und feindliche Einstellung der Angehörigen, wenn sie sich hinter den Kulissen abspielt.

Wir haben die Erfahrung gemacht, daß Gruppengespräche unter verschiedenen Familien zur Krankheitseinsicht sowie zur Einstellungs- und Verhaltensänderung mehr beitragen als Gespräche mit einzelnen Familien, die immer wieder Gefahr laufen, sich auf Schuldzuweisungen und Rechtfertigungen zu beschränken. Wir erleben es oft, daß Mütter und Väter, die sich bereits ein tiefergehendes Krankheitsverständnis erworben haben, andere Eltern, die noch in der Anfangsphase sind, leichter überzeugen können als der Therapeut. Unsere Patientinnen empfinden es häufig als weniger belastend, sich zunächst mit anderen Müttern und Vätern auseinanderzusetzen als mit den eigenen Eltern. Diese begegnen einem anderen Mädchen gelegentlich zugewandter und verständnisvoller als der eigenen Tochter, bei der sie schnell geneigt sind, sich zu rechtfertigen oder gekränkt zu reagieren. Die Familiengruppen bieten auch den Patientinnen, deren Eltern nicht daran teilnehmen, die Möglichkeit, sich direkt mit der Eltern- und Familienproblematik auseinanderzusetzen. Schuld und Rechtfertigung, Angst vor Einmischung in familiäre Angelegenheiten und Angst vor Veränderungen sind kritische Themen, die wir in den Familiengruppen immer wieder zur Sprache bringen. Wenn Eltern begreifen, daß wir sie nicht als die Schuldigen an der Krankheit ihrer Kinder ansehen, sind viele bereit, ihre Ressentiments gegenüber einer Psychotherapie allmählich abzubauen.

Auch eine gute Zusammenarbeit mit den Familie schließt Probleme nicht aus. So haben wir immer wieder erlebt, daß einige Patientinnen versuchen, mit allen Mitteln die Mitarbeit ihrer Eltern zu vereiteln, weil sie befürchten, die Therapie werde ihnen von ihren Eltern entzogen und ihr Gesundwerden zu deren Sache gemacht. Andere haben Angst, die Eltern könnten sie in der Therapie übertrumpfen und zu besseren Patienten werden, als sie es selbst sind. Solche Befürchtungen können Therapeuten lange Zeit verborgen bleiben.

Einmal im Monat laden wir am Sonntag zu einem gemeinsamen Gespräch zwischen Patientinnen, Angehörigen und Therapeutinnen, dem sogenannten »Sonntagsfrühstück«, ein. Da es mehrere derartige Familienveranstaltungen im Laufe der tagklinischen Phase gibt, können die Patientinnen entscheiden und untereinander absprechen, wann und wie oft die Angehörigen jeder einzelnen kommen sollen. Auch den ambulanten und ehemaligen Patientinnen steht es frei, an den offenen Großgruppen teilzunehmen. Das Sonntagsfrühstück mit gemeinsamer abschließender Diskussion kann für Familien, in denen die Patientin mit ihrem Kampf ums Essen oft jahrelang gemeinsame Mahlzeiten unmöglich gemacht hat, ein wichtiges therapeutisches Ereignis darstellen.

Alle Angehörigenveranstaltungen in der tagklinischen Phase werden im wesentlichen von den Patientinnen geleitet. Sie überlegen sich ein Thema, das ihnen wichtig ist, z.B. Informationsvermittlung über die Therapie, Erwartungen der Eltern an die Therapie oder Konfliktlösungen in der Familie. Sie führen das Thema ein, indem sie Wissenswertes vortragen, von sich erzählen oder ein gemeinsames Rollenspiel gestalten. Sie sprechen Familienangehörige direkt an und ermutigen sie, Fragen zu stellen, die sie bewegen.

Eine längerfristige therapeutische Arbeit mit Familien wird von uns für die ambulante Phase angestrebt. In 14tägigen Abständen findet eine Familiengruppentherapie statt, an der einzelne Familienmitglieder und die Patientin über einen gewissen Zeitraum verbindlich teilnehmen. Der Besuch der Gruppe sollte von seiten der Angehörigen nicht der Patientin zuliebe geschehen. Es ist unser Anliegen, daß die Mutter, der Vater oder andere Bezugspersonen aus eigenen Beweggründen in diese Therapie gehen. Die Familiengruppentherapie baut auf dem auf, was in den offenen Gruppen beim Sonntagsfrühstück während der tagklinischen Phase erarbeitet wurde, und erweitert die Ziele auf den gesamten Lebenskontext der Familie . Es geht dabei unter anderem um:

- Informationsaustausch und Erarbeiten eines neuen Krankheits- und Therapieverständnisses;
- Initiieren und Fördern eines Dialogs zwischen den Familienmitgliedern jenseits von Schuld und Rechtfertigung;
- Ansprechen tabuisierter Problembereiche;
- Hinterfragen rigider Familiennormen;

- Entdecken von Emotionalität im familiären Bereich;
- Erlernen neuer Konfliktlösungsstrategien;
- Diskussion der Themen: Ablösung von der Familie, Erwachsenwerden, Abschied;
- Aufbauen neuer Beziehungsmuster unter den einzelnen Familienmitgliedern.

Ebenso wie unsere Patientinnen haben auch die Angehörigen die Möglichkeit, im Anschluß an die Familiengruppentherapie in der ambulanten Phase ihre therapeutische Arbeit in einer Angehörigen-Selbsthilfegruppe zu beenden. In jüngster Zeit haben wir die Gründung einer Eltern-Selbsthilfegruppe in der Tagklinikphase angeregt, was auf großes Interesse gestoßen ist. Wir denken, gemeinsame Probleme in der Lebens- und Familiengeschichte sowie Ängste, Hilflosigkeit, Schuldgefühle und Aggressionen angesichts der Tatsache, eine eßgestörte, psychisch kranke Tochter zu haben, sind etwas Verbindendes und in der aktuellen Situation auch Tröstliches.

Bei besonderen Problemen besteht jederzeit die Möglichkeit eines Familiengespräches, bei dem nur die Patientin und ihre Familie oder einzelne Mitglieder oder auch zum Beispiel die Eltern ohne die Patientin, mit deren Einwilligung, und die Bezugstherapeutin anwesend sind. In einem solchen Familiengespräch können besondere Familienprobleme ausführlich besprochen und geklärt werden, aber auch extreme Widerstände der Eltern gegen die Therapie, die eine produktive Arbeit mit der Patientin behindern können.

Sicht der Eltern

Brief eines Vaters an seine magersüchtige Tochter

Liebe Stina,

seit Tagen versuche ich, Dir zu schreiben, versuche, meine Gedanken so zu ordnen, damit ich sie endlich zu Papier bringen kann. Es ist so viel, was mich bewegt, wenn ich an Dich denke – so viel, das ich Dir sagen möchte.

Plötzlich wird mir bewußt, daß dies das erste Mal ist, daß ich Dir überhaupt einen Brief schreibe und daß ich im Begriff bin, Dir einen ganz persönlichen zu schreiben. Mir wird auch bewußt, daß ich Neuland betrete, wenn ich anfange, mit Dir zu reden – so offen, so persönlich mit Dir zu reden. Und im selben Moment wird mir klar, daß genau hier einer der Gründe zu suchen ist, warum Du krank geworden bist.

Als Deine Zwillingsschwester vor Jahren magersüchtig wurde, hatte ich schon damals das Gefühl, daß das auch was mit mir zu tun hatte und daß ich mit an dem Ausbruch ihrer Krankheit schuld sei. Meine Erfahrung aus meiner eigenen Therapie vor 20 Jahren sagte mir das. Aber mehr konnte ich zu dem Zeitpunkt noch nicht begreifen. Deine Schwester war noch zu jung, um uns das klarzumachen, und Hilfe von außen war nicht gegeben.

Also habe ich das Gefühl, etwas damit zu tun zu haben, damals weggesteckt und die Krankheit Deiner Schwester mehr als eine durchzustehende Angelegenheit betrachtet, wie sie im Leben nun mal vorkommt und mit der man eben fertig werden muß.

Bei Dir geht das nicht mehr. Jetzt, wo wir Hilfe im Rahmen der Familien-Therapiegespräche am TCE haben, funktioniert das Verdrängen dieser Ahnung so nicht mehr. Du bist inzwischen eine erwachsene junge Frau geworden, mit der ich reden könnte – wenn ich es denn könnte.

Deshalb habe ich keinen Moment gezögert, ja zu sagen, als Du uns eingeladen hast, an den Familien-Therapiegesprächen teilzunehmen. Größer als meine Angst vor dem, was da an meinem eigenen »Mitverschulden« an Deiner Krankheit ans Tageslicht gefördert werden würde, war meine Hoffnung, es würde uns gelingen, einen Knoten zu lösen.

Dazu hoffte ich, als erstes Klarheit zu gewinnen, um welchen Knoten es sich eigentlich handelt und darüber, warum Du krank geworden bist, was das Wesen dieser Krankheit ist und was ich damit zu tun oder dazu beigetragen habe, daß Du überhaupt krank geworden bist.

Zum anderen hoffte ich, daß sich durch die gemeinsamen Therapiegespräche unser beider Verhältnis zueinander verändern würde, daß wir uns näherkommen würden – Du und ich –, daß wir uns endlich in die Arme schließen könnten.

Was mir in der kurzen Zeit unserer Therapiegespräche als Hauptgrund für Deine Krankheit aufgegangen ist, ist verblüffend einfach und zugleich ungeheuer bitter:
Du fühlst Dich von mir zu wenig geliebt und leidest zugleich unter einer – meiner? – ungeheuer hohen Erwartungshaltung. Einfach ist es, weil es im Grunde zwei Dinge sind, die Dich bedrücken: mangelnde Vaterliebe und Erwartungsdruck.
Bitter ist es, weil Du mir mit Deinen Hinweisen sagst, daß Du unter all dem leidest – ja, sogar noch mehr leidest –, worunter auch ich mein ganzes Leben lang gelitten habe und von dem ich sehnlichst gehofft hatte, daß es Dir erspart bleiben würde:
das Gefühl von seinem Vater nicht geliebt zu werden und von ihm nur durch ständig an den Tag gelegtes perfektes Verhalten Anerkennung zu finden.
Daß ich Dir das nicht nur nicht erspart habe, sondern daß Du darüber hinaus durch Deine Krankheit mit geradezu tödlicher Perfektion auf Dich aufmerksam machst und mir zugleich einen Spiegel vorhältst, in dem ich soviel von mir selbst wiederfinde, macht mir nicht nur Angst, sondern macht mich vor allem tief traurig.
Gerade das, was ich Dir ersparen wollte, kommt bei Dir auch zum Ausdruck: die persönliche Unsicherheit – die Schwierigkeiten mit Gleichaltrigen – das wahnsinnige Leistungsstreben mit der damit verbundenen permanenten Überforderung Deiner selbst, vor allem und jedem eigentlich Angst zu haben, es aber doch zu wollen, nie aufzugeben, eher kaputtzugehen.
Da tauchen bei Dir die gleichen Ängste auf, wie ich sie nur allzu gut von mir selbst kenne und unter denen ich – zwar abgeschwächt – auch heute noch leide.
Auf einmal wird mir klar, wie sehr ich mich in Dir und dem, wie Du Dich verhältst, spiegele. Für mich ist es ein Schock, zu erkennen, wie wenig ich offensichtlich von meiner eigenen Vergangenheit bewältigt habe, wieviel ich von dem, was ich selbst erlebt und gelebt habe, unverdaut an Dich weitergegeben habe.
Mit einem Mal spüre ich fast körperlich, daß Du auch durch mein Verhalten in ganz ähnlicher Atmosphäre großgeworden sein mußt, wie ich das damals bin – einer Atmosphäre, die geprägt war von Schweigen und unausgesprochenen Vorgaben und Ängsten.

Obwohl ich Dich sehr liebhabe und Dich gerade nicht unter Druck setzen wollte, habe ich es nicht verstanden, Dich das auch spüren zu lassen.
Um das verstehen zu können, möchte ich Dich bitten, mit mir zusammen ein Stück weit in meine eigene Vergangenheit zu gehen.
Ich selbst bin in einer Umgebung großgeworden, die mir in vielem keine Luft gelassen hat und die in etwa von folgendem geprägt war:
Über Persönliches wurde zu Hause nie gesprochen. Über Persönliches zu sprechen, wäre dem Eingeständnis von Schwäche oder mehr noch von Schuld gleichgekommen. Letzteres war eigentlich immer gegeben, wenn man das Gefühl hatte, wieder nicht den Normen entsprochen zu haben, die von Eltern, Kirche und Schule vorgegeben waren und von denen abzuweichen, Sünde, Liebesverlust bis hin zu ewiger Verdammnis bedeutete.
Dabei war aber durchaus nicht immer klar, wie die Vorgaben tatsächlich aussahen. Über die offiziellen Spielregeln wie Gebote und Verbote hinaus gab es viel, was unausgesprochen im Dunkel blieb, Dinge, die man einfach von einem erwarten durfte, die selbstverständlich waren und auf die man gefälligst selbst zu kommen hatte. Diese im verborgenen bleibenden Regeln und Anforderungen zu hinterfragen, verbot sich von selbst, denn das wäre wiederum das Eingeständnis gewesen, wieder irgendwo und irgendwann nicht aufgepaßt zu haben.
Nur durch lupenreines untadeliges Verhalten und durch exzellente Leistung hast du eine Daseinsberechtigung. Nur dadurch findest du Anerkennung und vielleicht auch Liebe. Für das letztere mußt du dich aber ganz besonders anstrengen, und glaubst du, sie zu haben, setze sie niemals aufs Spiel. Liebe ist etwas, das man sich zu erwerben hat und das man deshalb auch wieder verlieren kann. Gefühle gibt es nicht.
Leistung erreicht man nur durch ständiges Bemühen. Sich hängenlassen gibt es nicht. Muße ist ein Fremdwort. Entweder man hat zu arbeiten oder in seiner Freizeit etwas Sinnvolles zu tun. Sinnvoll ist, was deiner Begabung entspricht und dich fördert: Hast du eigentlich nichts Besseres zu tun, als...?
Ich bin in einer Atmosphäre großgeworden, in der es scheinbar nur »Schwarz oder Weiß« und »Richtig oder Falsch« sowie »Gut oder Böse« gab.

In der Ausbildung gibt es nur richtige oder falsche Lösungen. Irgend ein dazwischenliegendes oder andersgeartetes Ergebnis, ja vielleicht ein kreatives eigenes Dazutun gibt es nicht. Die Ergebnisse und damit du selbst haben fehlerfrei zu sein. Alles andere ist zwar leider auch möglich, zeugt aber von Minderwertigkeit.
So wie es im Fachlichen nur »Richtig oder Falsch« gibt, gibt es in deinem Verhalten nur »Gut oder Böse« und »Entweder/Oder«. Schon in der Schrift heißt es: Wer nicht für mich ist, der ist gegen mich. Konsequenz daraus: entweder ganz oder gar nicht. Halbheiten gibt es nicht. Also gelten die Gebote Gottes und viel mehr noch die der Kirche ganz oder gar nicht, wobei das »gar nicht« im Falle der Kirche mit Sünde und ewiger Verdammnis, im Falle des Vaters mit Nichtachtung und Liebesentzug gleichzusetzen ist. Schon der Zweifel ist mit Schuld behaftet.
Was für die Religion gilt, gilt in gleicher Weise auch für die Politik und selbstverständlich auch für die Familie. Auch hier gibt es nur Freund oder Feind, absolute Loyalität oder Verrat, absolute Treue oder beim geringsten Treue/Ehebruch die Bestrafung mit Liebesentzug und Ausstoß aus der Gemeinschaft.
Das Leben ist schwierig, und es hat schwierig zu sein. Nimm dein Kreuz auf dich und geh. Nur in der Bewältigung eines schwierigen Lebens findest du deine Erfüllung. Wer das Leben zu leicht nimmt, wird sehen, wo er landet: Nimm das alles nur nicht zu leicht.... Nimm das ja ernst genug, sonst folgt dir der Mißerfolg als Strafe auf dem Fuße.... Dir scheint's wohl zu gut zu gehn!
Nur wer sich beherrschen kann und tadellos funktioniert, hat Anspruch auf Anerkennung. Alles, was du vorfindest, ist tausendfach erprobt. Eigenes Versuchen ist unnötig, Anzweifeln führt zwangsläufig ins Verderben.
Man zeigt keine Schwäche. Mein Vater sagte immer: Kaputt können sie dich kriegen, aber niemals klein. Klein sein, unten sein, unbedeutend sein ist ein schrecklicher Gedanke. Nur wer Stärke zeigt, kommt durch. Dazu hat man sich immer im Griff zu haben. Das gilt innerhalb der Familie genauso wie in der Nachbarschaft oder im Beruf. Immer »cool« bleiben. Wer wird denn gleich emotional reagieren, haben Sie sich etwa nicht in der Gewalt? In Ihrem Alter sollte man doch inzwischen gelernt haben, über den Dingen zu stehen. Wie zu Hause: Du bist doch der Älteste (von sechs Kindern) und noch so unvernünftig?

Interne Auseinandersetzungen in der Familie gibt es nicht. In der Familie herrscht Ruhe.... Vor den Kindern streitet man sich als Eltern nicht.... Eltern haben mit einer Stimme zu sprechen.... Die Ehe ist unauflöslich, Streit und Auseinandersetzung sind erste Anzeichen für ein Scheitern.
Nach außen hin ist das anders. Hier hat man seinen Mann zu stehen, ständig mit dem äußeren religiösen oder politischen Gegner zu kämpfen und immer überlegen zu sein. Ansonsten hat man den Schein zu wahren, den Schein der heilen Familie, des allzeit leistungsfähigen und erfolgreichen Mannes und Vaters. Man hat sich normgerecht zu verhalten und tadellos zu funktionieren.
All das habe ich verinnerlicht und mit eigenen Wertmaßstäben und immer höher gesetzten Erwartungen an mich selbst ergänzt. Ich meinte, perfekter als perfekt sein zu müssen, um geliebt zu werden.
Solange ich zu Hause und in meinem festgezurrten Umfeld war, funktionierte das auch einigermaßen, und ich empfand zunächst keine besonderen Beschwerden. Nur während der Pubertät – so kann ich mich erinnern – habe ich mich oft gefragt, ob ich überhaupt der Sohn meiner Eltern bin, oder ob ich vielleicht eines der angenommenen Kriegswaisenkinder war. Ich vermißte wohl, ohne darum zu wissen, Zuwendung und Liebe.
Erst später plagten mich zunehmend Ängste wie:

- nicht perfekt zu sein und deshalb nicht geliebt zu werden,
- kritisiert zu werden und dadurch verwundbar zu sein,
- Furcht vor Auseinandersetzungen, besonders in der Ehe, und damit vor Liebesentzug,
- über mich zu reden und dabei Schwächen zu zeigen,
- locker zu sein, über die Stränge zu schlagen, mich zu versündigen,
- vor der Einsamkeit.

Deine Mutter ist in ganz ähnlichem Umfeld aufgewachsen. Vielleicht haben wir uns deshalb in all den Jahren vor Auseinandersetzungen gehütet, so ängstlich aneinander festgehalten, als wir selbständig wurden und in die Welt hinausgingen.
Da fanden wir allerdings eine gegenüber unseren Vorstellungen wesentlich andere Wirklichkeit vor. Die Welt, die wir vorfanden, scherte sich wenig um unsere Ge- und Verbote. Sie war nicht

schwarz-weiß, sie war bunt. Das Leben mußte nicht schwierig sein, wenn man es geschickt anfing. Es gab nicht nur richtige und falsche, sondern gute oder weniger gute Ergebnisse. Gut oder Böse stellte sich plötzlich ganz anders dar, und viele Menschen kümmerten sich wenig um das, was uns unter Opfern als für die ewige Seligkeit gut und damit hochhaltenswert eingetrichtert worden war.

Also fingen wir an, uns gegen die uns verpaßte Ordnung zu wehren, Rituale über Bord zu werfen, jede Einengung durch Kirche oder Familie abzulehnen, nach Freiheit zu suchen. All das, was man uns beigebracht hatte und was uns eingeengt hat, wollten wir Euch Kindern – Dir – ersparen. Du solltest es einfacher haben, selbst entscheiden dürfen, was für Dich gut ist. Für mich warst Du schon immer erwachsen – Persönlichkeit –, nicht einfach nur Kind. Wir wollten Euch so frei wie möglich groß werden lassen.

Um so schmerzlicher trifft mich heute die Erkenntnis, daß ich im Umgang mit Dir zwar starre Zöpfe abgeschnitten und meine Ge- und Verbotswelt über Bord geworfen zu haben glaubte, daß ich aber durch mein Verhalten meine Art zu leben und zu arbeiten und all die ungeschriebenen und unausgesprochenen, vielfach übersteigerten Erwartungen an mich selbst lückenlos auf Dich übertragen habe.

Neulich hast Du mir das mit einem Satz klargemacht, als Du sagtest, daß ich Dir die Freiheiten gut geben konnte, da ich mir im stillen immer sicher sein konnte, daß Du aufgrund meiner Erwartungen an Dich gar nicht über die Stränge schlagen würdest.

Du hast also funktioniert, so wie ich funktioniert habe. Die Freiheit, die ich Dir glaubte gegeben zu haben, war – ohne daß ich das wollte – durch einen zwar sehr weitgesteckten, aber auch unglaublich hohen Zaun aus Erwartungen an Dich eingegrenzt. So wie ich früher im viel engeren Kreis, so hast auch Du – nur in etwas weiter gefaßter Umgrenzung – das Leben nur eingeschränkt üben können.

Ich habe nicht bedacht, daß zum Lebenlernen Austausch mit Dir und Auseinandersetzung genauso dazugehören wie die schulische Ausbildung. Ich hätte aber auch nie daran gedacht, daß Du dieses Fehlen an Auseinandersetzung heute als mangelndes Interesse an Dir und als ein Zeichen dafür siehst, daß ich Dich nicht liebte.

Hinzu kommt – auch das wird mir jetzt klar –, daß ich seit ewigen Zeiten nicht mehr zärtlich zu Dir war. Ich selbst habe Zärtlichkeiten von meinen Eltern nie erfahren. So, wie mein Vater nur meine kleineren Geschwister auf dem Schoß gehalten hat, habe ich Dich und Deine Schwester auf dem Schoß gehalten, war auch zärtlich zu Euch und habe Euch Geschichten erzählt. Das war noch einfach. Dir als Kleinkind gegenüber habe ich mir Zärtlichkeiten noch erlaubt. Später habe ich mich nicht mehr getraut, als Du größer wurdest, zunächst Mädchen und schließlich junge Frau warst.
Du weißt nicht, wie gern ich Dich auch später noch in den Arm genommen, mit Dir geschmust hätte. Aber ich kam mir komisch vor, hatte Angst, Dir als junger Frau gegenüber etwas falsch zu machen. Ich wäre gern zärtlich zu Dir gewesen, hatte aber immer Angst davor, weil ich selbst keine Vorbilder dafür hatte.
Wie mit der Zärtlichkeit ging es auch mit der Auseinandersetzung. Auch die hatte ich nie gelernt. Ich hatte Angst davor, Dir in der Auseinandersetzung meine eigene Begrenztheit und Verwundbarkeit zu offenbaren – Angst davor, Deine Achtung vor mir und Deine Liebe zu verspielen. Statt dessen habe ich das versucht, was ich immer in solchen Situationen versucht habe: Auseinandersetzungen durch vorgelebte Perfektion zu ersetzen.
Inzwischen habe ich in unserer gemeinsamen Therapie gelernt, daß ich Dir in der Auseinandersetzung auch Orientierung für Dein Leben hätte vermitteln können. Gerade weil ich Dich nicht mehr mit starren Regeln traktieren wollte, hätte ich Dir außer Freiheit auch Orientierung geben müssen, eine neue Orientierung in bezug auf neue Maßstäbe, weniger hohe.
Ich kann heute gut verstehen, daß Du an meiner ständigen – zwar unausgesprochenen, aber ständig vorgelebten – Erwartungshaltung und ohne Orientierung im Hinblick auf neue Spielregeln und Werte ins Trudeln geraten bist. Ich kann auch verstehen, daß Du aufschreist, daß Du auf Dich aufmerksam machen und meine Einstellung zu Dir klären willst. Aber warum mußt Du Dich deshalb mit dieser gnadenlosen Konsequenz selbst zerstören? Willst Du mich für meine Unterlassungen, für mein Fehlverhalten bestrafen, willst Du Dich rächen?
Ist Dein Leben so schwer zu bewältigen und so entsetzlich, daß Du – und das bei vollem Bewußtsein – beschlossen hast, langsam,

aber stetig Deinen Körper zu zerstören, um schließlich aus dem Leben zu scheiden?
Das letztere, der Gedanke an Deinen vorprogrammierten Selbstmord, die Erkenntnis der grausamen Konsequenz Deines Tuns, und daß ich Dich auf diese Weise verlieren könnte, hat mich in den Monaten, bevor Du Dich zur Therapie am TCE entschlossen hast, am meisten belastet. Es war ungeheuer schwer, dieser Tatsache hilflos ins Auge sehen zu müssen und mit dem Gedanken fertig zu werden, daß es so kommen könnte und ich danach mit der Erinnerung an Dich und in Schuldgefühlen würde weiterleben müssen.
Nachdem ich das aber als Möglichkeit akzeptiert hatte, wurde es leichter, bekam ich plötzlich einen anderen Zugang zu Dir – merkte ich, wie sehr ich an Dir hänge, wie sehr ich Dich liebe.
Andererseits war ich oft auch wütend, wütend darüber, daß Du das mit mir, mit uns machtest. Wütend darüber, daß Du die Magersucht nutzt, um mit Deinem drohenden Ende eine Macht ungeahnten Ausmaßes über uns auszuüben, ein Vorgehen, das ich in erster Linie als Bestrafung für meine Dir gegenüber begangenen Fehler und Unterlassungen empfunden habe.
Manchmal habe ich mich regelrecht verhöhnt gefühlt, wenn Du das Kochen und vor allem das Essen wie eine allerheiligste Handlung Häppchen für Häppchen zelebriert hast.
Jetzt, wo die Zusammenhänge klarer zu werden beginnen, fühle ich aber auch große Erleichterung. Es tut mir weh, zusehen zu müssen, wie Du Dich quälst. Gleichzeitig empfinde ich aber auch Dankbarkeit dafür, daß Du mich mit Deinem Verhalten zwingst, mir über mich selbst und mein Leben Klarheit zu verschaffen. Ich bin Dir dankbar, daß Du uns mit Deiner Einladung zu den Familien-Therapiegesprächen am TCE teilhaben läßt an Deiner Genesung, daß wir Dir helfen dürfen, gesund zu werden, und daß wir damit sogar selbst eine Chance bekommen, noch einmal Leben zu lernen.
Ich freue mich auf die Zeit mit Dir. Ich habe Dich sehr gern.

Dein Papa

Mutter von Monika

Anfang November hatten mein Mann und ich eine Woche Urlaub. Heute finde ich es eigenartig, daß ich damals dachte, Monika ist in der Klinik, und mein Leben geht so weiter wie bisher. Wir wollten nach Paris fahren. Dann rief Monika an, ob wir zum Sonntagsfrühstück ins TCE kommen. Beim Sonntagsfrühstück erfuhren wir, daß es eine Familientherapiegruppe gibt. Wir entschlossen uns zur Mitarbeit und erkannten, daß jetzt nicht die Zeit war, nach Paris zu fahren. Wir blieben zu Hause, machten lange Spaziergänge, redeten miteinander. Sonntagsfrühstück und Familientherapie gaben viel Stoff.

Monika war auch in der Familiengruppe. Mit Hilfe der Therapeuten und der Gruppe kam ich wieder in Kontakt mit Monika. Ich verstand sie besser und verstand mich besser. Manchmal sagte ich gar nicht viel während einer Gruppensitzung, und trotzdem gingen mir dauernd Lichter auf, wenn andere redeten: Ja, so ist es bei mir auch, ja, so ist es bei mir auch. Und es war tröstlich zu wissen, ich bin nicht allein.

Mit meinem Mann war es manchmal schwierig. Ich hatte das Gefühl, er sei der bewunderte Mann der Gruppe und ich die Kranke, die an dem ganzen Unglück schuld ist; er war der Sonnyboy, und ich habe manchmal während der ganzen Gruppensitzungen geweint, konnte nicht mehr aufhören.

Aber wir haben uns auseinandergesetzt, mein Mann und ich. Und das war wichtig für unsere Ehe. Ich habe ihn besser kennengelernt, sah ihn aus dem Blickwinkel der anderen Gruppenmitglieder, sah ihn mit neuen Augen, und das war gut.

Frausein war oft Thema in der Gruppe. Unter vielen Ursachen der Magersucht ist ein Grund die Weigerung, Frau zu werden.

Frau Gerlinghoff erzählte, daß sie in ihrer Praxis nur sehr wenige junge Frauen kennengelernt hat, die werden wollten wie ihre Mutter. Das gab mir zu denken. Wahrscheinlich habe ich meiner Tochter das Gefühl weitergegeben, das ich lange hatte: Schrecklich, eine Frau zu sein.

Und dann das 20 Jahre lang bestehende Mißverständnis, daß mein Mann angeblich enttäuscht war über die Geburt einer Tochter. Er erfuhr es telefonisch, und meine Mutter, die dabei war, behaupte-

te, er sei enttäuscht gewesen. Mein Mann konnte mir das nicht ausreden. Kein Wunder, ich war ja selbst vom Wert meiner Weiblichkeit nicht überzeugt.
Wir redeten oft darüber, und einmal verstand ich ihn plötzlich, als er sagte: »Wieso hätte ich enttäuscht sein sollen über Monikas Geburt? Selbst wenn mir ein Sohn überaus wichtig gewesen wäre, ich hatte doch schon einen.« Das leuchtete mir ein. Und mein Mann erklärte: »Ich hatte nur Angst, daß ich ein zweites Kind nicht so lieben kann wie das erste.« Aber das war dann überhaupt kein Problem bei so einem entzückenden Kind.
Immer wieder war ich überrascht, daß wir die Gruppe oft im Plauderton angefangen haben und dann doch sehr schnell auf den Punkt kamen. Frau Gerlinghoff packte zielsicher zu, wenn dieser brennende Punkt auftauchte. Aber auch später, als sich die Gruppe in eine Selbsthilfegruppe ohne Therapeutin gewandelt hatte, war diese herzliche, freundliche Atmosphäre – und dann der Punkt, an dem wir uns gegenseitig halfen, die Schwierigkeiten in unserem Leben zu erkennen.
Wir beenden jetzt die Therapie, und ich schaue zurück. So klarzusehen ist manchmal sehr traurig und dann auch wieder sehr schön. Ich sehe, was ich unwiederbringlich versäumt habe mit meinen Kindern, was ich nicht wiedergutmachen kann. Ich sehe aber auch, was letztlich in uns allen durch die Magersucht meiner Tochter bewegt worden ist. Und das ist sehr schön, und ich bin dankbar dafür.

Vater von Monika

Wir, meine Frau und ich, versuchten uns inzwischen auch zu helfen. Wir gingen einmal wöchentlich zu der Selbsthilfeeinrichtung ANAD. Dort erlebten wir, daß nicht nur wir eine magersüchtige Tochter hatten, sondern daß die Eßstörungen viel verbreiteter sind, als man allgemein meint. Das tröstete mich zwar nicht, gab mir aber aus der Tatsache, mit dem Problem Magersucht nicht allein zu sein, ein Gefühl des Vertrauens und der Stärke, es irgendwie und irgendwann zu schaffen. Ja, was wollte ich denn schaffen? Es war doch meine Tochter, die magersüchtig war, die gesund werden sollte, und nicht ich!

Heute weiß ich, mein »Schaffen« war, nein, ist die Einsicht, einen gehörigen Anteil an den Voraussetzungen zur Magersucht bei unserer Tochter gehabt zu haben. Das ist schmerzhaft!
Diese Erkenntnis kam nicht spontan, sie entwickelte sich über Jahre. Es sind die Jahre, während denen ich zusammen mit meiner Frau aktiv an der Therapie im TCE teilgenommen habe.
Wie kam es dazu? Monika kehrte aus dem Urlaub zurück. Wir drängten sie, mit uns zu ANAD zu gehen. Vergebens. Sie erklärte uns, sie werde ihre Krankheit allein überwinden. Fast unmöglich nach meinen jetzigen Kenntnissen und Erfahrungen.
Unsere Tochter hatte Glück. Ihre engagierte Ärztin schaffte es, sie zu bewegen, im Therapie-Centrum für Eßstörungen in München vorzusprechen. Dort gebe es ein Therapieprogramm für Eßgestörte. Monika hatte nochmals Glück. Man konnte sie dort überzeugen, einer mehrmonatigen Therapie zuzustimmen. Allerdings, und das war neu, durfte sie die Nacht in ihrer eigenen Wohnung verbringen. Ich sah einen Silberstreif am Himmel, denn ich wußte, Monika hat bisher alles, was sie sich vorgenommen hatte, durchgezogen. Als sie die Therapie im November begann, war ich das erste Mal seit langer Zeit wieder richtig glücklich.
Bald waren meine Frau und ich in die Therapie eingebunden. Gewünscht, aber völlig freiwillig besuchten wir die Familientherapiegruppe. Zunächst 14tägig, später in größeren Abständen.
Nach 3 Monaten konnte Monika den tagklinischen Teil ihrer Therapie beenden. Sie war äußerlich wieder eine hübsche junge Frau geworden. Zusammen mit meiner Frau setzte ich »meine Therapie« in der Familiengruppe fort, fast bis heute.
Je länger ich die Gruppe besuchte, desto mehr wurde mir bewußt, wie stark ich von ihr »therapiert« wurde. Ich hatte es offensichtlich nötig. Anfänglich war das große Leiden der jungen Mädchen und Frauen und ihrer Mütter im Vordergrund. Wo waren eigentlich die Väter? Nur wenige stellten sich der Verantwortung und Herausforderung, welche die Magersucht auch an die Väter der Erkrankten stellt.
Ich erkannte immer mehr mein persönliches Verhalten in bestimmten Situationen und auch allgemein. Mir wurden meine typischen Eigenschaften bewußt wie: großer Ehrgeiz, der Wunsch, Anerkennung durch Leistung zu erwerben, niemanden zu enttäu-

schen, auf jeden Fall Streit zu vermeiden ... Ich sah immer deutlicher, welchen Einfluß sie auf meine Umgebung, auf die mir am nächsten stehenden Menschen ausübten. Auch ist mir klar geworden, daß nicht nur das Mutter-Tochter-Verhältnis ein starker Auslösungsfaktor für die Krankheit ist, wie es beschrieben wird. Der Ausbruch und der Verlauf der Krankheit wird nach meiner Meinung in großem Maße auch von den Vätern, von ihren Eigenschaften und ihrem Verhalten in der Familie und mit den Betroffenen, bestimmt. Mir scheint, die jungen Mädchen sind gleichsam mit Sensoren ausgestattet, die es ihnen erlauben, feine zwischenmenschliche »Störungen« zu orten und tragischerweise verstärkt zu verinnerlichen. Dies geschieht natürlich vornehmlich innerhalb der Familie.

Ich glaube, daß vieles, was zwischen meiner Frau und mir »gestört« war, von unserer Tochter gespürt und mit in der Magersucht »ausgelebt« wurde.

Dies einzusehen, war für mich nicht einfach und sehr schmerzlich. Es hat aber etwas sehr Positives bewirkt. Mein Umgang mit Monika, mit meiner Frau ist viel offener, viel direkter und viel freier geworden. Unser Verhältnis in der Familie ist wieder lebendiger und positiver.

Heute ist Monika in der Schweiz verheiratet. Sie hat ihre berufliche Ausbildung bald beendet. Sie freut sich, zu leben, und ich bin äußerst dankbar dafür.

Für mich war die Zeit der akuten Erkrankung meiner Tochter sehr schwer zu ertragen. Die Jahre danach brachten mir aber großen persönlichen Gewinn. Ich habe gelernt, meine Gefühle offener zu zeigen, meine Grenzen deutlicher zu ziehen. Ich durfte erfahren, daß ich noch gemocht werde, auch wenn ich nein sage, auch wenn ich Meinungsverschiedenheiten austrage.

Weil ich mich der Magersucht als Herausforderung gestellt und mich eingelassen habe, meinen »Anteil« daran zu finden, bin ich Menschen begegnet, die mir durch ihre Anteilnahme und ihr Verständnis sehr geholfen haben. Es waren vor allem die »LeidensgenossInnen« in der Familiengruppe, welche während der langen Jahre zu richtigen Freunden wurden. Ich möchte sie auch weiterhin als solche behalten.

Was erwarte ich von der Zukunft? Ich hoffe, daß Monika gesund bleibt. Vielleicht kann ich ihr dabei helfen.

Mutter von Sarah

Die Therapie hat es mir möglich gemacht, diesen Beitrag zu schreiben, wenn ich auch jedesmal in eine Krise geriet, wenn ich mich dem Problem Magersucht stellte. Am meisten belasteten mich die Schuldgefühle, obwohl mir im TCE niemand Schuld zuwies. Das tat ich selber immer wieder und ausgiebig. Schuld zu haben, blieb mein zentrales Thema, obwohl ich Hilfe bekam zur Bewältigung meiner Not und zur Definition der Schuldfrage. Bis heute kann ich Schuld nicht gut abwehren, dazu brauche ich einen Fürsprecher. Zu den Gruppenstunden ging ich regelmäßig und gab mir Mühe, zu hören und zu verstehen.

Langsam verwandelte ich mich von einer Blinden in eine Sehende, ich verstand, daß die Krankheit eine Sprachform ist, mit der die Betroffenen sich ausdrücken, weil sie keine andere Möglichkeit der Kommunikation für sich haben. Aber mit dem Verstehen änderte sich noch nicht der Umgang mit meiner Tochter Sarah. Ich merkte, daß ich eine eigene Therapie brauchte, um besser mit der Kluft zwischen meinen Gefühlen und meinem Verstand umgehen zu lernen. Ich lernte meine eigene Ängstlichkeit kennen, die ich bisher ignoriert hatte. Ich merkte, daß ich souverän sein wollte, wenn ich es gar nicht war, daß ich eingepanzert war in Aggression und Abwehr, keine Grenzen ziehen konnte zu meinem eigenen Schutz und daß diese Verhaltensweisen Teile einer Kausalitätskette waren und sind, die zur Erkrankung von Sarah geführt haben. Ich lernte erkennen, daß ich als Tochter Opfer und als Mutter Täterin zugleich war, denn auch ich hatte eine Fassade aufgebaut nach altem Muster. Ich sah, daß Sarah und die eßgestörten Frauen im TCE eine Chance bekamen, die ich zwar jetzt auch hatte, aber sie hatten das Leben noch vor sich und konnten sie besser nutzen – gelegentlich erfüllte mich das mit Neid. Sie würden nicht mehr nach den Vorstellungen ihrer Eltern einem Idealbild nachstreben, nicht mehr den Moralvorstellungen unkritisch folgen, sondern eigene Wertmaßstäbe suchen und hoffentlich finden. Bei uns hatten die Mechanismen der »guten Familie« funktioniert: je kaputter sie war, desto perfekter war die Fassade. Diese »gute Familie« hatte ich nie in Frage gestellt und merkte erst in der Therapie, wie gefährlich es für mich als Kind gewesen war, eine andere Meinung, eine andere Moralvorstellung zu haben oder gar Kritik an der Familie zu üben. Ich fühlte mich in den Therapiestunden im TCE den eßgestörten jungen Frauen sehr nahe, ihre Probleme waren mir vertraut. Oft glaubte ich, sie hätten meine verschütteten Gedanken erraten und formuliert. Ich lernte erkennen, daß Sarah nicht mein Leben führen wollte. Sie fand es so abschreckend, wie ich das Leben meiner Mutter abschreckend gefunden hatte. Weder sie noch ich hatten ein besseres Vorbild. Als ich das verstanden hatte, schloß ich mich einer Gruppe an, in der ich mich mit der Rollentrennung von Mann und Frau in unserer Gesellschaft und den daraus resultierenden Problemen für die nächste Generation beschäftigte.

Sarah ist jetzt verheiratet und hat einen kleinen Sohn. Ich werde oft gefragt, ob sie wieder gesund ist. Ich weiß es nicht. Ich sehe nur, daß sie unbedingt ihren Beruf weiter ausüben möchte, ihren Arbeitsplatz aber verloren hat. Sie versucht, sich nun freiberuflich zu behaupten, das 2jährige Kind ist tagsüber in fremder Betreuung. Das wiederum macht ihr Schuldgefühle, aus denen heraus sie den Kleinen verwöhnt. Wenn er bei mir ist, fällt mir auf, daß er extrem aggressiv ist.

Sicht der Töchter

Elena

Als ich im Laufe der Tagklinikphase begann, meinen eigenen Weg zu gehen, veränderte sich natürlich auch in meiner Familie sehr viel. Es war neu, daß wir räumlich getrennt waren. Anfangs fiel es mir schon sehr schwer, nicht mehr in meiner Familie zu sein, da ich gerade in letzter Zeit doch sehr im Mittelpunkt gestanden war. Außerdem hatte ich die Befürchtung, wenn ich nicht mehr zu Hause sei, würde meine Familie völlig zerbrechen. Als ich dann aber merkte, daß die anderen auch ohne mich weiterhin zusammenleben konnten, verwunderte mich dies erst einmal schon sehr und versetzte mir auch einen Stich, da ich langsam verstand, wie sehr ich mich selbst in meine Rolle hineingesteigert hatte. Obwohl ich dann immer wieder betonte, wie unabhängig ich mich nun machen wollte, war ich es zuerst nur nach außen hin. Etwas überspitzt formuliert, begann ich mit meinen Eltern zu »spielen«, nachdem ich gespürt hatte, wie schwierig es für sie ist, daß ich so plötzlich von heute auf morgen ausgezogen bin. Je mehr sie sich wünschten, daß ich doch öfter mal nach Hause käme, desto seltener tat ich dies. Ich genoß es, daß sich die Rollen etwas vertauscht hatten und sie nun um mich kämpften, so wie ich vorher um die Zuneigung meiner Mutter gekämpft hatte. Diese Zeit war sehr schwierig, und wir fanden bald kaum mehr eine gemeinsame Sprache. Ich glaube, zwischen meiner Mutter und mir entstand deshalb eine so hohe Mauer, weil sie ständig das Gefühl hatte, Schuldvorwürfe zu bekommen. Natürlich gingen mir auch solche Gedanken durch den Kopf, doch im Verlauf der Tagklinikzeit trat dieses Analysieren der Vergangenheit immer weiter in den Hintergrund. Statt dessen ging es darum, wie ich hier und jetzt mit der gegebenen Situation umgehe. Ich glaube, meine Mutter war auch sehr eifersüchtig auf die Therapie – auf all die Menschen, zu denen ich inzwischen dort Vertrauen gefaßt hatte. Einerseits war sie sehr dafür, daß ich diese Therapie mache, andererseits empfand sie es wohl auch als persönliches Versagen. Als es mir langsam dann tatsächlich wieder besser ging (weil ich *selbst* begonnen hatte, etwas zu verändern), spürte ich von seiten meiner Mutter immer wieder unterschwelligen Neid. Ich glaube, sie selbst ist in einigen Punkten nicht sehr zufrieden mit ihrem Leben, hat aber das Gefühl, aus manchen Zwängen einfach nicht mehr ausbrechen zu können.

Ein weiteres Problem war, daß mein Vater im Gegensatz zu meiner Mutter sehr das Bedürfnis hatte, über unsere Vergangenheit zu reden. Anfangs erzählte ich ihm auch noch sehr viel, doch ich spürte immer wieder, daß ich manches für mich behalten wollte. Auch begann ich wahrzunehmen, wie sehr mich mein Vater oft mit seinen Gedanken überschüttete, ohne mich selbst zu Wort kommen zu lassen. Es fiel mir sehr schwer, ihm gegenüber Grenzen zu setzen, da ich große Angst hatte, die Rolle der geschätzten Tochter zu verlieren. Unsere Beziehung hat sich inzwischen auch ziemlich verändert. Mein Vater machte mir schon sehr deutlich und tut dies teilweise heute noch, wie enttäuscht er ist, daß wir

nicht mehr solch »tiefgreifende« Gespräche führen. Obwohl mir dies dann auch immer wieder einen Stich versetzt, fühle ich mich nun wesentlich freier. Es sind jetzt andere Menschen – meine Freunde –, mit denen ich über sehr persönliche Dinge spreche.
Wenn ich mir überlege, welche Reaktion ich mir damals von meinen Eltern gewünscht hätte, kann ich das gar nicht genau formulieren. Einerseits wünschte ich mir Distanz und daß sie meine Ablösung von zu Hause akzeptierten, doch andererseits empfand ich auch ihren Vorwurf, ich verließe sie von heute auf morgen, als Bestätigung. Darin spürte ich eben, daß es ihnen nicht egal war, ob ich in der Familie lebte oder nicht. Es waren sehr ambivalente Gefühle, die erst mit der Zeit eindeutiger wurden.

Carmen

Meine Eltern suchten mir die Therapieplätze aus, weil sie die Verantwortung für mich nicht mehr tragen wollten, aber im Grunde war es für sie höchst unangenehm, daß ausgerechnet ihre Tochter in psychiatrische Behandlung mußte. Was für eine Schande für die ganze Familie! Das warf ein schlechtes Licht auf unsere so harmonische Familie.
Aber im Laufe der Therapie gewöhnten sie sich an diesen Gedanken und waren einfach froh, die Verantwortung für ihre Tochter in professionelle Hände zu geben. Ich glaube, sie waren fast erleichtert, daß Hilfe von außen sie entlastete. Daher waren sie auch während und nach der Therapie sehr kooperativ, nahmen an Familiengesprächen und Familiengruppen teil. Ich selbst fand das richtig schön, daß sie sich so engagierten, denn dadurch merkte ich endlich, daß ich auch meinem Vater wichtig war. Dadurch begannen die ersten Annäherungen zu meinem Vater.
Auch jetzt, nach der Therapie, sind sie nach wie vor Frau Gerlinghoff und ihrem Team dankbar, daß ich wieder gesund geworden bin, auch wenn sie selbst an sich kaum etwas verändert haben. Das finde ich sehr schade, denn gerade meine Mutter hätte durch die Therapie die Chance gehabt, einiges in ihrem Leben zu überdenken. Aber das hat sie nicht getan und wird es wohl auch nicht mehr tun. Meine Mutter hätte durch die Therapie zum Beispiel ihr Verhältnis zu meinem Vater ändern können, was sicherlich für ihr

Leben besser gewesen wäre. Sie versorgt meinen Vater immer noch wie ein kleines Kind und hat kein bißchen Freiraum, um Dinge ohne meinen Vater zu unternehmen, was mich heute noch sehr traurig macht. Aber wenn sie es nicht von sich aus ändern will, dann ist es aussichtslos. Denn ich fühle mich nicht mehr für meine Eltern und ihr Leben verantwortlich. Ich glaube außerdem, daß meine Mutter bis heute noch Schuldgefühle hat.
Mein Vater dagegen will und kann die Zusammenhänge zwischen Magersucht und Familie nicht sehen, obwohl er natürlich glücklich ist, daß wir durch die Krankheit zu einer Beziehung zueinander gefunden haben. Er hat bis heute nicht kapiert, daß er eine der Hauptursachen meiner Krankheit war. Er stellt nur immer wieder fest, daß ich doch so tolle Eltern hätte, wobei ich ihm auch nicht widerspreche, sondern mir meinen Teil denke. Andererseits bewundert er mich, daß ich diese schwere Krankheit so gut überwunden habe. Er sieht zwar, daß ich schwer krank war, bringt dies aber in keiner Weise mit sich und unserer Familie in Verbindung.

Astrid

Meine Eltern sind heute sehr froh, daß ich die Therapie gemacht habe, – mehr kann ich darüber eigentlich nicht sagen. Wir reden nicht inhaltlich über meine Therapie, sie wissen nicht, was mir wichtig war, an welchen Punkten ich Schwierigkeiten hatte, und wir sprechen auch nicht darüber, wie es ihnen mit mir und der Therapie gegangen ist. Ich weiß nicht, welche Ängste sie vielleicht hatten, was sie besonders freute oder was sie aus der Therapie für Konsequenzen gezogen haben. Am liebsten möchte ich darüber auch nicht schreiben, weil es sehr weh tut, mir diesen »Filmriß« einzugestehen. Weil ich mich in der Beziehung immer noch hilflos fühle mit meinen Eltern. Ich habe immer wieder das Gefühl, daß sie wollen, daß es mir gutgeht, daß sie das sehr freut, daß sie meiner Therapeutin sehr dankbar sind – aber daß sie mit mir auf keinen Fall reden wollen. Dieses Verhalten meiner Eltern der Therapie gegenüber ist im Grunde charakteristisch für unsere bisherige Beziehung. Ich kann machen, was ich will, sie legen mir keine Steine in den Weg, sie freuen sich, wenn es gut läuft, aber sie möchten nicht innerlich involviert werden. In ihren Augen heißt das wahr-

scheinlich, sich gegenseitig Freiheit zuzugestehen, aber aus diesem Grund fühle ich mich mit meinen Eltern einsam. Sie fragen mich so wenig, und ich traue mich nicht weiterzufragen, wenn ausweichende Antworten kommen.
Ich muß allerdings hinzufügen, daß meine Mutter selber Therapien gemacht hat und sich wohl bewußt gegen mich abgrenzt. Sie hat auch nie mir gegenüber darüber gesprochen, wie es ihr mit ihren Therapien ging, was ihr so schwerfiel, daß sie eine Therapie machen wollte. Mir kommt es manchmal vor, als ob bei uns das Innenleben jedes einzelnen ein Geheimnis darstellte. Es mag aber sein, daß ich das nur aus der Distanz heraus so erlebe und es meinen Geschwistern da anders geht. Meine Mutter war es, die mir nahegelegt hat, nach München zu gehen, und ich bin eigentlich durch sie hierhergekommen, durch ihre Initiative. Mir fällt es oft schwer zu akzeptieren, daß sie nicht mit mir reden möchte. Nach außen hin ist sie zugewandter als mein Vater, sie ruft auch an oder schreibt mal. Innerlich habe ich trotzdem den Eindruck, daß sie immer noch mauert gegen mich, daß sie sich innerlich gegen mich massiv abgrenzt. Dabei fände ich es schön, wenn sie mich als erwachsene Frau sehen könnte, mit der man sich austauschen kann.
Mein Vater ist, glaube ich, überrascht, daß eine Therapie tatsächlich helfen kann. Er war sehr skeptisch gegenüber Therapien, zumal nach der mißglückten vollstationären Therapie in Münster, die ich vor München gemacht hatte. Von ihm weiß ich aber noch weniger als von meiner Mutter, ich denke, er hielt das für ein Versagen, wenn man Therapie braucht – und für sinnlose Zeit- und Geldinvestition. Mittlerweile müßte sich das geändert haben. Er war selber sehr lange krank und sieht sich allmählich vielleicht anders. Ich glaube, es fällt ihm unendlich schwer, auf seine vertraute Rolle zu verzichten und nicht alles mit sich auszumachen.
Ich würde mir wünschen, mit meinen Eltern den Filmriß zu überwinden, der die Zeit der Magersucht umfaßt und die der Therapie. Das heißt im Grunde die Zeit seit meinem 16. Lebensjahr. Dabei möchte ich keine kindlich enge Beziehung aufbauen, aber doch das Gefühl haben, daß wir uns kennen, und aus meiner Rolle der Fremden herauskommen. Mitunter kommt es mir vor, als ob man Angst vor mir hätte, und ich verstehe nicht, warum. Der einzige Grund, den ich mir denken könnte, ist der, daß sie mich immer

noch so sehen, wie ich vor der Therapie war. Und daß ich dementsprechend in der Familie eigentlich immer noch die Rolle der unberechenbaren Magersüchtigen einnehme, obschon sich an der Oberfläche vieles mittlerweile unendlich viel freundlicher und offener abspielt.

Victoria

Für meine Eltern war es ein großer Schock, daß ich eine Psychotherapie brauchte. Sie konnten und können nach wie vor nicht damit umgehen. Wie eine heimliche Rache habe ich es erlebt, daß sie in einer Sitzung mit meiner Therapeutin einmal weinend zusammengebrochen sind. Heute komme ich mir gemein vor, daß ich es damals genossen habe, sie so leiden zu sehen. Ich konnte ihnen nicht glauben, daß es ihnen wirklich um mich ging bei ihrer Verzweiflung. Meiner Meinung nach haben sie immer nur um sich geweint und um die Offenlegung ihrer nicht mehr ganz so heilen Welt.

Meine Eltern haben die Therapie nicht an sich herankommen lassen. Das alles schien ihnen unheimlich, sicherlich auch aus einer schrecklichen Unbeholfenheit heraus. Sie hatten, das glaube ich heute fest, große Angst, etwas falsch zu machen, und waren einfach völlig überfordert mit der Situation. Aber das konnten sie nicht zugeben. Sie haben mich dann einfach mit der Therapie in Ruhe gelassen. Im Grunde wollten sie, daß es mir wieder gutgehen sollte. Sie verstanden nicht, was mit mir los war, aber sie wollten mein Bestes. Ich bin froh, daß sie mich so in Ruhe ließen. Wenn sie sich mehr in die Therapie eingebracht hätten, hätte ich sicher das Gefühl gehabt, sie wollten mir etwas wegnehmen. So konnte ich glauben, daß meine Therapeutin und die anderen Gruppenmitglieder, wie auch die anderen Ärzte, mich um meiner selbst willen mochten und respektierten. Das alles hatte nichts mit meinen Eltern zu tun. Nach meinem Groll gegen meine Eltern kam eine Phase, in der ich mich wieder sehr nach einer Familie sehnte. Dann folgte wieder eine Entfernung und wieder eine Annäherung. Das war sicherlich auch ein schreckliches Wechselbad der Gefühle für meine Eltern.

Nach all dem Hin und Her haben wir heute eine Ebene gefunden, auf der wir miteinander umgehen können. Der Groll verschwindet mehr und mehr. Wir gehen erwachsen, so würde ich sagen, ver-

nünftig und distanziert miteinander um. Das alles mag herzlos klingen, ist es aber nicht. Wir leben einfach in unterschiedlichen Welten, mit unterschiedlichen Lebensanschauungen. Und wir lassen einander auch jeweils unsere Einstellungen. Vielleicht haben meine Eltern gesehen, daß ich mich nicht fremdsteuern lasse, sondern meinen eigenen, gar nicht so schrecklichen, widerwärtigen Kopf habe. Und ich verurteile sie nicht mehr für ihre Entscheidung, ihr Leben so zu führen, wie sie es eben tun.
Wir haben trotz aller Unterschiede und konträren Meinungen eine Ebene für ein Miteinander gefunden.

Marlene

Mein Vater und seine Lebensgefährtin standen meiner Entscheidung, Therapie zu machen, erst einmal ratlos gegenüber. Sie sagten, wenn ich der Meinung sei, es würde mir helfen, solle ich mich »dort behandeln lassen«. Genausowenig wie ich wußten sie, daß man in einer Therapie nur erfolgreich sein kann, wenn man es selbst will und an sich arbeitet. Die Worte »Psychiatrie« und »Therapie« waren in der Familie, auch für mich, etwas Negatives, etwas, mit dem man nichts zu tun haben wollte. Sie meinten, ich müsse doch nur wieder richtig essen lernen, ansonsten wäre ich doch psychisch gesund und könne so bleiben, wie ich bin.
Doch bald wurden sie sehr mißtrauisch. Sie hatten das Gefühl, ihnen würde die Schuld an meiner Krankheit in die Schuhe geschoben. Heute kann ich ihre Reaktion verstehen, obwohl ich das nicht beabsichtigte. Ich wollte allerdings sagen dürfen, wie ich meine Kindheit sah. Mein Vater lehnt meine Sichtweise ab. Er betrachtet uns als glückliche Familie. Aus seiner Perspektive hat er auch bestimmt viel für mich getan und meint es gut mit mir.
Beide hatten Angst, daß ich durch eine Psychotherapie erst recht »verdreht« werden würde. Ich hatte das Gefühl, sie befürchteten, diese Therapie wäre eine Art Sekte, an die sie mich verlieren würden. Mein Vater negierte meine Krankheit. Er behauptete, ich sei nicht krank und bildete mir meine Probleme nur ein. Doch gerade diese Angriffe, die Versuche, mich zu zwingen, mehr Zeit mit meiner Familie zu verbringen, aus denen sicherlich Sorge und Wohlwollen sprachen, trieben mich nur weiter von ihr weg.

Zu Beginn der Therapie, als ich anfing, mich nicht mehr so anzupassen, entstanden die ersten kleinen Konflikte. Mein Vater und seine Lebensgefährtin reagierten überhaupt nicht so, wie ich es mir vorgestellt hatte. Ich hoffte, daß sie hinter meiner Therapie stehen und mich in meinem Tun unterstützen würden. Ich war überzeugt von dem Gedanken, daß wir es gemeinsam schon schaffen würden. Hundertprozentiges Verständnis wünschte ich mir. Das Gegenteil war jedoch der Fall: sie lehnten die Therapie ab, und ich trat ohne Unterstützung durch die Familie meinen Weg aus der Krankheit an. Damals machte es mich sehr traurig, daß sie mich nicht verstehen wollten. Heute kann ich ihre Reaktionen begreifen, nehme ihre Sorge wahr und finde meine frühere Erwartung übertrieben, daß sie alles verstehen müßten. Es ist befreiend, eine eigene Meinung zu haben und diese nicht auf Biegen und Brechen teilen zu müssen. Im nachhinein bin ich froh, die Therapie allein gemacht zu haben.
Damals wünschte ich mir Verständnis von meinem Vater. Er sollte erkennen, wie schlecht es mir ging, und mich ernst nehmen. Ich wollte richtig wahrgenommen werden, daß er mir zuhört, daß er sich dafür interessiert, was mich beschäftigt, daß er mir Mut macht vor schwierigen Situationen, daß er mich in meinen Vorhaben unterstützt, daß er stolz auf mich ist und mir das zeigt. Manches wünsche ich mir heute noch manchmal. Er dachte, daß ich nach zwei Wochen Urlaub wieder guter Laune sei. Für »gesunde« Menschen ist das Erholung. Jedoch nicht für jemanden, der mit sich unglücklich und traurig ist. Für mich war es am besten, diese Therapie zu machen.
Gespräche mit Frau Gerlinghoff führten bei meinem Vater und seiner Lebensgefährtin zu einer positiveren Einstellung gegenüber der Therapie. Ich denke, daß dann greifbarer für sie wurde, was ich im TCE mache und wer meine Therapeutin ist. Ich begann zu verstehen, daß sie anders denken und sich Sorgen um mich machen. Ich konnte ihr Verhalten anders wahrnehmen, und viele ihrer Reaktionen fand ich nicht mehr so tragisch. Insgeheim flammte immer wieder einmal die Hoffnung in mir auf, daß unsere gemeinsamen Treffen mit Frau Gerlinghoff vielleicht doch eine Änderung bei ihnen bewirken würden, so daß ein besserer Austausch zwischen uns möglich würde. Jedoch möchte ich lernen, sie so zu

nehmen, wie sie sind. Ich denke, mein Vater will bis heute nichts mit meiner Krankheit zu tun haben und lehnt den Erfolg meiner Therapie ab.

Celina

Ich weiß heute, daß es sehr schlimm für meine Eltern war, als sie mitansehen mußten, wie ich mit 13 Jahren anfing zu hungern. Meine Eltern haben sich immer gewünscht, daß ich etwas gegen meine Eßstörung tue, aber sie haben mich niemals zu einer Therapie gezwungen. Sie hatten damals das gleiche falsche Therapieverständnis wie ich. Sie glaubten, daß ich in drei Monaten durch einen Therapeuten gesund gemacht werden könnte. Sie dachten, daß alles beim alten bleiben könne und ich nur wieder essen lernen müsse. Lange Zeit hat sich zwischen meinen Eltern und mir nichts verändert. Ich blieb das verwöhnte, brave, unselbständige »Töchterchen« aus dem »guten« Elternhaus. Bei wichtigen Entscheidungen ging ich weiterhin zu meinem Vater. Es lag nicht an meinen Eltern, daß sich nichts veränderte, sondern an mir. Ich wollte ihr Kind bleiben, ich wollte keine Verantwortung für mein Leben übernehmen. Als ich dann vor einem Jahr Veränderungen wollte, habe ich meine Eltern in die Therapie miteinbezogen. Meine Eltern waren sehr offen und ehrlich. Es gab vor allem zwei Punkte, die ich in meiner Beziehung zu ihnen ändern wollte. Es hat wahnsinnig weh getan, aber ich wollte die »Papas-kleine-Tochter-Rolle« nicht mehr. Ich wollte eine eigenständige, selbstverantwortliche Frau werden, die eine gute, aber partnerschaftliche Beziehung zu ihren Eltern hat. Das bedeutete für mich erst einmal Verzicht auf viele verführerische Angebote von meinem Vater, wie zum Beispiel ständige Unterstützung, sehr viel Unterhaltsgeld, ein neues Auto und anderen Luxus, den mir meine Eltern anboten. Das bedeutete auch, nicht gleich zum Telefonhörer zu greifen, wenn ich Entscheidungen zu treffen hatte. Ich mußte zuerst herausfinden, wie ich eine andere Beziehung zu meinen Eltern haben könnte. Heute habe ich ein gutes Gefühl, wenn nicht mein Vater, sondern ich entscheide, was ich aus meinem Leben mache.
Der zweite wichtige Punkt war, daß ich mir mehr Verständnis von meinen Eltern wünschte, was mein Verhalten gegenüber meinem Bruder anbetraf. Ich habe seit zwei Jahren den Kontakt zu ihm ab-

gebrochen. Ich meide jede Familienfeier, bei der er anwesend ist. Meine Mutter, die sich so sehr eine intakte, harmonische Familie wünschte, wollte mein Verhalten lange Zeit nicht akzeptieren. Immer bekam ich Sätze zu hören wie: »Das waren doch nur Dumme-Jungen-Spiele. Du bist vielleicht ein Sensibelchen. Man muß doch mal darüber wegkommen.« Ich fühlte mich nicht ernst gemommen. Ich hatte das Gefühl, daß meine Eltern meine Erlebnisse mit meinem Bruder als Bagatellen ansahen, und war dadurch sehr gekränkt. Erst nach einem Gespräch mit Frau Gerlinghoff haben sie ihr Verhalten geändert. Ich konnte ihnen zum erstenmal mit Hilfe von Frau Gerlinghoff die Folgen dieser Erlebnisse auf mein Körpergefühl, mein Selbstvertrauen sowie meine Ängste in Beziehungen mit Männern klarmachen. Seit diesem Gespräch akzeptieren meine Eltern den Bruch mit meinem Bruder und geben mir das Gefühl, meine Entscheidung ernst zu nehmen.

Isabel

Seit dem Bekanntwerden meiner Krankheit unterstützte meine Mutter mein Vorhaben, mir professionelle psychotherapeutische Hilfe zu suchen. Leider entstand diese Unterstützung nicht aus einem Verständnis heraus, sondern weil sie keine andere Chance für mich sah, gesund zu werden. Ihre Tochter wird dort gesund gemacht – deswegen ist die Therapie gut und richtig, deswegen empfiehlt sie die Therapie sogar weiter. Verstanden, was Therapie bedeutet, hat sie allerdings nie. Auch ein Wunderheiler wäre toll gewesen, wenn er es geschafft hätte, daß ich mit dem Essen wieder klarkomme. Ihr Wunsch war lange Zeit, daß ich ohne Eßstörung leben kann, aber trotzdem wieder in den Schoß der Familie zurückkehre. Sie hat mittlerweile akzeptiert, daß es nicht so ist, daß ich meinen eigenen Weg gehe und mich dabei von meiner Familie distanziert habe. Aber meine Mutter hat nie verstanden, warum es so ist. Vor nicht allzulanger Zeit kam ich auf die Idee, sie zu fragen, was sich für sie durch meine Krankheit verändert habe. Sie verstand noch nicht einmal meine Frage. Ich wollte wissen, ob sie für sich etwas geändert hat. Sie hat meine Frage nicht beantwortet. Statt dessen erzählte sie mir, daß sie das Gefühl habe, als Mutter versagt und in ihrem Privatleben eigentlich alles falsch gemacht zu haben. Ich fand es sehr traurig, daß sie immer noch an dem gleichen Punkt ist wie vor Jahren. Ich hätte ihr gewünscht, daß sie die Chance nutzen kann, für sich aus meiner Krankheit etwas zu lernen.

Bei meinem Vater ist die Lage etwas anders. Er ist eher ein Skeptiker und betrachtet Therapien besonders kritisch. Hinzu kam, daß er lange Zeit der Meinung war, meine Bulimie ließe sich auf dem Weg der Allgemeinmedizin behandeln, und meine sonstigen Probleme würden sich mit der Zeit schon auswachsen. Als ich im TCE die Therapie begann, hatte er allerdings schon verstanden, daß bei einer Eßstörung eine spezielle therapeutische Behandlung notwendig ist. In die Therapie hat er sich nie eingemischt. Ich habe ihn allerdings auch sehr herausgehalten. Nachdem ich ihn früher sehr hoch geschätzt hatte, konnte ich gar nicht mehr mit ihm reden, nachdem ich ihn sozusagen entthront hatte. Bemühte er sich um mich, fühlte ich mich gleich wieder eingefangen und eingeengt und setzte mich zur Wehr. Tat er es nicht, war es auch falsch. Trotzdem konnte ich mich lange Zeit nicht von ihm lösen. Zu einer Auseinandersetzung kam es auch nie. Erst das von Frau Gerlinghoff angeregte Gespräch zu dritt machte mir bewußt, daß er sich viele Gedanken über mich und die Therapie gemacht hat. Mit diesem Gespräch begann meine eigentliche Auseinandersetzung mit ihm. Sehr gut fand ich, daß er mich in diesen Gesprächen ernst nahm und als Erwachsene behandelte.

Sicher hätten meine Eltern in der Therapie mehr mitarbeiten können. Vor allem in der Beziehung zu meinem Vater hätte es mir geholfen, wenn ich mich schon früher direkt mit ihm auseinandergesetzt hätte. Meine Mutter hätte selbst davon profitieren können, indem sie sich zum Beispiel mit ihren Schuldgefühlen näher befaßt hätte. Doch für mich hatte es auch viele Vorteile, daß meine Eltern gute achthundert Kilometer weit weg waren. Es fiel mir dadurch leichter, mich auf eigene Beine zu stellen.

Leben ohne Krankheit

Betroffene heute

Elena, Carmen, Astrid, Victoria, Marlene, Celina und Isabel berichten, wie es ihnen heute geht.

Elena

Essen ist für mich heute kein Suchtmittel mehr, mit dem ich meine Gefühle ausdrücke und auslebe, denn ich habe gelernt, ihm wieder eine angemessene Bedeutung zuzuschreiben. Es ist nicht mehr ein Medium der Kontrolle – ich habe die Lust daran wiedergefunden und kann es genießen. Noch lange Zeit war das Essen allerdings mein Stimmungspegel, und ich mußte in Zeiten, in denen es mir schlechtging, sehr aufpassen, um nicht wieder in alte Suchtgewohnheiten zurückzufallen.
Eng verbunden mit meiner Magersucht war das Ballett. Ich weiß, daß ich den Tanz liebe, doch nicht mehr in der Form, in der ich ihn bis zum Masochismus betrieben habe. Ich will mich heute nicht mehr selbst quälen und habe auch begonnen, mich mit dem Ballett wieder neu »anzufreunden«. Ich kann wieder aus Spaß tanzen, doch sind die Erinnerungen an eine vergangene schwierige Zeit manchmal noch sehr nah. Sie lösen eine Traurigkeit in mir aus darüber, daß ich damals so am Ende war.
Was meine Familie betrifft, so habe ich das Gefühl, daß wir heute einen Weg gefunden haben, wie wir miteinander umgehen können. Mir ist klargeworden, daß ich nicht von meinen Eltern fordern kann, meine Selbständigkeit zu akzeptieren, während die Häufigkeit meiner Besuche zu Hause zum Beispiel allein ich bestimme. Ich versuche nun, Kompromisse einzugehen, und freue mich dann auch, meine Eltern zu sehen. Wir können wieder miteinander sprechen, ohne daß wir uns ständig gegenseitig Vorwürfe machen, doch wir kennen auch die Themen, die wir besser mei-

den. Ich merke, daß mir meine Eltern heute sehr viel Freiheit zugestehen und meine eigenen Entscheidungen respektieren. Das macht mich sehr glücklich!
Die Beziehung zu meiner Mutter war seit der Tagklinikzeit sehr geprägt von den Schuldvorwürfen, die ich anfangs an sie gerichtet hatte und die sie sehr verletzten. Wir konnten sehr lange kaum mehr miteinander sprechen. Ich glaube, sie empfand noch lange Zeit in allem, was ich sagte, einen unterschwelligen Vorwurf. Es mußte viel Zeit vergehen, bis meine Mutter auch meinen plötzlichen Auszug akzeptieren konnte und es nicht mehr als ihr eigenes Versagen empfand. Erst als wir beide bereit waren, Vergangenes zu einem gewissen Teil hinter uns zu lassen, konnten wir beginnen, eine neue Beziehung zueinander aufzubauen. Daß uns dies heute gelungen ist, freut mich sehr.
Die Beziehung zu meinem Vater empfinde ich manchmal noch als recht schwierig. Da wir einmal ein sehr nahes Verhältnis hatten, spüre ich immer wieder, wie schwer er es akzeptieren kann, daß ich heute meine eigenen Grenzen ziehe. Seine Traurigkeit darüber macht mich oft betroffen, teilweise aber auch wütend. Ich traue mich heute, zu meiner Abgrenzung zu stehen, würde mir aber dennoch wünschen, mein Vater könnte diese Situation ein bißchen mehr akzeptieren, ohne immer frustriert darüber zu sein.
In beruflicher Hinsicht habe ich inzwischen ein Ziel, das ich auch verwirklichen möchte. Ich habe das Gefühl, daß mir mein späterer Beruf als Sonderschullehrerin einmal Spaß machen wird, doch haben sich meine Ansprüche mit der Zeit auch verändert. Ich strebe es nicht mehr an, mich in meinem Beruf zu verwirklichen, und bin nicht mehr auf der Suche nach etwas Besonderem. Im Studium habe ich einige Freunde kennengelernt, die mir sehr wichtig geworden sind. Wir machen viele Dinge zusammen, sowohl für die Uni als auch privat, und ich genieße es, meinen Weg nicht mehr allein zu gehen.
Das Thema »Partnerbeziehung« habe ich bewußt an das Ende meiner Aufzeichnungen gesetzt, weil dies im Moment oft Mittelpunkt meiner Gedanken und Gefühle ist. Partnerschaft bedeutet für mich eines der wichtigsten und schönsten, aber auch schwierigsten Dinge.

Ein Gefühl, das mir spontan dazu einfällt, ist »Abhängigkeit«. Immer wieder ist dieses Thema in meinen Aufzeichnungen aufgetaucht, und ich spüre auch heute, daß die Gefahr, mich von jemandem abhängig zu machen, für mich unheimlich groß ist. Wenn ich so zurückblicke und überlege, was ich seit der Therapie in meinem Leben verändert habe, sind das zwei Dinge, die mir wichtig sind. Zum einen meine Beziehung zu anderen: daß ich nicht mehr nur Angst vor anderen habe, sondern es genieße, Freunde zu haben, denen ich vertraue, die mir wichtig sind und mir das Gefühl geben, nicht allein zu sein. Zum anderen ist es meine Einstellung zu mir selber: Ich lebe nicht mehr »gegen mich«, sondern »mit mir«, habe mich mit mir selber angefreundet und kann dazu stehen, wie ich bin.
Wenn ich aber auf der anderen Seite überlege, was mir immer noch schwerfällt, so ist es dies: mich von Menschen, die mir sehr wichtig sind, nicht extrem abhängig zu machen.
In Partnerbeziehungen erlebe ich das wohl am intensivsten. Dieses Gefühl, ohne den anderen nicht mehr existieren zu können, stimmungsmäßig völlig von meinem Wohlbefinden in der Beziehung abhängig zu sein, stellt für mich die negative Seite dar. Gleichzeitig schöpfe ich aber auch sehr viel Kraft daraus, fühle mich geborgen, akzeptiert und geliebt. Natürlich existieren diese gegensätzlichen Gefühle in jeder Liebesbeziehung, doch meine Abhängigkeit erinnert mich oftmals an Suchtgefühle aus meiner Magersuchtzeit.
Seit über zwei Jahren bin ich mit Jean-Paul zusammen. In dieser Beziehung habe ich, wenn ich sie mit früheren vergleiche, viel gelernt und verwirklicht, so daß ich mich als Frau sehr wohl fühle. Ich empfinde mich als gleichwertige Partnerin mit eigenen Wünschen und Bedürfnissen. Sexualität bedeutet für mich nicht mehr Ausgeliefertsein.
Seit der Therapie habe ich begonnen, mich selbst wieder zu mögen, zu mir zu stehen, und habe das Gefühl, dadurch auch wieder einen Partner lieben zu können. Doch ich mache es mir immer wieder selber schwer, dies zu verwirklichen. Warum sonst verliebe ich mich grundsätzlich in Männer, die im Ausland leben, verheiratet sind und ähnliches? Habe ich vor einer »normalen« Beziehung Angst? Wenn ich ehrlich bin, kann ich darauf im Moment keine Antwort geben, da meine derzeitige Beziehung ebenfalls sehr konfliktreich ist.

Jean-Paul lebt in Frankreich. Diese Liebe auf Distanz kostet mich sehr, sehr viel Kraft, und da wir uns nur etwa alle zwei Monate sehen können, ist die Zeit der qualvollen Sehnsucht immer sehr lange. Bis vor kurzem war ich der Überzeugung, um alles in der Welt für diese Beziehung zu kämpfen, und habe dies auch getan. »Kampf« ist der richtige Ausdruck, da ich dabei oft sehr verbissen war. Jean-Paul stand an allererster Stelle in meinem Leben, alles andere ordnete ich unter. Teilweise habe ich meine Freunde damit sehr hilflos gemacht, da ich jede skeptische Äußerung über diese Beziehung abgeblockt, ja sogar als Angriff empfunden habe, gegen den ich mich wehren muß. Die Erinnerung, wie extrem ich zeitweise in zwei verschiedenen Welten gelebt habe – meine Liebe zu Jean-Paul und mein Alltag –, erschreckt mich heute sehr. Natürlich habe ich mir immer gewünscht, diese Welten vereinen zu können, doch ich wußte und weiß, daß Jean-Paul und mich, realistisch gesehen, die nächsten Jahre weiterhin Hunderte von Kilometern trennen werden.
Unsere Beziehung ist sehr extrem. Wenn wir zusammen sind, sind wir dies Tag und Nacht, jede Minute, und sind uns sehr, sehr nahe. Da die Zeit allerdings immer begrenzt ist, erleben wir dabei mit Sicherheit keinen Alltag. Kann ich mich auf diese Nähe nur einlassen, weil ich weiß, daß ich danach wieder allein bin? Ein schrecklicher Gedanke! Vor noch nicht allzulanger Zeit habe ich solche Überlegungen überhaupt nicht an mich herangelassen. Ich habe zwar mit anderen darüber diskutiert, wußte aber sehr genau, daß ich meine eigene Überzeugung nicht ändern werde. Ich weiß, daß viele meiner Freunde, die mir sehr wichtig sind, in dieser Zeit das Gefühl hatten, mich überhaupt nicht mehr zu erreichen, und mir ziemlich hilflos gegenüberstanden. Erst als sich manche von mir abwandten, wurde mir bewußt, daß ich dabei war, sehr viel aufs Spiel zu setzen. In dieser Zeit fühlte ich mich sehr allein – allein in meiner Beziehung und allein mit meiner Beziehung. Es kostete mich sehr viel Kraft, die ehrliche Auseinandersetzung mit den anderen wieder zu wagen, doch ich habe es getan. Heute bin ich sehr froh darüber, denn ich war – glaube ich – dabei, mich ziemlich zu verrennen. Meine Freunde bedeuten mir wahnsinnig viel – ich möchte nie mehr »eingekapselt« leben!
Mit Jean-Paul bin ich nach wie vor zusammen, doch meine Ein-

stellung zu dieser Beziehung hat sich verändert. Ich weiß, daß ich diesen Mann liebe, aber er darf nicht alles in meinem Leben sein. Ich glaube, ich traue mich heute, realistischer zu sein – wage es, offen zu lassen, wie es weitergeht.
Ich weiß, daß ich in meinen schwierigen Punkten immer wieder »auf mich aufpassen« muß, doch ich glaube, in den letzten Jahren auch gelernt zu haben, mit solchen Problemsituationen umzugehen. Ich warte auch nicht mehr auf die Zeit, in der alle Schwierigkeiten beseitigt sein werden, sondern lebe meinen Alltag, der eben mal grau, dann aber auch wieder bunt ist! Und daß ich diese bunten Seiten des Lebens wieder genießen kann, macht mich unheimlich glücklich!
Inzwischen habe ich die Therapie beendet. Ich habe das Gefühl, langsam herausgewachsen zu sein, was mir nicht immer leichtgefallen ist, doch heute genieße ich es, wieder auf eigenen Beinen stehen zu können!
Nach den vielen Jahren, in denen ich Therapie gemacht habe, habe ich nun das Bedürfnis nach Distanz. Auf der anderen Seite ist es mir heute aber auch wichtig, einen Teil meiner Erfahrungen, die ich im TCE machen durfte beziehungsweise gemacht habe, an andere Betroffene, Angehörige etc. weiterzugeben. Ich selbst habe damals gespürt, daß ich zu ehemalig Betroffenen oft das größte Vertrauen aufbauen konnte, und so möchte ich diese Möglichkeit auch anderen bieten.
Ebenfalls ist es mir wichtig, an dieser Stelle all den Menschen zu danken, die ich im Laufe meiner Therapie kennengelernt habe und die mir Mut gemacht haben, mich zu trauen, einen neuen Weg – ohne Sucht – zu gehen.

Carmen

Mittlerweile habe ich meine Therapie abgeschlossen, und ich behaupte sogar, in keiner Weise mehr eßgestört zu sein. Ich habe mein Normalgewicht erreicht, und Essen ist für mich genauso »normal« wie Schlafen oder Lesen. Bis dahin war es aber ein langer Weg, auch noch nach der Therapie, mit vielen Hochs und Tiefs.
Es hat lange gedauert, bis ich endlich mein ständiges Kalorienzählen aufgeben und meine Figur mit Normalgewicht akzeptieren

konnte. Auch gedanklich beschäftige ich mich nicht mehr ständig mit Essen und Kalorienverbrauch, und auf die Waage gehe ich fast gar nicht mehr. Ich habe durch die Therapie gelernt, meinen Körper mit seinen weiblichen Formen zu akzeptieren, und fühle mich heute sehr wohl dabei. Natürlich achte ich auf mein Gewicht, da ich nicht dick werden möchte, aber in einem »gesunden Maße«. Das heißt, es ist nicht mehr meine Lebensaufgabe, dünn zu sein und andere damit zu übertrumpfen.

Ab einem gewissen Gewicht hatte sich dann auch meine Körperwahrnehmung wieder normalisiert, so daß ich selbst erkennen konnte, daß ich viel zu dürr war. Mittlerweile bin ich sogar so weit, daß ich meinen Körper – bis auf ein paar Stellen – schön finde. Ich fühle mich rundum wohl in ihm und habe nicht mehr diesen Ekel von früher.

Selbst meinen Sportzwang habe ich überwunden; ich treibe zwar noch Sport, aber in Maßen und nur zum Vergnügen. Zum Joggen gehe ich fast gar nicht mehr, denn dies beinhaltet noch heute zu viele quälende Erinnerungen an die Krankheit. Wenn ich jetzt Sport treibe, dann mit anderen Leuten und ohne zwanghaften Kalorienverbrauch. Das war ein Punkt, der sich erst nach einer gewissen Zeit, aber dann fast von selbst löste.

Kontakt zu meiner Familie habe ich noch, aber mit einem gewissen Abstand, den meine Eltern akzeptiert haben. Denn ich bestimme die Frequenz, in der wir uns sehen.

Zu meiner Mutter habe ich immer noch ein sehr gutes Verhältnis, aber ich habe gelernt, mich aus ihren Eheproblemen herauszuhalten und mich nicht mehr für ihr Leben verantwortlich zu fühlen. Ich bin nicht mehr von ihrem Wohlbefinden abhängig, sondern eine eigenständige Person mit einem eigenen Leben. Wenn es mir zu anstrengend zu Hause wird, dann gehe ich einfach. Das einzige, was ich sehr traurig finde, ist, daß ich mich nicht mit meiner Mutter mal allein, ohne meinen Vater, treffen kann, da er sonst eifersüchtig ist. Außerdem muß er seit seiner Pensionierung wie ein Kind von ihr versorgt werden, was ich schweren Herzens mit ansehe – aber nur sie allein kann das ändern, nicht ich! Doch sie wird es wahrscheinlich nicht –, und das tut mir heute noch weh.

Zu meinem Vater hat sich erst durch die Krankheit eine Beziehung entwickelt, was ich sehr schön finde. Wir haben beide gelernt, uns gegenseitig zu respektieren, und können mittlerweile zu zweit etwas unternehmen, ohne daß es zu Spannungen kommt. Er ist sehr stolz auf mich, daß ich die Krankheit überwunden habe und wie ich mein Studium meistere. Seit seiner Pensionierung ist mein Vater viel umgänglicher geworden, er ist für viele Dinge offener und kann sogar Widerspruch hinnehmen. Besonders von mir läßt er sich viel sagen. Er hat großen Respekt vor mir, weil ich mein Leben so gut in den Griff bekommen habe. In dieser Hinsicht bin ich sein Vorzeigekind, aber heute kann ich es genießen, weil ich weiß, daß er es echt meint.

Ich habe auch das Gefühl, daß meine Eltern sich wieder ganz gut verstehen, seit wir Kinder aus dem Haus sind. Allerdings ist meine Mutter in meinen Augen viel zu unselbständig und leidet darunter, daß sie keinen Freiraum für sich hat. Aber sie will und kann es nicht ändern, also muß ich es so akzeptieren.

Zu meinem Bruder habe ich ein gutes Verhältnis, und dies beruht auf Gegenseitigkeit. Wir sind beinahe Nachbarn und helfen uns, wo es nötig ist. Manchmal unternehmen wir auch etwas gemeinsam, und was die Familie anbetrifft, halten wir immer zusammen. Das freut mich sehr, denn es tut mir heute noch leid, daß auch er unter meiner Krankheit so gelitten hatte. Außerdem weiß ich, daß ich mich auf ihn immer verlassen kann.

Nach der Krankheit konnte ich mit der Zeit einen eigenen Freundeskreis aufbauen; ich hatte meine Einsamkeit gänzlich satt. Ich wollte endlich mit Gleichaltrigen zusammen sein und nicht nur in meiner Magersuchtswelt leben. Dies ist mir auch recht gut gelungen, vor allem durch meinen Auszug von zu Hause und meinen siebenmonatigen Auslandsaufenthalt. Dies war für mich der endgültige Durchbruch, da ich dort Selbständigkeit lernte und merkte, wie Leute nur um meiner selbst willen und nicht aus anderen Gründen auf mich zukamen. Ich spürte endlich am eigenen Leib, daß ich fähig bin, eigene Freunde zu haben und Sympathie zu erlangen. Das war eine meiner schönsten und wichtigsten Erfahrungen im Leben! Dadurch habe ich viel an Selbstwertgefühl gewonnen.

Seitdem habe ich in vier Wohngemeinschaften gewohnt und genug Freunde, die mir in schweren Situationen helfen, so daß mich dank

dieser Erfahrungen, die mir jedesmal ein Stück mehr Selbstbewußtsein gegeben haben, nichts mehr so schnell aus der Bahn wirft.
Meinen Ehrgeiz konnte ich nicht vollständig ablegen, und Erfolg spielt immer noch eine große Rolle für mich. Daran muß ich noch arbeiten, aber ich weiß, wie ich dagegen angehen muß, damit es nicht pathologisch wird. Zumindest bin ich nicht mehr so leistungsorientiert, daß ich dafür alles andere aufgeben würde.
Problematisch sind bei mir noch meine Beziehungen zu Männern. Ich kann eine Partnerschaft nicht locker sehen, sondern muß stets kämpfen, damit ich nicht verletzt werde, denn sonst wäre ich ja die Schwächere. Und wenn ich nicht täglich einen Liebesbeweis bekomme, werde ich böse und dränge den Partner so lange in die Ecke, bis er die Flucht ergreift. Ich kann in solchen Momenten immer noch nicht glauben, daß ich als Person geliebt werde, sondern gehe lieber vorher zum Angriff über, bevor ich verletzt werde. Dabei handle ich immer nach dem gleichen Schema und verletze meinen Partner so sehr, daß er sich mehr und mehr zurückzieht. Dahinter steckt eine Erfahrung meiner Kindheit, daß eine Frau für das Geliebtwerden kämpfen muß, ein Mann jedoch nicht, denn er ist von sich aus mehr wert. Dies wurde mir in unserer Familie so vorgelebt. Daran arbeite ich bis heute, denn dieses Verhalten meinerseits kann nie die Basis für eine gesunde Mann-Frau-Beziehung sein.
Dabei hilft mir mein derzeitiger Freund Georg, dem ich meine ganze Sucht- und Beziehungsproblematik erzählt habe und der nun versucht, mir so viel Selbstvertrauen zu geben, daß ich diese zwanghaften Machtkämpfe in unserer Beziehung ablegen kann. Dadurch, daß wir auch offen über diese Dinge sprechen, ist diese Beziehung von Anfang an ganz anders als alle davor. Denn durch diese Offenheit gibt es fast keinen Anlaß mehr für Machtkämpfe. Außerdem versuche ich, bewußt gegen diese alten Verhaltensmuster anzugehen, was mir Georg durch seine Art, mit mir umzugehen, enorm erleichtert. Er ist einer der wenigen Männer, denen ich blind vertraue und bei dem ich mir sicher bin, daß er mich nicht mit Absicht verletzen würde. Ich denke, daß ich mit dieser Erfahrung auch meinen »Beziehungsknacks« in bezug auf Männer noch überwinden werde.

Mit Freundschaften zu Frauen habe ich hingegen keine Probleme. Dort bin ich weder mißtrauisch noch kämpferisch, sondern habe ganz »normale«, offene und gute Beziehungen zu meinen Freundinnen.
Ansonsten engagiere ich mich in meiner Freizeit für Eßgestörte, indem ich mich an verschiedenen Projekten des TCE als »Ehemalige« beteilige. Denn ich möchte das, was ich durch die Therapie gelernt habe, gerne an andere weitergeben, damit auch sie diese Krankheit irgendwann überwinden.
Im Endeffekt kann ich sagen, daß mir meine Magersucht und die Therapie viel an Lebenserfahrung und auch menschlich sehr viel gebracht haben. Diese Erfahrung möchte ich trotz des harten Kampfes nicht missen, denn sonst wäre ich nicht der Mensch, der ich heute bin. Deshalb ist es auch für mich in Zukunft stets wichtig, an mir zu arbeiten, um nicht mehr in die Egozentrik zurückzufallen, die die Magersucht bedeutete.

Astrid

Ich fühle mich heute und jetzt wohl; beim Schreiben an diesem Buch kam mir die Astrid aus der Zeit der Magersucht oft fremd oder doch sehr weit weg vor. Ich spüre deutlich, daß ich das nicht mehr bin.
Trotzdem gibt es immer mal wieder die Angst vor dem Losgelassensein in meine Lebenslust. Es ist nun einmal nicht alles beherrschbar, das macht mich schon unruhig. Ich kann nicht mehr verfügen über Erfolge. Wenn mir heute etwas Schlimmes passierte, dann gäbe es nicht mehr die Flucht in die Gefilde der Kalorien. Ich glaube, ich kann nicht mehr magersüchtig sein, es nützt mir nichts mehr nach dieser Therapie.
Mit dem Essen habe ich keine Schwierigkeiten mehr, es ist heute selbstverständlich, und ich habe manchmal den Eindruck, daß ich heute Essen viel mehr genießen und mich damit wohl fühlen kann als ein Großteil der Frauen, die zwar nie richtig magersüchtig waren, für die Essen aber dennoch ein enormes Thema ist. Ich gehe beim Essen nach meinem Hunger- und Lustgefühl, nicht nach Regeln. Und dann gibt es Tage, da esse ich viel und denke, daß das auch nicht hätte sein müssen, und fühle mich zu »losgelassen« und

unvernünftig, an anderen fühle ich mich ausnehmend gesund, weil ich Vollkornbrot esse und Obst, und an anderen gab es Abendessen bei McDonald's. Unterm Strich fühle ich mich wohl, und meine Hosen passen auch noch, es hat sich einigermaßen eingependelt.
Eine Waage habe ich nicht; ich kann die Dinger nicht mehr sehen. Vielleicht habe ich aber auch immer noch ein wenig Angst vor der Konfrontation mit meinem Gewicht als Zahl, auch wenn ich es an meinem Körper gern leiden mag. Gemessen an Magersuchtswerten oder meinem anfänglichen Zielgewicht bin ich um Längen über ein erwartetes Gewicht hinausgeschossen; ich esse halt gerne. Gemessen an allen Frauen, die keine Eßstörung hatten, bin ich aber ganz normal und nicht weiter auffällig schlank – und so möchte ich auch sein. Ich bin weder zarte Elfe noch Model und will dieses Image auch äußerlich nicht vertreten.
Die Konkurrenz mit anderen Frauen, die sich bei mir sehr stark auf der Gewichtsebene abspielte, habe ich abgebaut. Mein Selbstwertgefühl ist mittlerweile von dem alleinigen Faktor Figur gelöst, ich möchte mich zwar äußerlich auch schön finden, aber daraus resultieren nicht mehr mein Selbstbewußtsein und mein Selbstbestehen neben anderen. Ich ziehe sehr viel gutes Grundgefühl für mich aus Beziehungen, in denen ich mich wohl fühle, akzeptiert bin und spüre, daß ich dem anderen auch wichtig bin. Früher habe ich mich mit dem Mantel der Magersucht geschützt, heute fühle ich mich sehr viel widerstandsfähiger in mir, aber auch sehr beschützt in meinen Beziehungen. Mein ständiges Konkurrieren hat aufgehört, seit ich Mitmenschen nicht mehr als potentielle Gefahr gesehen habe. Ganz klappt das auch nicht immer; bei den Frauen, die ich im TCE kennengelernt habe, war es natürlich leichter, weil ich sie ja auch alle in ihren Verletzbarkeiten und Schwächen kannte. Wenn jemand mir sehr dominant entgegentritt, kommt in mir manchmal das Konkurrenzgefühl hoch und das Bemessen des anderen nach Über- oder Unterlegenheit. Es ist aber ein situatives Gefühl und kein Grundgefühl oder Reflex mehr. In manchen Situationen passiert das eben. Das ist wohl auch ein Stück weit Realität, mit der es umzugehen gilt. Ich selber werde auch öfters als dominant empfunden, und jemand kann sich mir unterlegen fühlen, ohne daß ich das will. Vielleicht stülpe ich anderen ebenso

eine Überlegenheit über und verbaue mir damit die Chance, ihn anders kennenzulernen – das ist doch einfach schade!

Das Gefühl, mein Leben in die Hand zu nehmen und erwachsen zu werden, habe ich ganz stark damit bekommen, daß ich zu Hause ausgezogen bin und in München begonnen habe, mir mein eigenes Leben mit eigener Wohnung und eigenen Freunden aufzubauen. Das war eine oft unangenehme Zeit, wenn ich mich allein und so unvertraut mit allem um mich herum fühlte, als ich mir eben auch verboten hatte, mich in die vertraute Magersucht zu flüchten. Als dann aber erste Beziehungen begannen, mit Ausgängen, Anrufen, Urlaubskarten, und ich langsam heimisch wurde, bin ich vor Stolz fast geplatzt. Ich habe mich so gefreut über das Gefühl, »mein München« zu haben, ein inneres Zuhause zu besitzen! München und das Leben hier, das ist »meins«!

Mit dem Anfang hier habe ich gelernt, daß man nur erwachsener und selbständiger wird, wenn man ausprobiert – und daß es dann auch klappt. Ich bin meist so zögerlich anfangs und muß im Grunde etwas überrascht zugeben, daß fast alles, entgegen meinen Befürchtungen, gelungen ist.

Ich habe das Gefühl, heute, daß eigentlich alles doch gut gelaufen ist, daß ich aus der Magersucht und Therapie viel gelernt habe für mich als Frau. Ich habe noch meine speziellen Schwierigkeiten, manche haben sich gelöst, andere bleiben. Mit alledem bin ich optimistisch. Oft bin ich zaghafter, als es mir gefällt. Ich habe immer noch Angst vor Neuanfängen und davor, daß ich versage. Aber ich akzeptiere mich mit dieser Angst und kann mittlerweile gut mit ihr umgehen, ihr selber etwas entgegensetzen, wie zum Beispiel meinen Leistungsdruck relativieren oder mehr Geduld mit mir haben.

Für mich haben Beziehungen einen ganz großen Wert bekommen, und ich bemühe mich um sie. Der Austausch mit anderen und die Wärme von Beziehungen sind für mich ganz wichtig, das Gefühl, vertraut zu sein mit Menschen. Vertraut zu sein im Positiven, aber auch vertraut zu sein in Auseinandersetzungen und Differenzen. Es ist wichtig für mich – und auch immer noch schwierig –, andere mit ihren anderen Wegen und Werten neben mir gelten zu lassen, und auch mich selbst in meinem Wesen neben anderen zu behaupten, mich nicht abzuwerten.

Nach wie vor traurig finde ich meine familiäre Situation, in der ich immer noch die Fremde bin. Es hat sich zwar einiges getan, so daß nach meinem Empfinden das ganz tiefe Mißtrauen gegeneinander überwunden ist, wir reden mittlerweile miteinander, und es scheint oberflächlich ganz ungezwungen zu sein. Trotzdem werde ich das Gefühl nicht los, daß meine Eltern mich wie eine kleine Bombe behandeln, mit der sie sehr vorsichtig umgehen, damit sie nicht etwa losgeht.

Ich fühle mich nicht als ich selbst wahrgenommen und muß jedesmal, wenn ich in Freiburg bin, gegen ein scheußliches Einsamkeitsgefühl kämpfen. Das eingebundene, aufgehobene Gefühl, was ich in meinen Münchner Beziehungen habe, existiert dort kein bißchen. Da ist eine Trennungslinie zwischen meinen Eltern und mir, die zwar ein gegenseitiges freundliches Händeschütteln ermöglicht, die aber auf keinen Fall übertreten wird.

Nach meinem letzten Besuch wurde mir zumindest von seiten meiner Mutter her klarer, was die Trennungslinie ausmacht. Sobald der Kontakt mehr als unverbindlich nett sei oder gar Auseinandersetzungen aufkämen, fühle sie sich wie in der Magersuchtszeit mir total unterlegen. Sie hätte das Gefühl, ich risse alle Macht an mich und bewertete ihre Art und ihr Verhalten vernichtend – das hielte sie nicht aus.

Ich habe ihr bei diesem Anlaß gesagt, daß sie mich um Himmels willen nicht in meine alte Rolle stecken möge, ich wolle sie nicht in ihrer Art vernichten, sondern akzeptierte sie mittlerweile wirklich in ihrer anderen Art. Trotzdem fühle ich mich damit hilflos, da meine Mutter in manchen Situationen nichts sagt und ich nur ahne, was der Grund sein könnte. Ich wünschte, meine Mutter hätte an der Familientherapie teilnehmen können.

Mit meinem Vater hat eine Auseinandersetzung begonnen; mit ihm kann ich deutlicher reden und ohne die Furcht, ihn damit zu vernichten. Dafür ist es bei ihm schwer, überhaupt miteinander und nicht nur aneinander vorbei zu reden, wenn man überhaupt einmal ein Gespräch hat. Ich finde die Kommunikation mit ihm fast unmöglich, sobald es um emotionale oder persönliche Dinge geht. Er kann (nach außen hin zumindest) nicht differenzieren, ob man eine Sachdiskussion führt oder miteinander etwas klären möchte; alles klingt wie eine laute, rechthaberische Stellungnahme.

Wenn mein Vater sagt, er müsse lernen, schwach zu sein, dann sagt er das so dezidiert und bestimmt, daß ich mir nicht vorstellen kann, wie er nur jemals innerlich einen Funken Schwäche für sich zulassen können will. Schon bei der verbalen Äußerung kennt er ja kaum den Konjunktiv, wie will er da jemals offene Fragen an sich heranlassen, ohne sofort eine Antwort zu geben?
Ich bin enttäuscht, daß mein Vater im Gespräch nicht wirklich zuhört und meine Gedanken aufnimmt, daß er nur seinen Gesprächsverlauf im Kopf durchzieht, als ob er Scheuklappen für meine Ansätze hätte, und vor allem daß er keine Fragen stellt oder nicht einmal zugibt, daß ich recht haben könnte. Mir kommt mein Vater vor wie ein geschlossenes gedankliches System.
Ulkigerweise bin ich mir total sicher, daß beide mich lieb haben, das steht gar nicht zwischen uns. Es ist die Kommunikation und Emotionalität, die uns trennt. Mittlerweile denke ich, daß ich es endlich einmal gut sein lassen muß. Wenn sich meine erträumten Beziehungsvorstellungen mit meinen Eltern nicht realisieren lassen, dann geht es eben nicht. Dann erwarte ich es nicht mehr von ihnen und setze sie damit unter Druck. Aber dann fahre ich auch nicht wieder und wieder aufgeschlossen hin und enttäuscht zurück, sondern mache dort auch mehr meine Sache, anstatt auf die anderen zu warten. Dann ist es zwar ein Nebeneinander, aber vielleicht fühlen sich alle damit wohler. Ich bin nicht mehr enttäuscht und meine Eltern nicht mehr unter Druck.
Meine Beziehung zur Familie nur auf meine Eltern zu reduzieren, ist auch ungerecht meinen Geschwistern gegenüber, mit denen es sehr viel schöner ist. Meine kleine Schwester interessiert sich für mich, kommt gerne zu Besuch und freut sich auf mich. Und ich mag sie sehr, bin glücklich über ihr Interesse an mir. Mit meinem Bruder war es lange sehr neutral, aber in der letzten Zeit ändert er sich sehr, hat mich auch besucht, und es war für mich total spannend, meinen »kleinen Bruder« (er ist immerhin schon 20 Jahre alt) näher kennenzulernen. Mich macht es froh, mich mit meinen Geschwistern gut zu verstehen.
Ich bin glücklich über die Beziehung mit meinem Freund, die jetzt schon zwei Jahre dauert. So lange habe ich noch keine enge Beziehung mit einem Mann gehabt, und auch das ist nicht immer so leicht, wie es anfangs war. Es ist manchmal verflixt anstrengend,

sich den Konflikten zu stellen und nicht zuzumachen, wenn mir etwas weh tut. Und manchmal enttäuschend, wenn ich sehe, daß mein Freund sich in einigen Dingen einfach nicht ändert, bei denen ich das gerne so hätte. Oder daß es miteinander spannendere Phasen gibt und auch alltäglichere. Gerade letzteres beschäftigt mich; es kann ganz schön schwer sein, Alltag zu leben, finde ich. Auf der anderen Seite gibt es mir auch ganz viel, denn ich erlebe in dieser Beziehung Nähe, Verantwortlichkeit und Freude am Leben miteinander. Das sind Dinge, nach denen ich gehungert habe.
Ich wünsche mir, daß ich in Beziehungen und speziell in der zu meinem Freund weiterhin Alltag leben kann und lerne, daß Beziehungen halten und neue kommen. Daß ich einen Arbeitsplatz finde. Und daß ich vielleicht auch später einmal Kinder bekommen kann und mir diese Fähigkeit nicht durch die sechs Jahre Magersucht zerstört habe.
Theoretisch könnte ich eines Tages mollig geworden sein, mein Freund macht mit mir Schluß, alle anderen Freunde ziehen aus München weg, ich falle durch die Magisterprüfung – und sitze inmitten eines Scherbenhaufens.
Nur – so eine Ausnahme wäre ich damit eigentlich auch nicht. Das Risiko hat jeder normale Mensch, und jeder muß damit leben. Dann will ich mich auch darauf einlassen können – und warum sollte es mir nicht gelingen?

Marlene

Einen sehr hohen Stellenwert haben für mich meine Freundschaften und Beziehungen. Ich habe das Gefühl, mir in München einen Freundeskreis aufgebaut zu haben, in dem Sicherheit und Nähe existieren, die mit der Zeit gewachsen sind. In diesen Beziehungen bin ich aufgehoben. Jede Freundschaft fühlt sich anders an, und es ist spannend zu erleben, wie sie sich weiterentwickeln. Ich bin sehr neugierig auf die Menschen geworden.
Die Ablösung von meinem Vater ist noch keinesfalls vollzogen. Ein Gespräch zwischen uns ist kaum möglich. Mittlerweile kann ich das Verhalten meines Vaters besser verstehen, versuche ihn zu nehmen, wie er ist, und entgegenkommender zu reagieren in dem Wissen, daß ich für mich wichtige Entscheidungen selbst treffe.

Trotzdem ist es für uns beide schwierig, klarzumachen, was wir uns voneinander wünschen, und aber auch Grenzen zu akzeptieren. Dazu gehört, Kritik und unterschiedliche Standpunkte nicht als gleichbedeutend mit emotionaler Ablehnung zu betrachten.
Die Gefahr, daß ich Menschen, mit denen ich zu tun habe, auf ein Podest hebe, ist immer noch groß. Es kostet mich viel Energie, meine eigene Ansicht zu vertreten, bei dieser Meinung zu bleiben und mein Gegenüber in seinen Stärken und Schwächen, genau wie mich selbst, real wahrzunehmen.
Wenn mich jetzt der Tod eines nahestehenden Menschen träfe, möchte ich damit anders umgehen können als mit dem Tod meiner Mutter. Ich möchte von einem nahestehenden Menschen Abschied nehmen dürfen, zumindest innerlich. Die Vorstellung, dies wieder zu versäumen und mich nicht genug zu kümmern, macht mir Angst.
Lange Zeit wußte ich nicht, welche berufliche Laufbahn ich einschlagen sollte. Diese Unklarheit quälte mich. Ich mache mir Sorgen um den Berufseinstieg. Es ist schwer, seine eigenen Stärken und Schwächen einzuschätzen. Die alten Gefühle wie Konkurrenz, Angst, Unsicherheit und Abwertung machen sich in solchen Umbruchsituationen, die nun mal dazugehören, sehr schnell bemerkbar. Sie können mich umwerfen und lähmen. Diese Seite von mir darf ich nicht aus den Augen verlieren. Es gilt Entscheidungen zu treffen und Richtungen einzuschlagen, die mich weiterbringen.
Die Therapie hört nach der Selbsthilfephase nicht auf. Als Kind wurde ich als »Energiebündel« bezeichnet. Ich habe mich auf den Weg gemacht, zu dieser Marlene zurückzufinden.

Celina

Seit zweieinhalb Jahren habe ich keine bulimischen Rückfälle und gehe normal mit Alkohol und Medikamenten um. Mein Gewicht liegt 3 bis 4 Kilogramm über dem Therapiezielgewicht.
Ich stehe kurz vor meinem Endziel: mich »normal« im Umgang mit anderen Menschen, mit Höhen und Tiefen, Leistung und Essen zu verhalten.
Im folgenden möchte ich kurz auf meine heutige Beziehung zu meinen Eltern, meinem Bruder und zu Lukas eingehen.

Meine Familie sehe ich heute vollkommen anders; vor einem Jahr noch haben mich die Erinnerungen an meine Kindheit sehr traurig und wütend gemacht, heute verstehe ich die Zusammenhänge von meiner Familien- und Krankengeschichte besser und kann sie mit anderen Augen, von »außen«, wie ein Beobachter, betrachten, ohne dabei innerlich zusammenzubrechen.
Auch wenn meine Eltern dazu neigen, Unangenehmes schnell wieder zu vergessen, ist meine Beziehung zu ihnen heute gut. Ich sehe sie zwar viel seltener als früher, aber wenn wir uns sehen, ist es ganz anders. Sie nehmen mich ernst, lassen mich meine eigenen Erfahrungen machen und geben mir aber gleichzeitig das Gefühl, mich zu lieben. Ich mag sie, und ich schätze sehr, daß sie so ehrlich und aufgeschlossen gegenüber meiner Therapie waren.
Durch die Therapie lernte ich meine Schuldgefühle zu überwinden. Ich weiß heute, daß ich als kleines Kind gar nicht unterscheiden konnte, welche Berührungen gut oder schlecht waren. Erst später wurde mir klar, was mein Bruder mit mir machte, und war vollkommen verwirrt. Meinem Bruder gegenüber empfinde ich heute Ekel und eine Mischung aus Gleichgültigkeit und Mitleid. Ich vermeide jeglichen Kontakt zu ihm, es ist so, als hätte ich keinen Bruder mehr, und das hat lange Zeit sehr weh getan.
In meiner Beziehung zu meinem Freund konnte ich durch unsere Trennung neue Erfahrungen machen. Wir haben uns beide verändert. Lukas liebt mich, aber er gibt sich selber nicht mehr auf. Er hat durch das Studium viele neue Freunde und Freundinnen gewonnen, die er mir zuliebe niemals fallenlassen würde. Er hat seine Ziele und Wünsche, die er auch dann verfolgt, wenn sie nicht mit meinen konform gehen. Er ist bereit für Kompromisse, aber er würde nicht mehr wie früher meine Wünsche bedingungslos erfüllen. Ich habe mir in den vergangenen zwölf Monaten etwas »Eigenes« aufgebaut. Damit meine ich, daß ich wertvolle Beziehungen eingegangen bin, es macht mir Spaß, mich mit meinen Freundinnen zu treffen, mit ihnen zu reden, einfach nur herumzualbern oder tanzen zu gehen. Ich weiß, was ich beruflich will. Dieses Gefühl, daß ich mich auch allein mit mir gut fühlen kann, ist eine sehr schöne, neue Erfahrung für mich gewesen.
Mir sind drei Punkte sehr klar geworden:
Wo ich aufpassen muß: Ich möchte nie wieder den Fehler begehen

und mich in meiner Beziehung zu Lukas verlieren. Ich möchte das Eigene, das ich jetzt habe, nicht für ihn aufgeben. Ich möchte lernen, die Angst, ihn zu verlieren, wenn ich nicht die brave, perfekte Freundin bin, auszuhalten.

Was ich nicht möchte: Ich weiß heute, daß ich mir nicht mehr wünsche, daß sich Lukas ständig fürsorglich um mein Leben kümmert. Durch unsere Trennung hat er sich verändert. Ich glaube, daß er verstanden hat, wie gut es mir tut, wenn ich mein Leben selber in die Hand nehme. Ich frage ihn nicht mehr ständig um Rat, wenn ich vor einer wichtigen Entscheidung stehe.

Was ich will: Ich möchte einen Mann, der mich herausfordert, der intelligent ist und konsequent seine Ziele und Wünsche verfolgt, mit dem ich aber auch Spaß haben und verrückte Sachen anstellen kann. Der sich nicht für mich aufgibt. Bei dem ich Liebe spüre, der mich versteht, mir zuhört, bei dem ich »hundertprozentig pur« sein kann. Er sollte anders sein als ich, und dennoch sollten wir Gemeinsamkeiten haben. Und er sollte natürlich Charisma haben und anziehend sein. Lukas hat viele dieser Eigenschaften für mich.

Durch meine Therapie habe ich begonnen, mich selbst zu sehen, meine Gefühle und Wünsche wahrzunehmen und mich auf mich zu besinnen, anstatt meine Gefühle durch Essen oder Nichtessen zu verdrängen. Ich bin auf dem Weg, immer mehr ich selbst, immer autonomer, immer authentischer zu werden und dadurch auch beziehungsfähiger. Ich habe heute das Bedürfnis, selber mein Leben in die Hand zu nehmen, Dinge auszuprobieren und Fehler machen zu können.

Meine Schwachstellen, wie zum Beispiel wenig Selbstwertgefühl und Selbstvertrauen, Gefühle der Abhängigkeit und des Ausgeliefertseins, Angst vor Sexualität, übermäßige Anpassung, habe ich bearbeitet und Fortschritte gemacht. Es gelingt mir zunehmend, Verantwortung zu übernehmen, mich von meinen Eltern zu lösen, meine Riesenansprüche an mich und meine Mitmenschen herunterzuschrauben und mein Konkurrenzdenken und meine Rivalität in der Beziehung mit Gleichaltrigen aufzugeben.

Heute spüre ich den Wunsch, einfach mal zu leben ohne Therapie. Mir ist aber auch bewußt, daß ich bei einigen Knackpunkten mein Ziel noch nicht erreicht habe.

Isabel

Nach zweieinhalb Jahren habe ich heute sämtliche Phasen der Therapie am TCE durchlaufen. Ich bin dabei, die Selbsthilfegruppe zu beenden, um in Zukunft sozusagen ganz auf eigenen Beinen zu stehen. Ganz allgemein würde ich auf die Frage, wie es mir heute geht, sagen, ich lebe mein Leben mit allen Höhen und Tiefen, die es so mit sich bringt.

Essen und Gewicht spielen heute keine große Rolle mehr für mich. Ich bin nicht mehr bulimisch und ernähre mich ganz normal. Auch in schwierigen Situationen reagiere ich nicht mehr mit Essen, sondern suche mir jemanden, mit dem ich reden kann. Ich brauche Essen nicht mehr als Ventil. Ich reagiere heute direkter und kann Frustrationen viel besser ertragen. Ab und zu empfinde ich mich noch als zu dick, aber es beschäftigt mich nicht mehr dauerhaft und obsessiv wie früher, sondern eher selten. Meist ist dann gerade eine Zeit, in der mein Selbstbewußtsein nicht so stark ist. Ich versuche dann nicht mehr, meinen Körper zu ändern, sondern mein Selbstwertgefühl zu heben durch Aktivitäten mit Freunden oder indem ich mir etwas Gutes tue. Auch Angstzustände und Panikattacken habe ich nicht mehr gehabt, seit ich intensiv gegen meine Einsamkeit und die Angst, verlassen zu werden, angegangen bin.

Rückblickend habe ich viel geändert. Dabei sind es nicht nur die äußeren Umstände, wie Orts- und Studienwechsel, die diese Veränderungen ausmachen. Es sind vielmehr die Veränderungen in meinem Verhalten, in meiner Art, mit Menschen umzugehen, Beziehungen zu gestalten und mit Problemen fertig zu werden, die auch mich in meinem Grundgefühl verändert haben. Ich erkenne bestimmte falsche Verhaltensmuster schnell und kann sie dann ändern.

Die größte Bedeutung haben für mich Freundschaften und Beziehungen.

Im Zusammensein mit meinem jetzigen Freund mache ich vieles anders, als ich es früher getan habe. Ich habe meinen eigenen Kopf und brauche heute niemanden mehr, der mir sagt, wie Leben funktioniert. Hinzu kommt, daß ich sehr darauf achte, mich nicht zu sehr auf ihn zu fixieren. Zu meinem Leben gehören genauso meine Freundinnen, mein Studium und ein eigener Bekanntenkreis. Wenn ich früher geheult habe und zusammengebrochen bin, weil mein damaliger Freund keine Zeit für mich hatte oder nicht aufmerksam genug war, so kann ich heute anders damit umgehen. Ich kann ihn manchmal auch einfach in Ruhe lassen, ihm die Zeit zugestehen, die er für sich braucht. Oft kostet mich das Überwindung, vor allem wenn ich mich gerade nach Nähe sehne. Während mein Freund Examen gemacht hat, gab es oft Zeiten, in denen er total gestreßt, kurz angebunden und unaufmerksam war. Ich habe gelernt, selbst zurückzustecken und für ihn dazusein, wenn er mich brauchte. Dennoch bin ich in dieser Zeit nicht zu kurz gekommen. Trotzdem, oder wie ich glaube, gerade deswegen haben wir eine große Nähe zueinander aufgebaut.

Wenn ich meine Freundinnen betone, liegt es daran, daß sie eine sehr große Bedeutung für mich haben. Ich mußte erst lernen, Beziehungen zu führen. Dazu gehört nicht nur, jemanden kennenzulernen, sondern auch, mich um sie/ihn zu bemühen, zuzuhören, nicht nur von mir zu berichten. Ich mußte lernen, mir um meine Freunde und Freundinnen Gedanken zu machen und nicht nur darüber nachzudenken, wie sie mich sehen. Natürlich tauchen immer wieder Eifersüchteleien und Streitpunkte auf, manchmal bin ich auch sauer und traue mich nicht, Unangenehmes direkt anzusprechen. Aber ich versuche einerseits, die Dinge nicht zu persönlich zu nehmen, und andererseits, Schwierigkeiten offen anzusprechen, auch wenn es mir schwerfällt. Zu den in der Gruppe begonnenen Beziehungen sind neue Freunde und Freundinnen an der Uni gekommen. Nach gut anderthalb Jahren habe ich auch dort die ersten Enttäuschungen erlebt, aber auch Freundschaften geknüpft, die schon die ersten Hürden an Auseinandersetzung, Streß und ähnlichen normalen Schwierigkeiten überlebt haben. Bei diesen Freundschaften sind auch die Startbedingungen ganz anders als in der Therapiegruppe. Es war nicht leicht, nicht wieder in das alte Denkschema: »Wie wollen die mich haben?« hineinzurutschen. Durch diese Freundschaften fühle ich mich heute nur noch selten einsam. Ich kann auch besser allein sein. Manchmal genieße ich es richtig, einen Tag nur für mich zu haben. Ich ziehe mich bewußt in mein Zimmer zurück und beschäftige mich mit mir selbst. Doch bin ich froh, daß ich nicht allein, sondern mit einer Freundin zusammenwohne. Somit ist jemand da, wenn Einsamkeitsgefühle doch wieder in mir hochsteigen. Außerdem macht es zu zweit einfach mehr Spaß. Jede hat ihren eigenen Bereich, den die andere respektiert. Aber oft sitzen wir in der Küche zusammen und quatschen. Meist bleiben wir nicht lange zu zweit, sondern es kommen irgendwelche Freunde auf einen Sprung vorbei. Wenn dann viele versammelt sind, erinnert mich das ein wenig an die positiven Seiten der Großfamilie: Es ist viel Trubel im Haus.

Mein Freundeskreis ist mir heute näher als meine Großfamilie. Ich habe zu ihr keine enge Verbindung mehr. Meine Großeltern sehe ich ab und zu, aber ich vermeide große Familientreffen. Die Familienmitglieder, mit denen ich mich gut verstehe, treffe ich lieber einzeln. Leider lassen sich nicht alle Familienzusammenkünfte vermeiden, und sie schlagen mir auch noch sprichwörtlich auf den Magen. Doch ich reagiere nicht mehr mit Essen oder sonstigem symptomatischen Verhalten darauf. Ich versuche, mich darauf vorzubereiten, indem ich mir klarmache, wie es sein wird und was mich wieder stören wird. Dann kann das Ganze für mich als Beobachterin fast zur Parodie werden. Es gelingt mir nicht immer, doch selbst dann kann ich mir bewußtmachen, was mich so genervt hat, und nach einem Gespräch mit Freundinnen ist meist bald alles wieder in Ordnung. Zu meiner Mutter habe ich ein recht gelöstes Verhältnis auf einer eher oberflächlichen Basis. Ich habe sie gern, weiß aber, daß wir nie eine Ebene finden werden, um richtig miteinander zu reden. Ich vermisse diese Nähe zu ihr auch nicht mehr.

Mein Vater behandelt mich mittlerweile zumeist als erwachsenen Menschen und läßt mich meinen Weg gehen. Mit ihm habe ich noch die größten Schwierigkeiten. Mal unterhalten wir uns gut, dann finde ich ihn wieder furchtbar, und beim dritten Treffen erwische ich mich dabei, daß ich wie früher seine Anerkennung suche. Aber ich setze mich heute direkt mit ihm auseinander. Ich kann klar sagen, wenn mich etwas stört oder er mich verletzt hat. Ich kann recht offen mit ihm reden und ihm heute auch Dinge entgegensetzen. Er erkennt meine Meinung an, gibt mir sogar manchmal recht. Ich halte beide Eltern ziemlich weit aus meinem Leben heraus. Mir ist es lieber so, denn nur so kann ich dem Familiengeklüngel fern bleiben. Wir sehen uns selten, und wenn, reden

wir nicht so sehr über meine und ihre Probleme, sondern über andere Themen.
Es ist ein seltsames Gefühl, nach einer so intensiven Zeit die Therapie zu beenden. Doch ich habe die Kraft und Energie, hinauszugehen und auch anderen etwas zu geben. Es macht mich traurig, zu sehen, wie viele junge Frauen eßgestört sind. In den Projekten, an denen wir in der Gruppe gemeinsam gearbeitet haben, wurde mir klar, daß ich mich selbst engagieren, für andere etwas tun kann. Das ist mir sehr wichtig, da ich glaube, daß auch ich Jahre früher eine geeignete Therapie hätte finden können, wenn die Aufklärung über Eßstörungen umfangreicher gewesen wäre. Zu den Projekten gehörte es auch, dieses Buch zu schreiben. Es war nicht leicht, mich noch einmal so detailliert auf meine Krankheitsgeschichte zu konzentrieren. Aber es hat mir viel gebracht und, wenn ich vorankam, auch Spaß gemacht. Das Schreiben hat mir verdeutlicht, wieviel ich in den letzten Jahren geschafft und geändert habe.
Abschließend möchte ich betonen, wieviel mir unsere Gruppe bedeutet hat und bedeutet. Wir haben diese ganze, zum Teil sehr harte Zeit zusammen erlebt. Dabei sind wir nicht nur ein gutes Team, sondern auch sehr gute Freundinnen geworden. Das wird uns nicht verlorengehen, auch wenn die Therapie jetzt beendet ist.

Victoria

Nach mehreren Jahren habe ich meine Therapie beendet. Ich habe mein Leben und meine Lebensphilosophie geändert. Immer wieder habe ich zugelassen, daß ich angestoßen wurde, nicht stehen geblieben bin und mich mutig Schritt für Schritt von der Magersucht entfernt habe. Heute lebe ich völlig ohne Sucht, heute brauche ich keine Sucht mehr, um im Leben zurechtzukommen. Ich bin sehr stolz darauf. Ich habe Hilfe zugelassen, weil ich Hilfe gebraucht habe. Ob von meiner Therapeutin oder den anderen Gruppenmitgliedern – alle haben in mir das Gefühl gestärkt, daß ich nicht mehr allein mit meinem Problemen fertig werden muß. Es ist keine Schwäche, sich zu seiner Sucht zu bekennen. Der härteste und gleichsam stärkste Moment in meinem Leben war sicherlich der, in dem ich den Schritt in die Therapie gemacht habe,

und meine heimliche Sucht zu einem deutlichen und hörbaren Schrei wurde. Meinem Selbstmordversuch wäre mit Sicherheit ein zweiter gefolgt. Mit der Therapie habe ich mir noch mal ein Leben geschenkt, weit weg von all den Problemen, die mich gequält haben, weit weg von meiner Familie, in der ich mich so verloren gefühlt habe, weit weg von Depression, Alkohol, Magersucht und Mißbrauch. Das alles gehört sicher zu meiner Geschichte. Aber ich kann heute damit leben und überlebe nicht nur damit. Meine Geschichte ist mir bewußt, und ich habe über vieles nachgedacht, vieles analysiert und besprochen. Ich weiß um mich, ich kenne mich. Sicher werde ich immer neue Seiten an mir entdecken, aber um meine Basis weiß ich. Damit habe ich auch meine vielen Gesichter verloren. Ich konnte mich auf jeden Menschen einstellen, so sein, wie er/sie mich gerne haben wollte. Jetzt bin ich aus einem Guß und stehe zu meiner Persönlichkeit, habe mein eigenes Gesicht. Natürlich paßt das nicht allen, aber es entspricht mir, und es paßt zu mir.
Schon seit langer Zeit bin ich symptomfrei. Mit Essen habe ich keine Probleme mehr, und auch Alkohol stellt keine Gefahrenquelle mehr für mich dar. Allerdings habe ich auch zwei Jahre überhaupt keinen Alkohol mehr getrunken. Wenn mir schwierige Situationen in meinem Leben bewußt werden, achte ich auf meinen Lebensrhythmus, auf Essen und Alkoholgenuß. Ich beobachte mich, damit ich mich erkenne, gut zu mir sein kann. Ich glaube nicht, daß ich rückfällig werde, aber ich bin vorsichtig. Eines Tages werde ich auch diese Vorsichtsmaßnahmen vergessen, weil sie einfach unnötig sein werden.
Meine Gruppe war lange Zeit mein großer Halt, mein Freundeskreis und ein bißchen sicher auch mein Familienersatz. Nach dem Abschluß der Therapie fühlte ich zuerst einen großen Schmerz, so eine Art Verlustangst. Jetzt denke ich, daß das Auflösen der festen Gruppe ein weiterer Schritt ist in mein »normales Leben« und ein weiteres Öffnen für Beziehungen. Ich werde sicher Freundinnen aus dieser Zeit behalten. Aber mit einigen wird mich auch nur die Zeit der gemeinsamen Therapie verbinden. Das ist ein sehr starkes Bindeglied, aber es wird im Alltag, für eine Freundschaft außerhalb der Therapiegruppe, nicht ausreichen. Manchmal fühle ich

mich bei diesem Gedanken allein. Aber ich werde nun auch mehr Zeit haben, neue Freunde zu finden, die in mein »normales Leben« passen, Menschen, die mich nicht als »krank« kennen. Ich möchte nicht, daß nur Probleme als Brücken zu anderen Menschen für mich dienen.

Ich wünsche mir sehr die Beziehung zu einem Mann. Ich habe riesige Ängste vor Nähe und Sexualität. Ich hatte vor der Therapie eine Beziehung zu einem zehn Jahre älteren Mann. Er war sehr problematisch und sicher auch völlig beziehungsgestört. Ich habe ihn vergöttert. Über viele Jahre, auch nach der Trennung, habe ich immer nur an ihn gedacht und mir selber vorgemacht, ich liebte ihn noch. Auf diese Weise brauchte ich keinen anderen an mich heranzulassen. Ich war allein und doch nicht allein. In meinen Träumen und Gedanken war ich mit meinem Ex-Freund wieder zusammen. Bei ihm fühlte ich mich sicher. Er war der erste Mann, bei dem Sex kein Horrortrip gewesen ist. Ich hielt innerlich über Jahre an ihm fest. Er war der einzige Mensch, bei dem ich mich sicher gefühlt habe. Auch wenn mein Großvater schon viele Jahre tot war, meine Angst vor seinem Mißbrauch blieb. Die nichtgelebte Beziehung zu meinem Ex-Freund wurde wie eine heimliche Sucht. Ich erzählte zuerst niemandem von meinem »heimlichen Partner«. Und auch nach der Offenlegung vor der Gruppe machte ich nicht Schluß mit dem »Besetzt-Sein«. Mein Ex-Freund schien ein ähnliches »Spiel« mit mir zu treiben. Er lebte im Ausland. Immer wenn wir telefonierten, schmolzen wir dahin, weinten und sagten uns, wie sehr wir uns liebten. Aber wir sahen uns nie wieder oder lebten eine Beziehung. Es war wirklich eine reine »Traumbeziehung«. Über Jahre so zu leben, macht noch mehr Angst vor körperlichen Kontakten und Nähe zu einem Mann. Ich habe große Sehnsucht und gleichzeitig eine Angst davor. Aber ich möchte so gerne auch auf dieser Ebene »normal« werden, meinen imaginären Freund verlassen und mich der Wirklichkeit stellen. Ich versuche, offen zu sein und einen anderen Mann kennenzulernen. Ich wünsche mir sehr, die Kraft zu haben, über meinen Schatten zu springen und auch meine Sexualität auszuleben, ohne den Gedanken an meinen Großvater.

Mit meiner Familie lebe ich heute in einem ruhigen Verhältnis. Wir gehen verschiedene Lebenswege, aber ohne Groll. Manchmal

kommt die Sehnsucht nach einem Zuhause und der Geborgenheit einer Familie in mir hoch. Dann werde ich traurig. Aber ich weiß, daß wir miteinander, mit Nähe, einfach nicht leben können. Es tut weh, allein mit meinem Schmerz und meiner Trauer um meinen Mißbrauch zu sein. Manchmal möchte ich weinen und einfach nur in den Arm genommen werden. Aber ich lerne immer mehr, damit umzugehen.
In der Therapie habe ich ein Leben ohne Sucht »geprobt«. Jetzt lebe ich mein Leben ohne das Sicherheitsnetz von Gruppe und Therapeutin. Ich hole mir die Sicherheit aus mir selbst und aus meinen Beziehungen zu Freunden. Ich finde es unglaublich spannend, und ich bin auch sehr stolz, daß ich weitergehe, wirklich weg bin von meinen Süchten und Depressionen. Ich habe begonnen, ein neues, freies Leben zu leben. Ich fühle mich selbstbewußt, aber auch unsicher. Ich bin traurig, aber auch albern lustig. Ich schweige, und ich rede wie ein Wasserfall. Ich entdecke jeden Tag neue Seiten an mir und lerne mich mehr und mehr kennen, und das Schöne daran ist: ich mag mich.
Dieses Buch ist der Abschluß unserer gemeinsamen Therapie. Während unserer Selbsthilfephase im vergangenen Jahr waren wir als Gruppe gemeinsam in Namibia. Dort haben wir an verschiedenen sozialen Einrichtungen gearbeitet und sind durch Afrika gereist. Dieses Erlebnis war eine ungeheure Herausforderung für uns alle. Dort waren wir total aufeinander angewiesen, konnten uns nicht entziehen und mußten uns auseinandersetzen. Aber auch die Erfahrung, in einem anderen Land Menschen helfen zu können, verschiebt die Relation zum eigenen Leid. Wir haben dort sicher gelernt, über unseren eigenen Tellerrand wegzuschauen und auch offen für die Nöte und Sorgen der anderen zu sein. Es ist fast ein bißchen erlösend, nicht immer nur um sich zu kreisen. Marlene fährt in diesem Jahr zum zweiten Mal nach Namibia. Sie stellt sich wieder vielen Ängsten und Unsicherheiten, die sie hier nie ausleben würde – sie nimmt sich einfach wieder Zeit für sich. Meine Zeit in Afrika war nicht nur eine Herausforderung vor Ort, mit all den unbekannten Einflüssen und Erlebnissen, auch die Nähe zu den anderen in der Gruppe war schwer für mich auszuhalten. Jetzt sehe ich das als Gewinn an. Ich habe aus dieser Zeit die Freundschaft zu Carmen, gewonnen, eine enge Freundschaft. Heute ge-

nieße ich die Nähe zu ihr, die ich so intensiv zu keiner anderen Freundin hatte. Ich genieße es, Freunde zu haben und zu erleben, daß ich mich in einer Freundschaft, wie der mit Carmen, gemeinsam weiterentwickeln kann und dem anderen auch eine Entwicklung zugestehe. Ich fühle mich frei, aber auch sehr verbunden. Das ist eine Erfahrung, die ich so nicht kannte, jetzt aber auch mit anderen Freunden weiterlebe. So teile ich mein Leben mehr, teile mich mehr mit – und mein Leben macht mehr Spaß, ist nicht mehr so schwer und traurig. Ich glaube, daß meine Freunde mir viele Lasten meines Lebens nehmen, ohne daß ich sie damit belaste. Und manchmal werde ich auch traurig, weil mir bewußt wird, wie einsam und beziehungslos ich in meiner Magersucht war. Ohne meine Magersucht habe ich mir selber noch mal ein neues, ein spannendes, mein eigenes Leben geschenkt.

Einige von uns, Marlene, Carmen, Isabell und ich, engagieren uns weiter. Wir sind Gesprächspartnerinnen für Patientinnen in der Motivations-, Tagklinik- und ambulanten Phase. Heute habe ich einfach das Bedürfnis, andere auf ihrem Weg aus der Krankheit zu begleiten. Und so treffen wir uns mit Patientinnen aus unterschiedlichen Therapiephasen außerhalb des TCEs und »arbeiten« gemeinsam. Wir versuchen so, das in der Therapie Erfahrene im »wirklichen« Leben umzusetzen. Nächsten Monat zum Beispiel veranstalten wir eine Austellung zum Thema »Eßstörung« in zwei Münchener Schulen. Ich sehe, wie schwer es einigen fällt, zuverlässig zu unseren Treffen zu kommen, sich auf Verbindlichkeiten einzulassen, und wie sich andere unter Leistungsdruck setzen. Ich verstehe und fühle mich sehr in die einzelnen hinein, denn ich war ja nicht anders. Manchmal erfahre ich erst jetzt, wie schwierig und wirklich anstrengend der Umgang mit uns Eßgestörten war und ist. Selbst mir, die ich doch nun wirklich jede Phase nachvollziehen kann, geht manchmal die Kraft aus, und ich möchte explodieren, einige schütteln. Andere machen mich traurig, und ich würde bei einigen Verhaltensweisen und Aussagen am liebsten mitweinen, weil ein Hauch des einsamen, verloren geglaubten Lebens der einen oder anderen so zum Vorschein kommt.

Ich bin froh, weiter mit den anderen zusammen hier im TCE etwas für die tun zu können, die den Weg noch vor sich haben, den wir schon gemeinsam gegangen sind. Für uns alle ist dies ein weiterer Schritt heraus aus der Eßstörung, hin zu einem »normalen« Leben. Unsere Geschichten sind nicht weggewischt, sondern wir gehen heute mit unseren Erlebnissen ohne Eßstörung um, stellen uns unseren Beziehungen, Konflikten, Herausforderungen und Erfahrungen ohne die Pseudopower der Magersucht oder Bulimie. Nach unserer gemeinsamen, intensiven Therapie weiß und fühle ich, daß ich nicht mehr allein bin. Wir sind eng miteinander verbunden, haben die unterschiedlichsten Beziehungen aufgebaut, die nicht aufhören werden. Ich fühle mich geborgen, aufgehoben bei den anderen. Wir schließen unsere gemeinsame Therapie ab, aber ein neuer, auf einer anderen Ebene gemeinsamer Lebensabschnitt beginnt nun für uns.

Erfahrungen und Erkenntnisse im Wandel

In diesem Buch sind die wesentlichen Aspekte von Magersucht und Bulimie aufgezeichnet. Was es bedeutet, an einer Eßstörung krank zu sein, wird in den authentischen Berichten von Patientinnen und Angehörigen eindrucksvoll vermittelt. Mir ist es ein Anliegen, hier den Prozeß der Erfahrung, die Entwicklung meines eigenen Krankheitsverständnisses und meine Rolle als Therapeutin nachzuzeichnen.

Vor 25 Jahren bin ich als Psychiaterin auf einer offenen Station zum erstenmal magersüchtigen Frauen begegnet. Sie kamen vereinzelt, in zufälliger Reihenfolge zur Aufnahme und wurden nach verhaltenstherapeutisch orientierten Grundsätzen behandelt. Damals habe ich gelernt, wie mächtig diese teilweise lebensbedrohlich unterernährten und geschwächten jungen Frauen im Umgang mit ihren Angehörigen, aber auch auf Station sein konnten, und wie frustrierend es war, das auf Belohnen und Bestrafen aufgebaute therapeutische Regime durchzuhalten.

Äußere Umstände haben es mit sich gebracht, daß gelegentlich mehrere Patientinnen mit Anorexia nervosa gleichzeitig auf einer kleinen Station mit 12 Betten behandelt werden mußten. Aus dieser Zeit stammen für mich wichtige Erkenntnisse, daß zum Beispiel Eßgestörte durch ihre raffinierten Verhaltensweisen sehr wohl Krankenschwestern und Therapeuten, niemals aber andere Eßgestörte täuschen können. Auch habe ich gelernt, daß die gleichzeitige Behandlung mehrerer Magersüchtiger zur gleichen Zeit auf einer Station zwar für das Team belastend sein kann, daß sich aber mehrere Patientinnen im therapeutischen Sinn positiv beeinflussen können, nicht zuletzt, was die Motivation zu einer Behandlung betrifft. Aus einer eher unüblichen und vor allem nicht angestrebten Situation entstand allmählich das Konzept einer gleichzeitigen Behandlung von mehreren eßgestörten Patientinnen mit gemeinsamen Gesprächen in der Gruppe.

In den folgenden Jahren war ich immer wieder erstaunt, wie rasch sich magersüchtige Frauen untereinander verständigen konnten, wenn es um die Erklärung oder Begründung bestimmter Verhaltensweisen ging, die höchstens mir, der Außenstehenden, seltsam, absonderlich und uneinfühlbar erschienen. Die eigenartige Logik magersüchtigen Denkens wurde besonders deutlich, wenn Patientinnen mit unterschiedlicher Krankheitsdauer beieinander saßen und mit mir diskutierten. Bei aller individuellen Verschiedenartigkeit offenbarte sich mir eine gemeinsame Ideologie, die weit über die gestörte Körperwahrnehmung hinausging und vor allem den Bereich zwischenmenschlicher Beziehungen betraf. Auf diese Weise ist mir klargeworden, welchen Gewinn eine Magersüchtige aus ihrem gestörten Verhalten zieht, welche Macht die Eßstörung ihr verleiht und wie hoch der Preis ist, den sie dafür zu zahlen bereit ist.

Die Erkenntnis, daß Magersucht eine zunächst sehr wirkungsvolle, aber letztlich zerstörerische Ausdrucksform von jungen Menschen in der Auseinandersetzung mit nächsten Bezugspersonen und eine Antwort auf vermeintliche oder reale Anforderungen darstellt, hat mein Verständnis von Eßstörungen sehr geprägt.

Weil eßgestörte Patientinnen fast durchweg intelligente, kraftvolle, willensstarke und sensible Mädchen und junge Frauen sind, besteht der Auftrag an die Therapie, alternative Strategien für den Umgang mit Schwierigkeiten in diesem Lebensabschnitt zu finden, also die in eßgestörtes Verhalten und Denken fehlinvestierte Energie in einen von den Zwängen der Krankheit befreiten, selbstbestimmten Lebensentwurf umzuleiten.

Die Behandlung einer Krankheit, das Beheben von Störungen, die Verminderung oder Linderung von Symptomen ist der übliche ärztliche Auftrag. Auch bei den Eßstörungen kann man einfache Ziele definieren: die Gewichtszunahme bei Magersüchtigen, die Reduktion von Heißhungerattacken, das Zurechtrücken der gestörten Wahrnehmung des eigenen Körpers. Im Laufe der Jahre haben sich bei mir die Grenzen vom Pathologischen zum Normalen verschoben und verwischt, und ich habe manchmal das Ziel einer Normalisierung von Körpergewicht und Eßverhalten bei meinen Patientinnen aus den Augen verloren über all der inneren Not, dem emotionalen Elend, der Verzweiflung und der tiefen

Ohnmacht, die ich täglich bei meinen Patientinnen erfahre. Da ist die angestrebte Jeans 501 von Levis oder die modelhafte Figur wie ein falsches Etikett, das die unmittelbar Betroffenen und ihre Bezugspersonen täuschen soll. Es sind die vielen Geschichten über die Binnenstruktur von Familien mit üblichen Rollenverteilungen, wo Emotionen verpönt sind, Ordnung und Leistung zelebriert werden und Machtpositionen unverrückbar sind. Es sind die Berichte von subtilem oder grobem Mißbrauch und von der Chancenlosigkeit dieser jungen Menschen, die sich nichts sehnlicher wünschen als Liebe und Anerkennung gerade von den Menschen, derer sie sich nicht erwehren können. Ich habe Erschütterung und Wut in all den Jahren nicht verlernt. Es ist kaum zu glauben, wie in Gruppengesprächen lebhaft diskutierende, souverän argumentierende und selbstsicher wirkende Patientinnen auf einmal zu hilflosen, verschüchterten Wesen verstummen, wenn zum Beispiel der Vater in der Familiengruppe neben ihnen sitzt. Da kann ich gut verstehen, was es für ein Gefühl der Genugtuung sein muß, so einen untadeligen, fehlerlosen und unbeirrbaren Vater in hilflose Verzweiflung zu bringen durch permanente Verweigerung von so etwas Banalem wie Essen. Die Macht der Familie ist gescheitert. Die Eßstörung ist oft die einzige Möglichkeit, sich dem Besitzanspruch der Familie zu entziehen, wenn auch mit der Gefahr, ausgegrenzt zu werden, weil eine psychische Krankheit in diesen Familien nicht vorkommen darf.

Es wäre für mich einfach, könnte ich mich immer und rückhaltlos und ausschließlich auf die Seite der Patientinnen stellen. Aber es wäre verfehlt, zu versuchen, die eßgestörten Patientinnen von ihren Familien loszulösen, sie ihnen wegzunehmen, wie manche Eltern befürchten. Es geht vor allem nicht um Anklage oder Schuldzuweisungen. Die Mütter und Väter leben nach ihren Wertvorstellungen, die meist aus deren Herkunftsfamilien stammen und in die Zeitströmungen einfließen. Es sind nur ausnahmsweise böse Absichten, die Erziehungsstile prägen, viel eher Diktate der gesellschaftlichen Schicht, was man tun oder nicht tun darf. Oft sind es gerade erfolgreiche Männer, die in der Gewißheit ihrer eigenen Karriere nicht begreifen wollen, daß sie für ihre heranwachsende Tochter zwar zu sorgen haben, deren Entwicklung zu einem eigenständigen Menschen aber nicht verhindern dürfen. Das ist für mich der zentrale Punkt: die Achtung vor der Eigenständigkeit und Würde eines anderen Menschen, auch wenn dieser Mensch ein Kind ist und noch dazu das eigene. Ein Eigentumsanspruch, wie er durch die Metapher vom eigenen Fleisch und Blut suggeriert wird, ebnet den Weg zu Mißachtung und Mißbrauch. Kinder können vielfältig mißbraucht werden: als Verbündete gegen andere Familienmitglieder, als Delegierte für unerfüllte Karrierewünsche von Erwachsenen, als Vorzeigeexemplare einer Bilderbuchfamilie oder in mehr oder weniger verdeckter Form zur Befriedigung sexueller Wünsche. Einengendes Besitzdenken führt bei dem betroffenen Kind zu dem Gefühl des ohnmächtigen Ausgeliefertseins gerade an diejenigen, ohne die es nicht leben kann. Auch sublimierte Besitzansprüche verbiegen die emotionale Entwicklung des Kindes. Wo eine eigene Meinung, eine nicht genehme Willensäußerung, eine nicht den Erwartungen entsprechende Leistung oder auch nur ein harmloses Geheimnis mit Entzug von Beachtung und Liebe bestraft wird, gedeihen Unfreiheit und verstümmelnde Anpassung. Ich habe unzählige Gespräche geführt, um Eltern davon zu überzeugen, daß es nicht ungeheuerlich, illoyal oder gar undankbar ist, wenn ihre Tochter Ansätze zu einem eigenen Geschmack entwickelt, nicht Geige lernen möchte, das Badezimmer absperrt oder von der väterlichen Vorgabe abweichende Träume von ihrem künftigen Beruf hat.

Mangelnde Selbstsicherheit und Selbstachtung behindern bei diesen jungen Menschen die Entwicklung einer eigenständigen Persönlichkeit erheblich. Deshalb sind sie auch oft so mißtrauisch und von einer nahezu süchtigen Verletzlichkeit, die ihrer Umgebung wenig Chancen läßt, nicht schuldig zu werden. Also ist es in der Therapie notwendig, so gut es geht, Defizite auszugleichen und sie zu ermutigen, ohne Vorurteile zu fühlen und wahrzunehmen und ohne arrogante Fassade die Entwicklung einer individuellen Persönlichkeit zuzulassen. Diesen Bereich der Behandlung kann ich mir ohne die Gruppe nicht vorstellen. Nur in der Gruppe entwickeln sich aufmunternde, kritische, zurechtrückende und auffangende Kräfte, und mich beeindruckt die Fairneß unter den Mitgliedern. Der Stil unserer therapeutischen Arbeit ist überhaupt eher ein gemeinsames schrittweises Erarbeiten von definierbaren Zielen, ein Trainingskurs in Eigenständigkeit und Selbstverantwortung, ein Nachholkurs für ein Stück versäumtes Leben. Die äußere Form unseres tagklinischen Therapieprogrammes ist diesem Konzept angepaßt.

Die Gruppe ist natürlich nicht ohne Probleme. Jahrelang in der Familie geübte Verhaltensweisen wirken sich auch hier aus: gegenseitiges eifersüchtiges Beobachten, Rivalitäten untereinander, die Bemühung um Anerkennung und Beachtung, Auseinandersetzungen um die Gunst der Therapeutin. Es sind die gewohnten intrafamiliären Konflikte, transferiert in das therapeutische Milieu. Damit kann ich besonders schlecht umgehen, wenn ich in eine Elternrolle gedrängt werde, wenn meine Aufmerksamkeit und Zuwendung zu einzelnen Mitgliedern einer Gruppe mit Argwohn beobachtet und gewichtet wird, wenn meine Bemühungen um einzelne, die mir besonders gefährdet erscheinen, als Bevorzugung interpretiert, als Lieblingsschülerbehandlung ausgelegt werden. Aber ebenso wie ich davon überzeugt bin, daß eine Mutter ihre Kinder nicht alle in gleicher Weise lieben kann, so nehme ich für mich in Anspruch, daß ich nicht allen Patientinnen mit der gleichen Sympathie, mit einer egalisierten emotionalen Anteilnahme begegnen kann. Das ist nicht möglich und auch nicht notwendig. Was zählt, ist die Beachtung jeder Patientin, ihr zuzuhören und sie ernst zu nehmen, auf sie einzugehen und sie zu respektieren. Aber ich möchte auch respektiert werden mit meiner Person, und ich lege größten Wert darauf, daß meine therapeutischen Zielvorstellungen verstanden werden. Ich möchte in meiner Arbeit anerkannt und geachtet werden. Von allen geliebt zu werden, käme einem Bankrott meiner therapeutischen Ideen gleich.

Eßstörungen sind schwerwiegende psychosomatische Krankheiten mit individuell oft weit zurückreichender Entstehungsgeschichte, und es gibt bis heute keine Behandlungsmethode, die Erfolg garantiert. Diejenigen, die ihre Eßstörung überwinden können, werden nicht selten besonders attraktive, dynamische und erfolgreiche Frauen. Meine ehemaligen Patientinnen, die dieses Buch mit geschrieben haben, zähle ich zu dieser Gruppe. Sie verkörpern gleichsam meine therapeutische Idealvorstellung, daß die erfolgreiche Überwindung einer Eßstörung eine menschlich wertvolle Bereicherung für die Persönlichkeitsentwicklung darstellt.

Literaturverzeichnis

Hilde Bruch: Das verhungerte Selbst, Gespräche mit Magersüchtigen. Deutsche Erstausgabe, Fischer Taschenbuch Verlag, 1990

Herbert Backmund, Monika Gerlinghoff: ESSstörungen, Anstöße zur Krankheitsbewältigung. TRIAS, Georg Thieme Verlag, 1995

Walter Vandereycken: Hungerkünstler/Fastenwunder/Magersucht. Eine Kulturgeschichte der Eßstörungen. DTV-Taschenbuchverlag

Monika Gerlinghoff: Magersüchtig, Eine Therapeutin und Betroffene berichten. Piper Verlag München, 1996, Neuauflage

Monika Gerlinghoff, Herbert Backmund: Therapie der Magersucht und Bulimie, Anleitung zum eigenverantwortlichen Handeln. Psychologie Verlags Union, 1995

Alexa Franke: Wege aus dem goldenen Käfig, Anorexie verstehen und behandeln. Quintessenz Verlag, 1994

In der Reihe »Leben lernen« ist von Jörg Fengler erschienen:

Helfen macht müde

Zur Analyse und Bewältigung von Burnout
und beruflicher Deformation

5., überarbeitete und erw. Auflage 1998, 282 Seiten
Leben lernen 77
ISBN 3-7904-0658-9

Das Buch handelt von Helfern und ihren Klienten. Es hilft PsychotherapeutInnen, ÄrztInnen, LehrerInnen, Krankenschwestern und Pflegern, aber auch Familienmitgliedern, die behinderte oder kranke Angehörige pflegen, ihre Helfersituation zu klären.

Zur Sprache kommen die Beziehungen zwischen dem Helfer und Klienten, zwischen dem Helfer und seiner Institution, zwischen dem Helfer und seiner Familie. Ausführlich geschildert werden die seelischen Belastungen und möglichen psychischen Deformationen, denen der Helfer ausgesetzt ist. Wie Vorbeugung getroffen und Abhilfe geschaffen werden kann, zeigen die letzten Kapitel des Buches.

Die anschauliche und kompetente Darstellung spiegelt die typischen Erfahrungen eines Helfers – positive und negative – wider und zeigt, wie Burnout-Syndrome vermieden werden und die Freude am eigenen Beruf wiedergefunden werden kann.

In der Reihe »Leben lernen« ist von Jörg Fengler ebenfalls erschienen:

Süchtige und Tüchtige

Begegnung und Arbeit mit Abhängigen

1. Auflage 1994, 392 Seiten
Leben lernen 95
ISBN 3-7904-0620-1

Abhängigkeit und Sucht ist ein Kernproblem unserer Gesellschaft. Im Zentrum dieses Buches stehen die Fragen: Wie entstehen Süchte und wie verändern sie das Leben der Familie? Was passiert, wenn manifeste und latente Suchtstrukturen aufeinandertreffen? Wie finden und bewahren HelferInnen ihre Identität und ihre seelische Gesundheit?

Sigrid Rotering-Steinberg, Professorin an der Universität der Bundeswehr, München, schreibt dazu:

»Insgesamt ist dies ein Buch, das die komplexe und schwierige Arbeit mit Abhängigen in offener und konstruktiver Weise aufzeigt und deshalb nicht nur für die Helferinnen und Helfer, die in diesem Praxisbereich arbeiten, zur Pflichtlektüre gehören sollte, sondern auch für diejenigen, die in anderen Beratungs- und Bildungsbereichen tätig sind.«